世图心理

博客：http://blog.sina.com.cn/bjwpcpsy
微博：http://weibo.com/wpcpsy

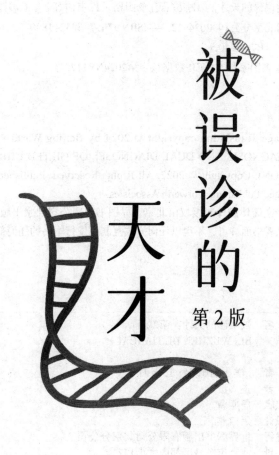

被误诊的天才

第2版

[美] 詹姆斯·T. 韦伯
（James T. Webb）　等 著

王湲　译

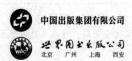

中国出版集团有限公司

世界图书出版公司

北京　广州　上海　西安

图书在版编目（CIP）数据

被误诊的天才：第2版 / (美) 詹姆斯·T. 韦伯等著；王湲译. -- 北京：世界图书出版有限公司北京分公司，2024. 12. -- ISBN 978-7-5232-1880-8

Ⅰ. R749.940.5

中国国家版本馆CIP数据核字第2024NV1125号

书　　名　被误诊的天才：第2版
　　　　　BEI WUZHEN DE TIANCAI

著　　者　[美] 詹姆斯·T. 韦伯 等
译　　者　王　湲
责任编辑　詹燕徽
装帧设计　黑白熊
出版发行　世界图书出版有限公司北京分公司
地　　址　北京市东城区朝内大街137号
邮　　编　100010
电　　话　010-64038355（发行）　64033507（总编室）
网　　址　http://www.wpcbj.com.cn
邮　　箱　wpcbjst@vip.163.com
销　　售　新华书店
印　　刷　三河市国英印务有限公司
开　　本　787mm×1092mm　1/16
印　　张　27
字　　数　360千字
版　　次　2024年12月第1版
印　　次　2024年12月第1次印刷
版权登记　01-2022-6712
国际书号　ISBN 978-7-5232-1880-8
定　　价　89.00元

试着把孩子看作一粒没有标签的种子，你的任务就是为之提供适宜的环境和养分，拔除杂草，但你无法决定它会在什么季节开出什么样的花。

——一位现代教育家（引自*Mogel*，2001）

我们欣赏蝴蝶的美丽，却很少意识到它为收获这份美丽而经历的那些变化。

——玛雅·安杰鲁

越伟大的艺术家，就越具有怀疑精神，狂妄自大只是给缺乏天赋者的安慰奖。

——罗伯特·休斯

被贴上精神障碍的标签，也可能是一种资产。那些看似不良的偏好，既是有问题的行为，也是他们才华的源泉。

——乔安妮·巴里·琳恩

可能没有比诊断更复杂的认知问题了，而事实上，我们经常能做出正确的判断，这实在令人惊叹。

——马克·格雷伯，医学博士

为儿童做诊断时尤其需要谨慎，他们的发育尚不稳定，病史较短，因此经常会导致误诊，而且一旦误诊就极难弥补。

——艾伦·J.弗朗西斯，医学博士

前　言

　　本书为大家揭示了一场当代悲剧：在我们中间，许多最聪明、最有创造力、最具有独立思考能力的儿童和成人被误诊为患有行为、情感或精神障碍。一些特征和行为本可以用天赋得以更好的解释，却被错误地归因于病理和障碍。然后对这些人群进行药物治疗或者心理咨询，改变他们的生活方式，以便让其在学校、家庭或社会上更容易被接受，或以此让他们对自己以及自己的状态更加满意。

　　对这些被误诊的孩子与成人来说，可悲之处在于他们就此被贴上了污名化的标签，这些标签会侵害他们的自我意识，导致不必要的治疗，甚至会对他们及其家人和社会造成伤害。此外，将这类学生的行为错误地归因为病理学因素导致他们鲜有机会能够接受到适应其天赋才能的教育，从而阻碍了原本可能出现的各种发展与成长。其他许多同样聪明的儿童和成人所经历的不幸或许不尽相同。他们的症状之所以被掩盖，是因为他们会凭借自己的智慧对问题加以隐藏或弥补，或者是因为人们会误认为他们只是有点儿古怪而已。

　　还有一类高智商的天才儿童与成人的确患有疾病，但这些人和治疗专家都没有意识到疾病与天赋或创造力之间有着千丝万缕的联系，因此他们自然也得不到任何与天赋相关的治疗。这就像根本不知道这个人的腰围或者身高就去买裤子一样，最终也不会有什么好的治疗效果。最终，许多患病的聪明孩子发现，他们的智力需求和天赋从未被认可，总是被视而不见或者被完全忽视，人们关注的是他们的症状，而不是他们能力。这种总是关注"哪里错了"，而忽略"哪里对了"的治疗方式，让他们错失了大量的成长机会，只留下负面的自我形象和痛苦。

我们——这本书的七位作者，都是临床医疗卫生专业人员——共同得出了一个令人震惊的结论：由于误诊、漏诊或双重诊断，许多非常聪明的人没有得到正确的对待而正在遭受着不必要的痛苦。在过去的20多年里，我们每个人都曾在临床实践中看到过患者被其他从业者误诊，哪怕这些从业者是受过良好训练、受人尊敬的专业人士。有时他们错误地解释了天赋的本质特征，将其归因为疾病；有时，天才儿童和成人的一些特征掩盖了临床症状而被治疗者漏诊；有时，尽管诊断是准确的，但病人的天赋因素未被纳入治疗计划。我们坚信，我们的书对孩子、父母和专业人士都会大有裨益。

美国精神医学学会出版的DSM-5，即《精神障碍诊断与统计手册（第5版）》的出版推动了本书的诞生，我们认为有必要与专业人士广泛使用的工具手册保持一致。不过，也许最令人信服的推动力来自我们认识到天才儿童与成人的误诊问题不仅限于美国，而是一个世界范围内的现象。我们也清楚世界上其他地方的医疗卫生机构的专业人员使用的并不是DSM-5，而是ICD-10，即《国际疾病分类（第10版）》，而ICD-10的诊断标准也并不总是能与DSM-5精准匹配，因此，本书在编撰过程中尽可能与两种诊断命名系统都配适。

我们的作者包括两名临床心理学家、两名神经心理学家、一名咨询心理学家和两名儿科医生。我们与本领域其他杰出的专业人士的主要差异在于，我们每个人都对发展超前的那部分人类感兴趣，并与有天赋的个体及其家庭一起工作多年。我们期盼能够与其他专业人士及家长们分享我们的经验与知识。我们相信这本书中的论述、概念以及案例研究会引起相关人士的共鸣，并可能会导致一种研究与实践范式的转变，促生一种对天才儿童与成人的行为及教育与医疗问题的新视角。

这本书主要是为两类读者写的：第一类是医疗卫生系统和咨询行业的专业人士，包括儿科医生、家庭医生、精神病学家、心理学家、临床社会工作者、护士、护工、婚姻和家庭治疗师，以及心理咨询师或学校咨询师等；第二类是教育工作者和天才儿童的父母，以及天才成人。经验告诉我们，许多有天赋的孩子，其父母急切地、有时甚至是绝望地到处寻找信息，想了解孩子的行为哪些是出于天赋，哪些是出于某种情感或病理障碍。我们知道，许多成人也在寻找信息，以帮助他们了解自己，探索为什么他们感觉自己与众不同，与周围的世界格格不入。

书中所有的案例都是真实的，为了保护隐私或让脉络更加清晰，我们对患者的个人信息做出了一些修改，相信这些案例能够代表普遍的现实状况。

目　录

导论

天赋与异常行为

在我们看来，对天才的正常行为给予病理性的诊断是一个普遍存在的严重问题，而将这些正常行为归类为心理健康问题的情况也比比皆是。作为医疗保健专业人士，我们接受过对心理症状进行评估与分类的职业训练——有时候，由于一些行为表现和临床症状非常相似，我们就给其贴上了相应的病理标签，但有时候对于天才来说，那些行为应该有更好的解释。

我们认为，误诊主要是因为医疗卫生领域的专业人士普遍不了解天才儿童和成人的社会与情感特征以及需求。此外，心理学和精神病学领域的从业者诊断不严谨、不准确也是导致这个问题的主要原因之一。

很遗憾，专业人士在进行心理健康诊断时常常仅根据行为特征的表现就做出判断，而很少考虑这些行为的起源，也几乎不会根据个人的背景与生活环境来判断这些行为是否会被认为是正常的。在决定这些行为是否属于可诊断疾病指标的症状时，我们还必须考虑这些行为所造成损害的程度，仅依据行为来做出诊断并不见得恰当。

个体行为与环境预期之间的脱节会导致"损害"，也就是说，观察到的行为与预期行为之间存在差异。然而，在大多数情况下，只有被观察到的特定行为才能作为诊断的依据。人们很少考虑情境的影响，甚至会忽视设置不当的环境条件。一种环境中的适应性行为到了另一种环境中就有可能被视为是有问题的。例如，在喜剧场景中，嘲讽、模仿、恶搞的价值毋庸置疑，但在其他情况下，这些行为就会被视为粗鲁甚至带有侮辱性；又如，标新立异的行为，从定义上看具有创新精神，意味着以不同于常规的方式做事，但其差异性往往会让周围人感到不舒服，而且在没有得出创造性成果的情况下，这种创新性也不会受人重视。

对少数族裔的文化期待过低也会造成误诊。教育工作者和医疗人员经常会忽视少数族裔儿童的行为与天赋之间的相关性，而更多地把这些行为误诊为多动症等疾病，这是个难以回避的事实。许多非裔美国人、西班牙裔美国人的孩子最后只能上特殊教育班，或者被他们的白人老师视为有行为问题。老师不会举荐这些学生进入天才班。而这些孩子的父母通常不太可能了解针对天才儿童和成人的资源，也不太有能力承担各种校外测验和评估，甚至不知道还可以去寻求二次诊断。结果就是，许多学校的"天才班"中白人比例过高。其他肤色的天才儿童的超人的智力和能力通常更容易被忽视，而且其行为更容易被归类为问题或者障碍（Beljan，2011；Davis，2010；Ford，2011）。

此外，人们的思维方式中有个隐含的假设，即每个人在任何情境下都不应该太出格，大家都应该差不多才对。在我们日常的社会生活中，那些与众不同或怪里怪气但没什么伤害的行为的表现可能会被当作心理疾病的症状，但这并不意味着临床诊断一定是正确的。有时候，那些被作为问题行为或者符合医学疾病诊断标准的症状实际上是正常行为，只不过它们在某些特定的情境中看上去不够传统或者被认为过于极端。比如，关注细节在大多数情况下都是适应性的，其正常与否取决于关注的程度，只有极端程度才会被视为强迫症。大多数雄心勃勃的医学院学生们对细节的关注程度就几近强迫症标准，但这样能够帮助他们完成困难的医科生训练。

社会上隐约存在着一种预设，即"天赋"这个概念只适用于儿童和青少年，而那些异常聪明或富有创造力的成人似乎和天赋没什么关系。近年来，越来越多的文献开始关注有天赋的成人以及他们面临的问题和挑战。这些成人的优势也可能是他们的"阿喀琉斯之踵"（致命缺陷），如果再掺杂一些别的因素，他们的行为可能就会产生问题。在过去20年左右的时间里，本书的作者们，一群活跃在心理学、精神病学和儿科领域的能力卓越且经验丰富的专业人士，看到了许多转介来的患者被诊断为多动症、强迫症、阿斯伯格综合征、对立违抗性障碍或双相情感障碍等。经过检查，这些专业人士发现，患者中有许多人被严重误诊——事实上，他们是认真的、敏感的、意志坚强的天才，而他们所处的社会与身边的人不能充分理解也无法接受具有高智商或创造力的天才所固有的一些行为，这些行为确实与众不同，但并不是有害的，在某些情况下，它们甚至是适应性的。

由于天赋而被漏诊也是一种经常出现的误诊情况。我们发现了很多这样的案例，例如，有些异常聪明的患者，他们确实患有某种疾病，如学习障碍，但这个人既没有被识别为有天赋，也没有被诊断为有学习障碍，因为这两种情况被相互掩盖了。智力水平与障碍即使没有被掩盖起来，也很容易被忽略和漠视。我们意识到，这些漏诊其实是误诊，因为这些患者生命中有天赋的那部分被疏漏了。

经验让我们认识到，误诊正是来自那些有着良好初衷和训练有素的专业人士。我们相信，对天才儿童和成人的误诊不仅是真实存在的，也是非常普遍的。

这是不是令人难以置信？怎么会发生这样的事情？那些内科医生、心理医生、护士及其他医疗保健专业人士，难道都不了解天才儿童和成人的行为、情感和智力特征吗？事实上，这些专业人士很少接受过关于天才儿童和成人智力特征及其复杂性的相关培训，更不用说了解这类人群中典型的社会、情感和行为的特征以及他们的需求了。缺乏相关信息与知识是频繁发生误诊的一个最主要原因，如下例所示。

　　我是一个3岁零3个月大的孩子的母亲，我觉得我的孩子很有天赋，但儿科医生和心理学家能给我的帮助非常有限。我不知道其他有天赋的孩子是否也像我儿子这样，希望您能给我提供一些信息，因为这是我的第一个孩子，我没有太多的比较依据。

　　他在婴儿时期就非常警觉，但是有语言障碍，直到2岁才开口说话。因为怀疑他有自闭症，所以在他不到3岁的时候儿科医生让心理学家对他进行了评估，他在一项个人智力测验中得了130的高分，而且在视觉-空间能力方面表现出了很大的优势。

　　现在，6个月过去了，他在语言能力方面的表现非常突出，他几乎从能讲话起就开始看书了，从3岁起就开始读书（能够通过发音读出词语，而且他的视觉记忆好得惊人），也已经开始拼写单词了；如果你问他，他能脱口而出一些很难的词语。另外，他已经学会了一些认识数字之类的基本数学知识。

　　他不是那种神经亢奋的孩子，但从早上一睁眼到晚上睡觉，他绝对是个大忙人，不停地想去做各种新鲜有趣的事情。他3岁生日的时候，得到了一个美国地图拼图的礼物，我们一起拼了一次，他就学会了50个州的名字。第二天早上6点，我还没睡醒，他就跑来让我考他50个州的名字。

　　他对形状的记忆非常好，在把一块三明治咬了几口之后，他忽然举起它说："看，爱达荷州！"那看起来确实很像爱达荷州。接着他又咬了几口，宣布说："俄亥俄州！"果然那就和俄亥俄州的形状一样。几天以后，他又举起了他的内华达州形状的三明治。还有一次，他忽然指着书柜不停地说："8，8……"原来他指的是书柜上的立体声音箱，其外形结构看起来的确像个数字8。

　　前些日子，他迷上了《音乐之声》那部电影，连续三个星期每天都要看。他记住了里面所有的歌曲，还能声情并茂地哼唱出来，他甚至让我开车带他去找玛利亚（《音乐之声》的女主角），这有点儿把我吓到了：他是精神分裂了吗？他会不会是多动症？他是不是魔怔了？

但是现在，在痴迷了3周后，他对《音乐之声》的热情终于结束了。他的很多兴趣爱好都是如此——认真钻研一阵子，然后丢开转向别的东西。他现在又迷上了行星。

我认为我现在的首要任务是让他融入社交圈。我儿子很难一个人玩，他在学前班表现很好（那里的孩子都有5岁了，他明显更喜欢比他大一点儿的孩子），但是当我在他身边时，他就很容易感到沮丧或者受挫，稍有不如意就哭，偶尔被拒绝时还会大发雷霆。不过，现在他越来越能听人讲道理了，也很少像以前那样发脾气或哭闹了。

我只是想让他成为一个善良快乐的孩子，而不是一个完美主义者。他要面对的社交世界会越来越复杂（比如做游戏时其他孩子打败了他，或者没有按照他希望的方式去做事情），我希望他能找到应对这些问题的方法。幸运的是，他性格很好，很幽默。

还有，我身边有人说："尽管孩子在小时候很聪明，但等到一年级的时候，其他孩子就会赶上来。"对一个3岁就开始阅读的孩子来说，也是这样吗？

我知道有些人肯定会嘲笑我想得太多，但他确实与众不同，不是吗？我不会把这些事情告诉其他家人，甚至好朋友，因为我已经发现：（1）人们不相信你；（2）他们认为你在吹牛（可对我来说，我之所以在这里分享信息，是因为他的行为有时候会把我吓一跳，我想知道这些行为是否正常）；（3）他们认为你一定是花时间教这个孩子学了很多东西，说得就好像我能把一个蹒跚学步的孩子教得立刻就会读书一样！我想，就算你可以教会一个孩子很多东西，但是你没办法教他像我儿子这样热爱阅读、追求阅读、享受阅读——在其他事情上也一样。其实我根本不需要解释，我知道我儿子迟早都会在众人面前展现出他的真实模样。

　　这个小故事反映了天才儿童的父母面临的众多问题——不了解聪明孩子的典型特征，误认为他们长大就会"江郎才尽"，慢慢开始避免讨论孩子的"与众不同"。父母对孩子的早熟感到好奇，对他们亲眼所见的行为感到困惑。他们会从其他父母或者训练有素的专业人士那里寻求安慰和保证，但遗憾的是，大多数情况下他们遇到的是怀疑、错误信息，甚至是批评。他们渴望获得相关的信息，而在当今世界中，他们也有更好的机会在网络上找到一些更准确的知识，尽管在医疗卫生和咨询专业领域仍然存在着大量的误导性内容。

　　本书的作者之一讲述了他自己在攻读博士学位期间接受的涉及天才儿童与成人的相关培训，这类培训直到今天仍然在心理学家（以及其他医疗保健人士）培养体系中非常有代表性。

　　我在攻读博士学位的4年时间中，只听过一次关于天才儿童的课，还不到1个小时，而且完全没有涉及天才成人。那次讲座的大部分内容都是关于Lewis Terman和他的同事对1000多名天才儿童所做的研究，这项研究从20世纪20年代开始，一直持续到今天；而讲座的重点是这一纵向研究所涉及的方法和面临的挑战。

　　一直到讲座还剩最后5分钟时，台上的教授说道："哦，最后我再说几句关于这些孩子们的事情。Terman发现，有智力天赋的孩子，从整体上来说在学业上都有很高的成就，他们更善于社交，身体也更健康，情绪也更稳定。所以，你们不用在临床实践中担心他们。"然后他又补充道："嗯，顺便说一下，如果你对这些孩子用韦氏儿童智力量表或者其他类似的测验进行测试后发现分数达到130，就不要再测下去了，因为高于这个分数的数字就没什么差别了。"教授接下来就开始继续讨论其他类别的特殊儿童，他认为那些才是我们真正需要关注的。

大致来说，Terman和他的同事们（Cox，1926；Terman，1925；Terman，Burks & Jensen，1935；Terman & Oden，1947；1959）确实揭示了上面提到的讲座中的那些内容，但是研究对象中有20%的儿童明显表现出成绩不佳或有情绪问题，而且这项研究中存在着一些影响结果的设计缺陷。该研究的设计无意中呈现了一种选择性偏差，导致被选进入研究项目的孩子在行为上不太可能与正常孩子有明显的差异。研究小组选择的孩子主要分为这样几类：（1）班上年纪最小的孩子；（2）在小组测验中得分很高的孩子；（3）老师推荐的孩子；（4）在个人智力测验（斯坦福-比奈测验）中得分很高的孩子。总的来说，在教育环境中，这些孩子的智力需求已经被识别出来并得到了适当的满足，他们是被接受而不是被孤立的。因此，符合标准的天才儿童基本都是那些在智力、学业、社交和情感功能方面已经具有合理水平的孩子，而不是那些成绩不佳或有严重社交或情感困难的孩子。

Terman和他的同事们每年都会与这些孩子的家庭见面，有时是一年两到三次，见面或者通过电话进行晤谈，帮助这些家庭制订教育规划，解决家庭问题，给予同伴指导等。这种关切、咨询和引导无疑提高了这些孩子的社交、情感以及学习方面的能力。

在Terman开始其研究时，社会对此的普遍看法是，智力早熟的孩子更容易出现社交障碍、神经和精神障碍，也就是所谓的"早熟就会早衰"。人们认为，如果一个孩子发育早，那么他或她以后就会在社交或者情感方面付出沉重代价，甚至可能会一事无成。Terman和他的同事们开始挑战这一观点，当他们的研究结果推翻这个观点时，他们很高兴。但不幸的是，Terman的研究似乎对大众的观点产生了相反的影响。

今天，大多数临床心理学家、临床社会工作者、精神病学家、儿科医生或其他医疗保健领域的专业人员在他们的培训中并没有获得太多有关天才儿童或天才成人的特征和特殊需求的信息。[①]偶尔会有几篇相关主题的论文，如《天才与天赋：儿科医生的议题》（Robinson Olszewski-Kubilius，1996）、《医生在天才儿童人生中的角色》（Amend & Clouse，2007）、《误诊的前因：当天才儿童被解释为病态》（Amend & Beljan，2009）、《在儿科实践中发现天才儿童》（Liu，Lien，Kafha & Stein，2010）、《天才儿童和成人：被忽视的实践领域》（Webb，2013）。总的来说，这方面对专业人士的持续性教育非常少。

非盈利组织SENG（Supporting Emotional Needs of the Gifted）关于减少误诊的倡议帮助人们加深了对天才群体的独有特征、可能出现的问题，以及误诊风险的认识。像美国儿科学会这样的组织也开始着手探索如何更好地理解天才人群和学障天才学生（双重异常，twice-exceptional）的问题，儿科医生又该如何更好地依据这些信息对患者及其父母进行指导。然而，大多数医疗卫生和教育领域的专业人员似乎仍执着于某种神话：有天赋的儿童不太可能遇到特殊挑战，即使有也不需要过多的干预，他们自己就能做得很好，而且智商与创造力高就意味着不需要诊断或者治疗。

---

① 在作为心理学家接受的研究生培训中，我没有获得任何有关天才学生社交或情感需求的信息，关于更高水平智力的相关知识仅限于韦氏智力测验题目的抽象程度。遗憾的是，这种情况太普遍了。事实上，绝大多数教育工作者的教学计划都很少（甚至是没有）提供与满足天才儿童认知或情感需求相关的内容。

什么是天才？

gift，通常被我们翻译为天才，它不同于另一个也常被译为天才的词genius。事实上，具有天才特质的群体比大多数人想象的更广泛。这类人可能只在一两个方面具有出众的能力，而在其他方面，其能力可能仅具有中等水平，甚至低于平均水平。尽管如此，大多数人好像仍然期望一个天才儿童或成人能在所有领域都卓尔不群，成为神话。

尽管医疗卫生专业领域对天才个体缺乏普遍关注，但教育领域已就这个课题发表了大量相关文章。教育界人士在承认这类群体发展显著超前的同时，一直在关注如何定义和识别有天赋的人——这个问题一直存在争议。与人类的大多数特征一样，"天赋"是一个复杂的行为组合，可以用各种方式表现出来。对于"一个孩子或成人需要展现出多少行为才能被界定为有天赋"这个问题，人们看法不一。

对"天才"的定义的讨论其实并非本书重点，不过在下一章中，我们会介绍天才儿童和成人的共同特征，另外也会在本书最后给读者推荐一些参考书，帮助读者理解这一术语的定义。简单来说，有天赋的儿童和成人就是发展超前的一群人，他们在智商、学习能力、创造力、视觉或表演艺术，以及领导力等方面中的一方面或几方面中具有优势。美国大多数州在法律上将天才儿童定义为在上述方面中的某些方面，能力水平处于人群前3%～5%的群体。

全国天才儿童协会对"天才"有一个更广泛的定义："天才是指那些在一个或多个领域表现出杰出的天赋（一种非凡的推理和学习能力）或能力（测验成绩在前10%或更高）的人。"这个新定义特别包括了成人。关于这个新定义，我们应当注意两点。首先，它让可以被视为天赋群体的人数增加了一倍左右；其次，它摒弃了天才必须在所有领域都具有天赋——也就是所谓的"全才"——的标准，而且它符合我们对一般天才群体的认知经验：他们会在某一个领域具有让人惊叹的技巧或能力，但这种能力优势不一定会体现在其他领域；尤其是，他们中的有些人可能在某些领域拥有超高的天赋，却在其他领域有学习障碍。

无论这个定义的群体是前3%、5%还是10%，有天赋的人始终都是少数群体，而且随着智商水平的提高，这类人变得愈加稀缺。尽管智商分数不是一个比例量表，但仍然能够帮助我们了解不同水平天才的普遍性或稀有性，如表1所示。

表1　天才在人群中的占比

天赋水平	智商（分）	占比
有天赋	115~129	1/6~1/40
百里挑一	130~144	1/40~1/1000
千里挑一	145~159	1/1000~1/10000
万里挑一	160~179	1/10000~1/1000000
超级天才	≥180	<1/1000000

另外需要注意的是，表1中天赋的范畴是从有天赋到所谓超级天才之间。事实上，"……比如智商前1%的儿童，其分数区间（135~200）与智商在2%~98%的儿童的分数区间（64~132）几乎一样——几乎所有能力水平或成就测量结果的分布都具有这个特点"（Borland & Gross，2007）。天才儿童与成人表现出不同寻常的行为也不足为奇，因为随着天赋能力的提高，他们发展的不平衡性也会增加。同样需要注意的是，成人的天赋不一定就意味着能够功成名就，就像Rinn和Bishop（2015）所指出的：

　　天赋可以被视为在某一特定领域具有卓越表现的内在能力，但未必能体现在它所带来的结果中。并非所有具备天赋的成人都想通过这份天赋追求飞黄腾达，而且他们也不总是有机会这样做。如果把功成名就作为"有天赋的成人"的分类标准、把天赋可能达到的结果当作分类必需的要求，那么就会出现不公平，我们就会忽略自由意志在决定如何运用这些天赋时所起到的作用。因此，我们建议在未来的研究中，应该将成人的天赋与杰出表现作为独立的两个体系来进行研究。

天才儿童和成人更容易出问题吗？

　　与Terman同时代的心理学家Hollingworth在20世纪二三十年代指出，天才儿童更容易出现某些问题。不过她也指出，就智商而言存在一个最佳区间，即120～145，这个范围内的人一般情况下不会遇到太大的风险，因为他们足够聪明，可以在学业和工作上取得成功，但也不会因为过于聪明而在与其他人相处时遇到什么大麻烦。她进一步推导出，大多数社会领袖的智商就处于这个区间。在她具有开创性意义的著作《智商超过180的儿童》（Hollingworth，1942）中，她的研究揭示了超出最佳智商范围的人所面临的明显疏离的风险，这个观点迄今仍然得到一些学者的支持（Brody & Benbow，1986；Delisle，1999；Shaywitz et al.，2001；Webb，2013）。不幸的是，Hollingworth在她的想法得到充分关注之前就与世长辞了，她的工作几乎被人们遗忘了（Klein，2002）。

　　1972年发布的《马兰德报告》指出："天才儿童实际上被剥夺了权利，并可能会遭受心理创伤，甚至他们的正常功能会受到永久性的损害……"不幸的是，当时整个社会错误地认为天才儿童不需要特别对待，而这份报告并没有得到充分重视。

　　关于天才儿童是否特别容易出现社交和情绪障碍的问题，当下有两种不同的观点。一种观点认为，天才儿童就是容易出现问题，需要通过特殊干预来预防或者克服他们的特殊困难（Altman，1983；Delisle，2005；Hayes & Sloat，1989；Lovecky，2003；Silverman，1991；Webb，2013）；另一种观点则认为，天才儿童通常能够自行应对问题，只有少数天才儿童需要特别干预（Janos & Robinson，1985；Neihart，Pfeiffer & Cross，2015；Neihart，Reis，Robinson & Moon，2002；Robinson，Shore & Enerson，2006）。事实上，在美国天才儿童协会赞助出版的一本图书（Neihart，Reis，Robinson & Moon，2002）中已经给出结论：天才儿童产生社交与情绪障碍的可能性与其他儿童相似，并不会更高或者更低。但是，这本书的作者们也确实注意到了天才儿童面临的一些风险因素——比如完美主义或者发展不同步，并且强调需要对此进行更深入的研究。关于天才成人的研究则更少，迄今为止，我们的信息主要来自临床观察。

　　两种不同的观点乍看上去相互矛盾，但其实并非如此。认为天才儿童表现相对良好的研究者，通常关注的是专门为天才儿童设计的课程项目中的学生群体，这些孩子由于已经通过了筛选，往往在学校表现良好，这通常也意味着他们不会遇到严重的社交或情绪问题。这种筛选机制可能会限制其所研究的天才儿童样本的代表性，并会排除因为社交或情绪问题而学业成绩欠佳的那部分天才儿童，因为这些儿童不会出现在天才儿童特殊教育项目里。这种样本偏差可能会导致这个群体的社交与情绪问题被低估。相比之下，那些发现天才儿童常常出现问题的研究者通常依赖于临床环境和个案研究中收集到的数据，这些数据往往来自主动选择走进咨询室的人群，因此同样可能存在着样本偏差，以至于社交和情绪障碍的发生率会被高估。

两种观点都有一定的合理性。能够在学校中充分表现出天赋的天才儿童更有可能获得专门的教育资源，如果安排得当的话，这些资源能够满足他们的许多需求。另外，在学校中表现良好的天才儿童通常在其他生活领域也能够表现良好，因此也就不会出现严重的社交和情绪问题——特别是当学校的天才教育项目能够满足他们的学业和社交需求时。

另一方面，未能被鉴定为天才的高潜力儿童，往往在接受普通学校教育的最初几年可能会因为出现一些社交和情感障碍，而没有机会被选中加入那些特殊的天才教育项目，而且也很少有人尝试寻找这类儿童并为之提供帮助（Ballering & Koch，1984；Webb，1993）。

有些学生甚至正是因为他们的社交和情绪问题而被排除在天才课程和培养计划之外，限制了这些学生接受恰当教育的机会，而这些机会本来可以有助于缓解他们的社交和情绪障碍——这简直就是一个毫无益处的恶性循环。而其他来自少数族裔的学生同样可能无法被鉴定为天才。在识别和培养天才儿童方面，社会历来缺乏种族和文化多样性的视角，而导致这个群体更容易出现社交或情绪问题或者被误诊。（Beljan，2011；Davis，2010；Ford，2011）

当这些学生读到三四年级时，许多人在学业方面表现欠佳，因此不太可能被纳入通常为天才学生设计的更高强度的特殊培养计划。尽管法律和条例有相关规定，但这些本来有资格接受特殊教育和服务的天才儿童还是会因为社交、情绪或行为问题而被排斥在外，他们已经存在的问题也会不断恶化。比如，学生如果被贴上了强迫症或对立违抗性障碍的标签，他们就不可能再获得激发他们高智商和创造力潜能的特殊教育服务，尽管这些服务实际上可以缓解一些已被确知的问题。有时候，是这些学生呈现出的问题让他们无法被鉴定为天才学生；还有些时候，他们可能被鉴定为天才学生，但其行为问题令他们无法接受和适应相应的教育。所以，无论在哪种情况下，这些学生都没有得到可以改善他们生活和发展质量的教育。

　　Amari是一名小学二年级的学生，他因为在学校的行为问题而被转介到社区心理健康中心。学校认定Amari患有注意力缺陷多动障碍，必须进行药物治疗。但心理中心经过评估给出的结论是，尽管Amari的确表现出了一些多动症相关症状，但他也呈现出了惊人的天赋，他的智商和学业水平已经高于99%的同龄人。

　　这些评估结果被转交给了Amari的学校，临床心理学家强烈建议学校应该针对Amari的天赋提供差异化的教育服务，这种教学调整会更好地满足他的需求，同时如果再结合一些行为矫正策略，他的行为问题会大大得到缓解。

　　然而，即使有心理学家提供的评估数据和建议，学校仍然拒绝考虑将Amari纳入天才儿童班，而是将他推进了针对情绪及行为问题儿童开设的班级。

　　不出所料，这种处理方式毫无效果，Amari的行为问题更加严重了。他父母后来把他转到了一所私立学校，尽管这让他们在经济上很吃力。

　　针对那些具有天赋但未被学校鉴别为天才的儿童群体进行的实证研究为数不多，主要原因在于，普遍得到大家承认的实验设计方式很难定位这类群体。还有一些研究人员认为，只有学业成绩突出的儿童才有可能是天才儿童。具有讽刺意味的是，有研究显示，天才儿童的教育需求得到满足的程度极大影响了他们的社交和情绪调节（Neihart，1999；Neihart，Reis，Robinson & Moon，2002）。没有被鉴别为天才或者未能得到相应教育支持的天才儿童会在学校遇到更多的挫折，甚至可能在成年后的生活中也会经历更多的困难。

"天赋"这个术语不只适用于聪明的孩子,也适用于成人。事实上,天赋在一个人的整个生命周期中都在不断发展,它不仅取决于一个人的先天条件,同样取决于一个人的生活经历、社会环境以及自我调节能力。[①]但是大部分相关研究都集中在天才儿童身上,而很少关注有天赋的成人,就好像天赋在人长大以后就不复存在或者不值一提了(Fiedler,2015)。我们在现实中所见到的情况并非如此,每当我们和有天赋的孩子的父母谈论他们的孩子时,这些父母往往会发现我们不仅在谈论他们的孩子,也在谈论他们。一些研究人员认为,创造力与双相情感障碍和抑郁症之间存在联系(Andreasen,2008;Jamison,2008;Andreasen,2008;Jamison,1996;Ludwig,1995;Piirto,2004),但另一些人发现这些研究人员的研究设计有重大缺陷(Kaufman,2013;Schlesinger,2012);还有一些研究人员注意到,在天才青少年和成人中,抑郁症(Webb,2013)、饮酒(Kanazawa & Hellberg,2010)、使用非法药物(White & Batty,2012;Wilmoth,2012)、饮食失调(Kerr & Robinson-Kurpius,2004)、人际关系问题(Jacobsen,2000;Streznewski,1999)和婚姻问题(Kerr,2014;Kerr & Cohn,2001)的发生概率更大。

当缺乏研究时,专业人员必须依赖他们的临床实践经验与观察技能。事实上,大多数研究都是从最初的临床观察和案例研究中发展而来的。如前所述,我们在临床上观察到天赋异禀的儿童和成人确实更容易被诊断出某些疾病或障碍。此外,尽管天赋的某些方面可能会构成一些诊断的关键指征,比如阿斯伯格综合征、存在性抑郁障碍,或者社交(语用)

---

① Olenchak(2009)使用"元情感"来描述个体通过情感和认知的视角审视和监控个人情绪的一种能力(Goldin,2004)。正如"元认知"在衡量个体自身思想和观念方面发挥着重要作用,"元情感"会赋予个体适当的自我控制或执行功能,这种自我调节对整个生命发展非常重要——对于天才人士在成年后的发展和自我实现尤为重要。

沟通障碍，但我们的判断表明，导致误诊的原因存在于其他许多方面。理解天才儿童和成人的常见行为、接受并指导他们，以及为他们提供适当的教育环境——这些举措能够在多大程度上预防或缓解问题行为，仍有待观察。

在本书中，我们提供了一些天才人士的例子，其中大部分人一旦解决了他们的教育和情感需要，就能在生活中表现得非常好。同样，当这些具有天赋的成人了解了自己的独特性、找到一个支持性社区并建立了一些健康的人际关系后，他们出现社交和情绪问题的可能性就会降低（Fiedler，2015；Nauta，2013；Webb，2013）。反之，我们也会列举一些关于天才儿童和成人的误诊、治疗不当以及疗效不甚理想的例子。

以下各章节中所使用的那些正式诊断类别，对于非专业人士来说可能会有些陌生。我们使用的诊断术语主要来自DSM-5，即《精神障碍诊断与统计手册（第5版）》和ICD-10，即《国际精神与行为障碍分类（第10版）》。DSM-5被认为是美国的医生、心理学家、临床社会工作者和咨询师的标准。在美国以外的许多国家，专业人士更常使用ICD-10。这两个系统可能会在未来几年内合并成ICD-11，它将被授权给世界卫生组织所有成员国使用。DSM诊断标准代表了在心理健康领域开发一个有效诊断框架的最新尝试，在此框架内，对需要治疗的医学或心理状况的诊断描述是非常具有创新性的。在接下来的章节中，我们将按照与天才儿童和成人最相关的方式对诊断进行分类。

我们希望本书能够帮助专业人士和家长们获得更多正确的诊断和治疗，同时能够为专业人士提供适当的指导，以避免身陷不必要的苦恼与不安。我们也期待这本书能够促进对具有天赋、才华和创造力的儿童与成人误诊和双重诊断这一重要领域的研究。

第一章

天才儿童与成人的特征

如果要确定某些行为究竟是由疾病引起的还是属于某部分天赋状态的呈现，我们首先需要了解与天才儿童及成人最相关的常见行为，否则就无法评估该行为及其可能对个人情感或精神功能造成的损害程度。

"天才"一词的含义很宽泛，可以用来描述在以下一个或多个领域中"表现出或有可能表现出卓越水平"的各类人：（1）一般智力水平，（2）特定学术能力，（3）创造力思维，（4）领导力，（5）视觉或表演艺术。

这个定义显然涵盖了范围广泛的一系列能力，超出了任何简单的学业能力或特定技能、才能的概念。一些人可能在上述任何一个或多个领域发展超前——可能会在其中两三个、有时甚至是四个领域显示出非比寻常的能力与潜力，但很少有人能在所有领域都具有天赋；通常一个人可能只在某一个特定领域（如机械能力、音乐、数学）有天赋，而在其他领域只是"一般"。虽然在成人群体也是如此，但这种情况在儿童及其教育经验中最为常见。

那么到底有多少天才儿童呢？他们的能力或者潜力要达到何种不同凡响的程度才能被视为有天赋？

不是所有的聪明孩子都是天才儿童，也不是所有天才儿童都是全方位的超级天才。

大部分专家以及美国大部分州的规定（Karnes & Johnson，1986）都认为，能力水平分布在人口前3%~5%以上的儿童应该被视为天才，这个范围与被视为智力障碍或残疾的儿童相当。大多数人都同意，儿童只需在上述五个领域之一处于3%～5%的水平就可以被视为天才，事实上许多（也许是大部分）天才儿童都在不止一个领域中处于天才范围。如前所述，最近有更多的研究（NAGC，2010）将天才的范围扩展到了能力或成就水平不低于人口前10%。

按传统的3%～5%的数字来计算，每百名儿童中就有3～5名天才儿童——大约每班30人中有一个。但是，每一千名儿童中才会有1～2个极具天赋的儿童。从智商分数来区分的话，得分在130～159的人被称为天才，得分为160～179的人通常被认为高度具有天赋（Albert，1971；Gross，2000a），得到180分或者更高分的孩子则被认为极度具有天赋（Gross，2006）。

与有认知障碍的儿童相比，有天赋的儿童在能力范围和类型方面存在更大的差异（Robinson & Olszewski-Kubilius，1996），而高度或极度具有天赋者表现出的多样性甚至更大。正如罗杰斯所指出的："必须强调，天赋异禀的儿童更有可能彼此不同，而不是彼此相似。"（Rogers，2007a）

现代智力测验，如韦氏儿童智力量表和斯坦福-比奈智力量表（第5版），已经压低了高阶智商的分数，这可能会导致高阶智商分数范围的急剧缩小（Gilman，2008）。虽然韦氏儿童智力量表（第4版）扩展了智力分数，达到了175分，但第5版又改了回去。在早期的智力测验（如斯坦福-比奈测验）中，智商分数可以超过200分，得分超过140的样本也相当常见。而如今，由于现代测验中"离群值"分数在统计上被强制纳入正态曲线，高于140分的样本就变得非常罕见——它们相当于旧版测验中160分或更高分才能代表的智力水平。测验者试图通过扩展常模数据和其他修订办法来解决这个问题，但天花板级别的测验项目仍然非常有限，尤其是在较简短的能力测量中。这也抑制了高分的出现。

天才和极度具有天赋者之间的差异非常大（Shaywitz et al.，2001；Webb，2013）。在智商方面，高度或极度具有天赋的孩子明显与众不同，我们可以称他们为神童。在智商以外的方面，比如创造力、幽默感或领导力，其差异通常也非常显著。

天赋并不是一个单一的实体，它是由多个维度组成的，智力测验并不能衡量出许多与天赋相关的非认知特质（Warne，2016）。显而易见的是，本章稍后列出的一系列具体特征，在极具天赋的儿童身上通常会比普通儿童呈现得更为普遍、强烈与深刻，而且会在儿童生命中出现得更早（Ruf，2009）。对极具天赋的儿童来说，智力刺激和创意表达往往是强烈的情感需要，类似于饥饿或口渴所引发的生理需要。

具有讽刺意味的是，虽然极具天赋者的概念已经存在了几个世纪，但目前大多数智力测量的评分常模通常只测量到平均分以上的四个标准差单位（最高达160分）。通过使用"扩展常模"（如果有的话），人们可以估算到160分以上的分数。然而，这些常模只适用于一些经过充分研究而被准许收集和制定这些数据的特定测验（Gilman，2008），而目前的智力测验可能根本没有足够的上限标准来测量一些天才儿童的天赋水平。

尽管人们普遍认为智商160分以上的人非常罕见，几乎可以忽略不计，但最近几十年的临床数据使人们对这一看法提出了质疑（Webb & Kleine，1993）。根据正态曲线，每32000人中应该只有一个人的智商在160分以上，每2590000人中只有一个人的智商在180分以上。以前的智力测验能够让我们更容易找到这些孩子，而专门研究高天赋人群的心理学家实地调查（Ruf，2005；Webb & Kleine，1993）表明，在智力测验中获得160分以上的人数至少是预期的两倍，而180分以上的人数是预期的三倍以上。或许平滑的正态曲线并不像通常所假设的那样平滑，至少在智力上限的区间内不是这样。

为何超过标准值的人数会如此之多，其原因尚不清楚。可能的情况包括：选型配对（assortative mating）[①]的常模样本测验不足，或者智力范围的上限可能根本不是遵循正态曲线分布的。无论真正的原因是什么，实际情况是，智商曲线在160分左右的位置忽然耸起一个明显的"高峰"，显然，这个区间的人并不像许多专业人士认为的那样罕见（Webb & Kleine，1993）。这样的发现并不令人惊讶，尽管知者甚少；Wechsler（1935），Cronbach（1970），Dodrill（1997）和其他一些学者都认为，我们关于智力遵循平滑的"正态"钟形曲线分布的假设是错误的。

由于对心理学家和其他精神健康专业人士的培训大部分都集中在智力测验上，如韦氏量表和斯坦福-比奈量表，因此，人们在谈论天才儿童时，似乎很容易使用"智商"这个术语。公众对智商分数的普遍熟悉进一步鼓励了这种做法。然而，正如智商分数低并不能完全证明一个人是智力残疾一样，智商分数高也不能完全证明一个人是天才。例如，当智商分数超过120分时，创造力的测量结果与智商分数的相关性极低（Amabile，1983；Piirto，2004）。同样，智力测验很少能充分衡量个别领域的"天赋"（特别是领导力、音乐或体能方面的天赋）。一个智商分数只代表了被测者潜在能力的综合表现，但许多单项能力的成绩和综合智商得分只是略有相关而已（Winner，1997）。

智商分数作为一个综合体，将各种能力聚集在一起，可能会人为地拉平受试者的表现峰值和波谷。对智商"数字"过分关注，往往会掩盖分项测验结果中包含的重要信息，也会忽略孩子在音乐或视觉艺术方面的天赋——这些能力在测验中很少被涉及。任何孩子，无论其能力如何，都不

---

① 在种群遗传学中，选型配对是种群内具有遗传关系或相似特征的个体之间的选择性配对。如果足够一致，选型配对理论上可以导致新物种的进化，而无须地理隔离。

应该只由分数来定义。这些分数既无法预测也不能限制孩子的人生轨迹。天赋，就像其他任何特质一样，只是个体的一部分——毫无疑问，是非常重要的一部分——可以对人的一生产生深远的影响。

在整个心理学和教育领域，越来越多的人认识到天赋并不一定是普遍因素，人们不一定（也不需要）在所有领域都有天赋。就是说有些人可能只在一个、两个或几个领域具有非凡的潜力或能力，但仍然符合天才的标准。过去，这种情况可能被称为"有才华"（talented），而不是"有天赋"（gifted），但最近这些年，这两个术语正在逐渐被大众视为同义词。事实上，有大量证据显示，在学业方面有天赋的孩子，其他能力参差不齐是很普遍的；全面的天赋，即在各个领域都具有同样出众的能力，则是非常少见的（Winner，1997）。

行为特征

目前描述天才儿童特点的书籍，大多侧重于智力和学术方面。相对而言，只有少数书籍和文章（Baum & Olenchak，2002；Hébert，2010；Lovecky，2004；Neihart，Pfeiffer & Cross，2015；Neihart，Reis，Robinson & Moon，2002；Silverman，1993；2002；Webb，1993；Webb，Meckstroth & Tolan，1982；Winner，1997）是在研究这类群体的社交、情绪和行为特征——这些与误诊和双重诊断主题最具相关性。

对在学业方面具有天赋的孩子来说，确实存在着一系列行为特征——大部分天才儿童都会在大部分时间里表现出大部分特征，他们中的许多人还会将这些特征保持到成年以后，只不过会让它们稍微改头换面。虽然其中一些特征主要反映在学习和智力活动上，但我们接下来要重点讨论的是社交和情感行为。

　　我们可总结出天才儿童的一些特点。

· 掌握的词汇量大、句子结构复杂——与他们的年龄不相称。

· 能够深刻地理解语言的微妙之处。

· 持久的注意力。

· 强度和敏感性。

· 兴趣更广泛。

· 高度发达的好奇心和无限的问题。

· 对尝试新事物和不同做法的兴趣。

· 发散性思维。

· 倾向于以不同寻常而又自然而然的创造性方式将想法或事物组织起来。

· 能够更快地学习某种基本技能，而不需要太多的练习。

· 在学龄前就开始自学阅读和书写。

· 能够记住很多信息，记忆力超群。

· 有很多想象中的玩伴。

· 超乎寻常的幽默感。

· 希望通过设计复杂的游戏来组织人和事物。

　　正如我们稍后将讨论的那样，上述特点中的一些行为表现如果没有被视为某种天赋，就很可能导致向精神健康专业人士的转介，并被误诊为行为障碍。天才儿童和成人因行为问题而被转介的情况远多于被鉴别或认可为天才而被转介的情况。

　　天才儿童和成人的特有行为本身并不会使他们更容易出现社交或情

绪问题。相反，出现的困难往往源自这些行为特征与他们的文化环境和家庭态度及期望之间的相互作用。不论文化环境的影响如何，天才儿童和成人的一些特征似乎都增加了出现社交与情绪问题的可能性。这些特征包括以下几点。

· 驾驭自己的能力。

· 促进理解，寻找一致性的动力。

· 能够看到各种可能性和替代方案。

· 情感强度（专注、内在动机、毅力）。

· 关注社会和道德议题（理想主义、高敏感性）。

· 身体和情感发展的速度或水平不同。

讽刺的是，作为天才人士，其最大的优势可能也是导致问题的致命弱点，以下是一些常见的优点及其可能导致的问题（Clark，2012；Webb，1993；Webb，Gore，Amend & Clouse，2007）。

· 迅速获得信息——对他人的迟钝感到不耐烦。

· 好奇心爆棚——会提出令人尴尬的问题。

· 完成任务的决心——强烈抗拒指导。

· 追求完整性和秩序感——被视为专横或霸道。

· 强大的创造力和创新性——会干扰他人的计划。

· 高度集中的注意力，抗拒干扰——被视为固执。

· 能量充沛——无所事事的挫败感。

· 兴趣广泛——被视为博而不专。

· 强烈的幽默感——扰乱课堂或工作秩序。

·敏锐的观察力——发现矛盾之处，可能会产生幻灭。

尽管这些特征本身很少存在问题，但这些特征的组合，以及与情境因素的相互作用会导致问题行为模式，并可能会导致向精神健康专业人士的转介。

天才儿童常见的转介原因

·他非常活跃，但控制冲动的能力很差，这是注意力缺陷吗？

·老师认为我的孩子有多动症。

·这个孩子太严肃了，和她的年龄不符，她总是在考虑一些道德、伦理或者哲学方面的问题，她是抑郁了吗？

·他的情绪反应太强烈了，似乎与引发反应的事件不相称。

·他对物件总是充满兴趣，喜欢拆东西，他为什么就不能放过那些东西呢？

·作为一个如此聪明的孩子，他的常识少得可怜，我们该如何教他一些简单的道理呢？

·她是一个完美主义者，对自己和他人的期待都太高了。

·她睡得很少，对梦境记得非常清楚，有时会做噩梦或夜惊。

·他尿床，还会梦游。

·她非常挑剔和敏感，让我必须把她衬衫背面的标签剪掉；她还抱怨说学校教室的灯光让她分心。

·他似乎太情绪化了，当无法完成目标时，他会非常沮丧，大发脾气，因此我们在家里都小心翼翼，生怕踩中他的雷区。

·他似乎无法完成任务，或者保持进度。他的房间和书桌总是乱七八糟。有些作业他明明已经完成了，却总是忘记上交。

·她好像有点儿自恋，过于自我陶醉，想让一切都围着她转。

·他很难与同伴相处，对周围的人总是颐指气使，和同龄人也没有共同爱好，他宁愿独处或者与大孩子、成人在一起。

·她总是不停地问问题，打断别人，炫耀自己的见识。

·他太敏感，执着地追求公平，如果在晚间新闻中看到什么可怕的事情就会流泪，这对他这个年龄的孩子来说正常吗？

·老师们都说她很聪明，但就是不做作业，这样的话，即使她考试成绩很好，也可能会挂科。

·她经常和我们争论，动不动就挑衅我们，和我们耍心眼，她只想做自己想做的事，我们也不知道该怎么办。

·他毫无社交技能，只对科幻小说感兴趣，除了科学俱乐部中的两个大男生之外没有任何朋友。这让我很担心，有人提醒我说他可能患有阿斯伯格综合征。

·她爱发脾气，没有耐心，好像有点儿反社会人格。

·他在某些方面发展超前，在另一些方面发展又很迟缓，他的字迹尤其糟糕，这是学习障碍的表现吗？

·她天天都在做白日梦，把我们给她的东西都弄丢了，她是有点儿精神问题吗？

·他喜怒无常，时不时还会大发脾气。他就像有两个人格，前一分钟还兴高采烈，后一分钟就大吼大叫，有人说他可能有双相情感障碍。

·根据我在杂志上读到的，我可以肯定我的孩子患有双相情感障碍或阿斯伯格综合征。

天才成人需要帮助的常见原因

· 我失去了很多份工作，因为我更崇尚公平而非赚钱。

· 我的伴侣说我太敏感、太严肃。

· 我觉得自己和别人不一样，我就是不喜欢社交。

· 我怎么变成了个"救火队员"？每个人都来倾诉他们的问题，却没人关心我的，我感到精疲力竭。

· 小时候我告诉自己，等我长大了绝不会变成我父亲那样，但是现在我和他一样酗酒成性。

· 我的工作评价报告说我对同事缺乏耐心，这导致其他人不想和我一起工作。

· 我觉得自己有责任去挑战别人的想法，这样做让别人很反感，也导致了我的社交障碍。

· 我好像找不到约会对象，很难去保持一段长期的恋爱关系，没人和我有同样的激情，我想可能是我太与众不同了。

· 我的配偶说我在外面管了太多闲事，而忽略了家庭，因此她怀疑我有双相情感障碍；有时候我觉得她可能是对的，我也怀疑我是否患有双相情感障碍。

· 我家人说我在工作和生活中的紧张程度让他们抓狂。

· 我觉得自己和别人不一样，对社会上的荒谬之处感到厌烦；事实上我很孤独，很沮丧。

· 我感觉周围的一切似乎都很肤浅，我的生活没什么意思——这一切意义何在？

· 我想我疯了，我找不到喜欢的人。从小到大，连我的家人都说我是个疯子、怪胎。我不想再像这样子活着了。他们没错，我必须想办法成为一个正常人。

·我偶然发现了关于天才成人的信息，然后我哭了，因为这些年来，我一直认为自己有很大的问题，现在我发现这些信息描述的就是我自己。

上述所有行为本身可能确实是真正的问题，但如果不调查个人及其生活与学习／工作环境，我们就无法正确理解或者进行治疗。遗憾的是，精神健康专业人士有时会以一种局限的、狭隘的方式来处理这些问题，而不考虑天才人士的个体特点与普遍特征，以及这些行为出现的背景因素。考察这些行为问题在多大程度上与高智商相关，或者是由天赋所导致的，是非常有必要的。否则，这些行为可能就会被错误地当作某种心理障碍的诊断依据。事实上，如前所述，我们经常看到有这种主诉的天才儿童和成人最终被误诊，包括注意力缺陷多动障碍、阿斯伯格综合征、对立违抗性障碍、品行障碍、强迫症、睡眠障碍、恐惧症、自恋型人格障碍，甚至是双相情感障碍。虽然我们也看到过正确的诊断，但是总的来说，这些个案中作为问题核心的智力与创造力因素却完全被忽视了。

我们并不是在暗示天才人群就不会受到情绪或行为障碍的影响，他们当然可能会有注意力缺陷多动障碍、阿斯伯格综合征或者DSM-5中描述的任何疾病。我们并不是要以天赋为由，为那些不恰当或不适应的行为开脱，也不是要搪塞真正的心理或精神障碍；我们只是相信，有天赋的儿童和成人的某些特征有时候可能会让其在没有患病的时候却呈现出一种病态。我们的目标是帮助父母、精神健康专业工作者、教育工作者或其他人士将某些行为视为天才个体的正常行为，允许他们以更恰当的方式引导和塑造这些行为，从而对问题行为进行"重构"，而不是轻易地给这些行为贴上诊断标签，进行"治疗"以消除它们。虽然天赋可以解释一些行为，甚至是一些不同寻常的行为，但这并不意味着它可以被用作不当行为的借口——"哦，他有天赋，所以这样没关系"。识别出天赋及其影响，并且处理任何不适应的、不恰当的行为，是很重要的。这种治疗范式的转变，简单却至关重要。它可以让所有遗留问题更加清晰地凸显出来，以便于我们采取更有效、更有针对性和更有用的干预措施。

医护人员、家长和孩子只有了解并深谙天才儿童和成人的行为特征，才不会在理解这些天赋人群的时候，去自行构建一些思维模式——在这些思维模式下，即使没有得出某种行为障碍的诊断结果，家长、教育工作者或医护人员仍然强烈地倾向于将天才儿童和成人的行为模式贴上纪律问题、不成熟、社交问题等标签，或者偶尔会将他们判定为"天生就性格不好"。教师往往会忽视来自少数族裔群体的学生的天赋（Davis，2012；Ford，Moore & Whiting，2006；Grantham，2012），如果这些学生没有被识别为天才儿童，那么教师可能无法使用天才的框架来理解他们的行为，或为他们提供适当的教育与治疗。如果天才人群的需求在儿童时期得不到满足，他们在成年后就更有可能出现问题。对于来自其他文化群体的天才来说，他们的行为会被以一种"其与旁人有所不同"的观察视角进行解释，因此他们尤其容易被误诊（Beljan，2011）。

如果观察视角不当，和天才群体发生互动的人们对他们所看到的行为做出的解释通常都是消极的——从诸如"怪异""古怪"之类的常见形容词到"躁狂""疯癫""精神分裂"等病理术语。如果将这些行为放在具有天赋的背景下重新进行解释，它们就能够获得人际间的肯定和认可（Mahoney，1998）。若能接受这些行为是自身的一部分，有天赋的人就可以在发展自己的同时努力消除这些行为对他人的负面影响。这样，天赋便会成为一个需要呵护的自身优势、一种正面的行为解释，而不是应被扼杀或消除的特质，更不应被视为疾病的诊断依据。当然，我们也明白，如果简单地以天赋为借口，其中一些天赋行为确实可能会带来问题，甚至发展为病态。天才儿童和成人必须深入了解自己的天赋，这样才能承担起责任；他们不需要改变自己的一切，但必须认识自己的行为和特点，以便了解它们如何影响自己与他人的互动。

非常感谢你的工作坊。我们刚刚经历了一段非常艰难的过程，我7岁的儿子被诊断出患有注意力缺陷多动障碍。在评估中，我们问医生（一位专门研究儿童发展和行为的儿科医生），孩子的注意力问题是否和他可能具有的某种天赋存在联系（虽然我儿子还没有正式测过智商，但他从3岁就开始读小学生才看的书，而且还有其他迹象表明他非常聪明）。这位儿科医生的回答是，注意力问题与天赋无关，因为"大多数有天赋的孩子都足够聪明，能够应对无聊的环境，不会分心或注意力不集中"。这样一想，我发现即使是我也做不到，而我可不是7岁的小孩了。

我们儿子身上发现的多动症"类型"是，"当主题无趣或无聊时就很难集中注意力"，另外他还有工作坊中提到的感官问题（对温度、强烈的气味、不舒服的衣服都很敏感）和一些听觉问题（尤其是容易被环境中的噪声分散注意力）。

我丈夫和我显然对这个评估结果感到很不妥，因为它似乎只是一般性的行为分类，并没有具体说明我儿子大脑中可能发生了什么。现在通过在你们的工作坊上获得的信息，我们会去寻找更多的答案，而不仅仅是被医生贴一个标签。

诊断的意义是为了获得最佳治疗方案，按部就班地引导临床医生和患者；而且诊断只是一个过程的开始，并非结束。准确起见，诊断必须包括对环境和个体的了解，因为个体与环境的不适应也会导致问题行为。例如，睡眠不足会导致注意力不集中，最终可能会导致幻觉，但只要考虑到这一背景因素，比如睡眠不足，人们就不会认为受影响的个体是异常的或患有精神分裂症的。同样，抑郁症的诊断如果脱离其背景，那么也意义不大。配偶最近去世、有自发性抑郁症病史、更换新药物、长期被同龄人排斥，或者一上幼儿园就成为班里唯一一个会阅读的孩子……诸如此类都是做出准确诊断和启动恰当治疗之前需要考虑的重要因素。

强烈性、敏感特质、过度兴奋特质

天才儿童和成人的一个几乎普遍存在的特质就是"强烈"。正如一位母亲所说："我孩子的人生格言就是，任何值得做的事情都值得做得过火；任何值得感受的东西都值得极度地感受。"这些孩子往往对所有感兴趣的事情都会有非常强烈的反应，以至于形成一种"过度型人格"；而且孩子的智商越高，他的兴趣就越强烈（Rogers，2007a）。强烈性、注意力和持久性长期以来一直被认为是生命早期出现的高智商标志（Kolata，1987；Tucker & Hafenstein，1997；Webb，1993；Webb et al.，1982）。与非天才或普通儿童相比，天才儿童不仅在情感上更敏感，而且在生理上也更敏感（Gere，Capps，Mitchell & Grubbs，2009）。在过去的十年中，随着波兰精神病学家Kazimierz Dąbrowski的研究论著被应用于天才儿童和成人领域，这一群体的强烈性和敏感性变得更易被理解（Daniels & Piechowski，2008；Kitano，1990；Lind，2001；Mendaglio，2008；Piechowski，2006；Piechowski & Colangelo，1984；Tucker & Hafenstein，1997）。他的研究和理论中提到了"过度兴奋特质"，这个概念揭示了那些具有非凡高智商的人经常表现出的强烈性与敏感性。[1]他的理论基础是已经存在了几个世纪的相关知识，即孩子们天生就会对周围的一切感到兴奋。婴儿一出生就有寻求某种刺激的本能倾向；出生几周后，他们就开始观察灯光，对面孔和移动的东西很着迷；再后来，他们会被触觉、味觉和嗅觉等方面的内在需求所驱动，对周围的刺激感到兴奋。

最近，天才教育领域的领军人发现，具有高智商的儿童和成人更有可能拥有天生的强烈感受，而这也会导致对刺激的体验更加强烈（对日常事件的体验更强烈）或对刺激的反应更加强烈（对体验的反应更强烈）。这些强烈的表现通常被称为"过度兴奋特质"（overexcitability），这个术语是直接从Dąbrowski的论著中翻译过来的（Bouchet & Falk，2001；Daniels & Piechowski，2008；Lind，2001；Tucker & Hafenstein，1997）。这群聪明人的激情与强烈性让他们如此活跃，以至于他们的感受、体验或者反应都远远超出了人们通常的预期。

当我读到《书籍的情色生活》（Roland Barthes，1975）时，我非常兴奋。这本书描述了与他人思想的亲密接触是多么迷人和令人兴奋。很少有事物能像一个聪明的头脑那样突然而剧烈地改变一个人的观点。无论是通过自己还是媒介，作家或艺术家都可以进入一个人的心灵，并让它发生不可逆转的改变。对于一场亲密行为来说，这是一个多么高尚的定义！但那些从未经历过它的旁观者可能会感到困惑。这让人不禁联想到那些身陷情网、痴情不已的朋友们——我们这些旁观者却看不出这一往情深从何而来。我们正在学习接受与人之间的浪漫痴迷，却不接受把我们与思想之间

---

[1] 有关Dąbrowski理论的简要介绍，及其他可能相关的方面，如"积极解体"的概念，请参阅Sharon Lind的《过度兴奋特质与天赋》。更完整文本见《达布罗斯基的积极解体理论》（Mendaglio，2008）及《情绪发展层次理论》（Dąbrowski & Piechowski，1977）。

的亲密关系也视为正常的人类行为。

Dąbrowski还指出，过度兴奋特质能够在五个不同领域中的一个或多个上有所表现。然而。一些理论家观察到，在一个领域表现出过度兴奋特质的儿童或成人通常在其他四个领域中的某些方面也存在过度兴奋。根据Lind（2001）和Piechowski（1991）的著作，我们对这五个领域的潜在过度兴奋特质做出了如下描述。

智力过度兴奋特质

好奇心、提出探究性问题、专注、解决问题、内省、理论思考——所有这些都是具有智力过度兴奋特质的标志。拥有这些特质的人往往拥有非常活跃的头脑，他们探索知识、寻求理解和真理，并努力解决问题。小时候，他们如饥似渴地读书；成年后，他们仍然是狂热的阅读者。

他们在儿童时期就有强烈的好奇心，每天会问"十万个为什么"——大人都觉得耳朵累；他们善于内省，喜欢专注而集中地思考和解决智力难题。他们可能会一动不动地坐着，沉浸于长时间的独自沉思，并且经常会对所思所想进行内省。具有智力过度兴奋特质的人往往会比较关注道德和公平问题。他们是独立的思考者和敏锐的观察者，如果别人没有和他们一样对某个想法感到兴奋，他们就会变得不耐烦。

Sarenda是个好学生，对某些话题所知甚多，了解深刻。有一次在课堂上，老师在黑板上列出了几个名人，问："谁能告诉我一些关于这几个人的事情？"其他同学只能说出一些简单的评论和大致的生平信息，Sarenda听完立刻补充了其中一位艺术家的一些不太为人所知的生活细节。在她分享了这位艺术家一个真实但鲜为人知的逸事之后，老师说她得去核实一下，因为不确定是否是真事儿，这时Sarenda身后的一名学生插嘴说："你应该相信她，她从没错过。"

想象力过度兴奋特质

丰富的想象力、幻想游戏、万物皆有灵的思维、白日梦、戏剧性的感知和隐喻的使用对这些聪明、有创造力的孩子非常有吸引力。大约有四分之三的天才儿童在学龄前会有一个或多个想象中的玩伴。这些玩伴通常包括想象中的宠物、生活在幻想的星球上（Webb et al., 1982；2000）。他们沉迷于复杂的想象，而且这种想象富于戏剧性。正如一位母亲所说："在我们家，简简单单的递一罐盐常常都能上演三幕剧。"这样的孩子在年幼时可能会把事实和幻想混为一谈，在课堂上，他们的思维可能会徜徉在一种充满创造力的想象中，他们可以清楚地把事物想象出来。

具有想象力过度兴奋特质的成人在与他人的互动中往往很戏剧化，已故喜剧演员罗宾·威廉姆斯的即兴喜剧就是一个很好的例子。他们的思想天马行空，可谓是相当有创意且发散，他们的遐想也非常细腻与华丽，尽管一切似乎都是他们凭空想象出来的。美国漫画家佩特小时候被他的老师认为是一个失败者，因为他不好好学习，还不断地把他的老师们画成漫画，而这一天赋后来为他捧回了普利策奖。在他的天赋显现之前，一位老师在他的学期评语中写道："你最好成熟一点儿，你不能总是画漫画！"

情感过度兴奋特质

孩子在这个领域的兴奋特质——由于其极端和复杂的情绪以及强烈的感受——往往会首先吸引父母们的注意（Lind, 2001）。具有情感过度兴奋特质的人会对周围环境表现出高度的敏感性、关注和强烈的反应。他们对人、地方和事物会有强烈的情感依恋，往往会因为难以适应新的情境或环境而被指责反应过度。他们的情感强度会体现在他们的同情心、共情和敏感性上。一位母亲回忆，当她正急匆匆地开车时，她的女儿哭着说："停车！减速！"母亲问为什么，女儿回答道："挡风玻璃上的虫子都被杀死了！我才这么小，就已经看到了这么多的死亡！"这些孩子看到街上无家可归的人就会开始哭泣。他们（通常在3岁后）可能会经常因为输掉比赛、被排斥、想要做到最好却没成功或没有得到想要的东西而发脾气，甚至表现出愤怒。他们可能想要保留与他们热爱的东西有关的一切（以提醒自己曾经体验到的强烈感受），如第一次去迪士尼乐园的口香糖包装纸，曾经吃过的最好吃的一块烤饼的包装袋，甚至是他们的SAT（美国高中生学术能力水平考试）或ACT（美国大学入学考试）获得满分时使用的铅笔——这些都可能因为具有强烈的情感依恋而被他们视如珍宝。他们具有强烈的情感——对他人困境深切的悲伤、对某些意外好运的欣喜——可能很极端，令成人看不懂。这些极端、强烈、反复出现的情感很容易被不了解情况的临床医生误诊为双相情感障碍。

表现出情感过度兴奋特质的成人往往比较容易参与到社会公共事业中，充满理想主义，试图帮助他人或者改善自然环境。①当他们发现自己的理想主义和敏感性不为他人所认同时，他们可能会幻灭，变得愤世嫉俗、恼火或沮丧。其中一些人可能只是偶尔经历过这种情况，而对另一些人来说，这几乎是家常便饭。②

---

① 以美国前总统卡特为例，他在任期内曾因为自己的社会信仰没有得到立法者的支持而一度无法做出任何行动。任期结束后，卡特先生立刻在社会公共事业中成为一名国际和平协调者，努力确保世界各地的公正。

② 特斯拉公司首席执行官马斯克曾回忆道："作为比勒陀利亚的一个男孩，我身材矮小，备受欺负，还是个自作聪明的人，被称为麝香鼠。觉得孤独的时候，我读了很多魔幻与科幻小说。我读过《指环王》和《基地》系列，了解书中的所有英雄，并且总觉得自己有责任拯救世界。"

6岁的D'Anthony因为对人际关系的敏感性和与他人的情感连接而让旁人侧目。尽管他年纪小，但他对雨林枯竭、恐怖主义、战争和世界饥饿等问题感到不安。他从全球和局部的角度对这些问题及其对他人生活的影响进行了思考，经常思考到深夜才沉沉睡去。他想知道自己能做些什么来帮助别人。

因为他很容易被新闻中描述的负面事件所困扰，父母对允许D'Anthony看的电视内容非常谨慎。一天晚上，他的父母一听到晚间新闻的预告就暗暗沮丧起来："如要了解我们社区的无家可归者，请在今晚11点准时收看实况报道。"D'Anthony立刻说："妈妈，我到时还在睡觉，但我们能为无家可归者做点什么吗？珍妮丝上了大学，我们多了一个空闲的卧室，而且爸爸也不经常用他的书房……"

D'Anthony显然对他人的痛苦很敏感，因此他在6岁时就感到要为此做些什么。虽然他的父母没有收留任何无家可归的人，但他们确实为D'Anthony提供了一些方式让他感觉到自己有所作为：全家开始做志愿者，捐赠食物和衣服。就这样，在父母的帮助下，D'Anthony获得了一定程度的情绪控制。

精神运动过度兴奋特质

精神运动过度兴奋的人似乎具有神经肌肉系统的高度兴奋性和"不断增强其活跃性与充沛能量的能力"（Piechowski，1991）。他们喜欢运动，并表现出过剩的能量——通常表现为快言快语、热情洋溢、强烈的身体活动和行动需要（Piechowski，1979；1991）。当情绪紧张时，他们可能会不受控制地表达，冲动行事，表现出习惯性紧张以及强烈的驱动力（倾向于"工作狂"），强迫性地整理东西，变得相当咄咄逼人，甚至会出现行为不当和失控（Lind，2001）。尽管他们从身体和言语的无限热情与兴奋中获得了巨大的快乐，但其他人可能会因与他们在一起而感觉窒息。在家庭和学校中，具有精神运动过度兴奋特质的孩子似乎永远不会安静，他们可能会不停地讲话，以至于大人和同龄人都想让他们坐下来安静一会儿。当这些孩子长大后，他们周围的人可能会觉得和他们在一起很累。潜能开发专家Ken Robinson在《学校如何扼杀创造力》中，讨论了《歌剧魅影》和《猫》的舞者和编舞家吉莉安：她小时候总是动来动去，注意力似乎很差，父母担心她有学习障碍；但"她就是为了跳舞而生的"，需要动起来才能思考。

具有精神运动过度兴奋特质的儿童很容易被误诊为注意力缺陷多动障碍，即多动症。尽管具有这种过度兴奋特质的儿童或成人可能会在心理上专注于一项任务，但他们的身体很可能会因兴奋而烦躁和抽搐，这种表现类似于多动症。运动系统与认知系统密切相关，但不幸的是，大多数行为检查都将烦躁不安归因于多动症，而排除了智力或专注力的因素。解抑行为（个人行为的内部约束机制被解除的状态）——如吐舌头、踢腿、用手指敲击、哼唱等行为——是由于激烈的思考而产生的，通常被认为是正常的；但我们不难想象老师在课堂上对这种烦躁不安行为的反应。许多成人往往会通过高强度运动、涂鸦或编织等被社会接受的活动来控制他们的精神运动过度兴奋；或者当他们全神贯注于某事时，他们会抖动腿或脚。

感官过度兴奋特质

对于感官过度兴奋的孩子来说，日常生活中的感官体验——视觉、嗅觉、味觉、触觉、听觉——会比其他人更加强烈。这类孩子可能会反感衬衫后面的标签；他们不能穿粗糙或有缝线的袜子，或者无法忍受缝线不是完全笔直的；灯发出的闪烁的光和嗡嗡声会极大地困扰他们，甚至会引起头痛；气味，如插电式空气清新剂的味道，也让他们无法忍受；他们甚至在婴儿时期就对某些食物的质地或味道反应强烈；教室里持续不停的"噪声"会让他们精疲力竭。这类成人可能会发现，会议或工作环境里的"噪声"会严重影响他们，或者同事的香水或剃须水的味道令他们厌恶。他们中的一些人还可能会有联觉反应——一种感官经验会以颜色、声音、数字、形状、质地、气味等形式溢入另一种感官中。例如，他们可能总是在看到某个字母时看到某种颜色，或者能在闻到某种气味时听到某种声音，或者能在触摸时闻到气味。一种强烈的感觉或情绪（好的或坏的）会溢出并与其他感觉和情绪混合在一起。有时，这些古怪的表现被误解为自闭症的指标。

　　许多具有这种过度兴奋特质的天才儿童和成人会试图避开某些过度刺激的环境，这毫不奇怪。另一方面，他们常常能够从自己对音乐、语言、艺术和食物等方面非比寻常的敏感体验中获得极大的乐趣，甚至可能因为过分专注于愉悦的体验而在一段时间内对周围的一切置若罔闻。

过度兴奋特质与误诊

　　根据我们的经验，这些过度兴奋特质往往在高度或极度具有天赋的个体中表现得尤为明显。或许我们已经发现，一些过度兴奋特质的行为表现很容易被误诊为某些症状。例如，一个孩子的智力和精神运动过度兴奋特质很容易导致多动症的误诊（Hartnett, Nelson & Rinn, 2004）。他对新事物的兴奋和强烈的好奇心有时会导致他在课堂上将答案脱口而出，或提出一些看似毫不相关的问题，因为他一直在思考如何将其应用于其他情况中。尽管他在学习时会抖腿或敲打铅笔，但他可能并没有偏离任务。因为怀着无限的热情，他可能会试图将自身观点强加给别人——尽管这一行为不会影响他的学习，却可能会干扰其他人，进而导致转介和误诊的发生。如果他已经掌握了课堂教授的材料而觉得无聊，那么他确实也很可能会走神，而这只会进一步强化多动症的诊断。

儿童的强烈情绪也经常在行为中表现出强烈的自我意志，有时会导致对立违抗性障碍的诊断。强烈的意志和观点会造成孩子对父母和老师所限制的言行偏偏反其道而行之。当一个有天赋的孩子坚持自己关于某个议题或历史人物所掌握的细节信息或观点，那么他很容易和老师陷入毫无意义的争论甚至是权力斗争中。这一特质再加上更长久的注意力保持、更好的专注度以及更强烈的动机，能够让天才人群表现出持久的智力输出，并持之以恒地投身于自己感兴趣的事物。但是，如果要求他们关注一下别人感兴趣的事项，他们可能就会呈现出抗拒或者对立。当有人试图转移这些过度兴奋个体的注意力而提出另一种观点或尝试让他们参与另一项活动时，结果往往会演变成一场愤怒的权力斗争。一位家长曾气急败坏地说道："我家这个天才和电梯都能吵起架来！"

这些聪明的孩子和成人身上的强烈性似乎渗透到了他们所有的行为、思想和感受中，因此对社交和情感功能的许多领域都有影响。比如，一些具有精神运动过度兴奋特质的成人发现，当他们的手或嘴巴在忙碌时，他们可以更好地专注于工作——成人在开会时可能会嚼口香糖、涂鸦甚至织毛衣；一些教师也已经开始允许儿童在课堂上使用某些教具，比如提供挤压球让孩子在上课时占用双手而不会影响别人。抖腿、抖脚或者坐立不安可以在生理层面上降低紧张感，也能够作为一种适应性选择而存在（Soussignan & Koch，1985）。注意力集中并不意味着总是不动，强迫不动实际上反而会干扰一些孩子的注意力，尤其是那些具有过度兴奋特质的孩子。

思维方式

天才儿童的强烈性和敏感性在很大程度上也与思维方式相互影响。多年来，教育工作者和相关人士都听说过所谓"左脑"和"右脑"学习风格——不是因为它们具有明确的神经学基础，而是因为它们能帮助教育工作者更好地理解思维与学习风格的个体差异（Ornstein， 1997）。近年来，这些风格被重新定义为听觉-顺序和视觉-空间两种学习或思维方式（Lovecky， 2004；Silverman，2002）。然而，我们要再次强调，这只是对学习风格的一种高度概括，因为整个大脑网络必须协同工作才能达成高效的思考和学习。

这些概括虽然简单，但其描述确实让人有机会去审视一些重要的议题，这些议题可能会导致对天才儿童与成人的误诊。许多人笃信自己有一种倾向性的思维风格，也有些人认为自己同时具有两种风格的特点。这些人对这种或那种风格具有极端偏好，正是这种状况导致了天才人士容易被错误地归因到精神病理的层面。

不过，除了这种简单的思维方式二分法之外，后来又出现了许多思维方式的定义，最广为人知的可能是Gardner（1983）的学习风格理论。虽然有些研究支持在教育过程中关注学习风格的重要性（Zhang，2006），但其他研究（Pashler，McDaniel，Rohrer & Bjork，2008）也在强调应让教学内容与教学风格相匹配，而不是根据个体的学习风格进行教学。

关于学习风格及其对教育重要性的争论超出了本书的讨论范围，我们选择使用"思维风格"一词只是想强调个体所偏好的思维模式，而不考虑其对教与学的任何影响。虽然一个人的思维方式可能与教育有关，也可能无关，但我们认为这个概念在探讨对天才人群误诊的相关问题时非常重要。我们看到过一些具有鲜活想象力的有天赋的个体，他们确实以图像来进行思考，而另一些具有天赋的人更符合历史上那些"言语"思想者的特点。为了更好地理解思维风格对误诊的影响，我们总结了听觉–顺序和视觉–空间两种思维风格，以及与每种思维风格相关的特质：

表2　思维风格

听觉–顺序	视觉–空间
主要是用文字思考，能够轻松掌握语音	主要通过图像思考，喜欢通过演绎来完成任务
偏爱听觉解释	偏爱视觉解释
按顺序处理信息和任务	综合处理信息，喜欢在思考细节之前先了解全局
偏爱学习事实和细节，喜欢具体的指示	偏爱抽象思维任务，喜欢总体的目标和方向
一次只处理一个任务，按照线性、有序的过程进行处理	喜欢同时处理多项任务
偏好结构性的、有条不紊的工作方式，喜欢适宜的工作素材与环境	偏好开放、流动的情境，喜欢自行创造结构，且常常会即兴创作，善于寻找工作模式
善于分析思考，能从逻辑上推理相关含义	倾向于综合性思考，凭直觉产生想法
倾向于解决现有问题	偏好解决与众不同的或自我产生的问题
偏好有正确答案的具体任务	偏好概念化，善于推理而不擅长计算
以严肃的态度对待大多数情况	以游戏的方式处理问题

摘录自《颠倒的光彩：视觉–空间学习者》（Silverman，2002），略有改动。

表2中描述的两种思维方式，有时仍被不恰当地称为"左脑"和"右脑"功能，我们最好将其理解为一种隐喻。虽然某些功能确实与大脑的左半球或右半球相关，但每个半球内部都有各种功能，而且两个大脑半球在几乎所有任务中都是协同工作的（Goldberg，2001）。

如果人们试图将与半球相关的所有任务组合在一起用一个定义加以描述——比如右脑思维意味着"视觉-空间"和"非线性"思维，左脑思维意味着"听觉-顺序"和"线性"思维。这个时候问题就来了：这是一个将不同任务简单分组的定义模型，仅仅因为它们在位置上相近（就好比说，既然眼睛离鼻子近，你就应该用眼睛去闻味）。左半球主要用于解决问题，右半球则主导视觉-空间和音乐方面的思维活动。然而在现实中，我们在大多数任务中都同时使用两个半球。例如，一个设计桥梁的土木工程师倾向于以相对线性的方式（左脑风格）解决视觉-空间问题（右脑风格）；诗人使用语言（左脑），但往往是以一种松散、联想的方式（右脑）……大部分任务通常都需要两个半球的协同互动。

不过很显然，有些人确实偏爱某些思维方式——某些时候甚至表现得非常明显。有些人偏爱通过图形或书面文本进行视觉思考，而另一些人则在听取口头呈现的信息时会思考得更深入。首选的思维方式确定了呈现信息的最好载体。

所谓的听觉-顺序型的思维方式是高度语言化、具体化、顺序化和线性化的，它可以被描述为以有序、精确的方式一次性完成一个任务或概念——任何事情都要按部就班。具有这种思维方式的人喜欢适宜的工作内容和工作环境，会一丝不苟地以合理、有序的方式去掌握事实和细节；他们喜欢完美，而那些需要整合或直觉的任务，比如社会互动，对他们可能会很困难。说得极端一点，这些人有时候看起来就像（或者实际上就是）强迫症或阿斯伯格综合征患者，对他们来说，嘈杂、混乱的环境和模糊不确定的目标几乎是无法忍受的。

与这种井然有序的人完全不同的是具有视觉–空间思维风格的人（Silverman，2002），即视觉–空间思考者。具有这种思维风格的人在他们的思维活动中是非常开放的，他们对许多事实或细节似乎不感兴趣，而希望概览或关注全局；他们是发散性思维者，喜欢即兴发挥，喜欢尝试以非传统的方式做事，而不喜欢具体的、结构化的设置。视觉–空间风格的思考者更喜欢开放、流动和非结构化的体验，抗拒训练和记忆任务。这类人最不喜欢那种僵化的、结构性的、充斥着规则且一旦违反规则就会被追究责任的环境。

偏爱视觉–空间思维方式的天才儿童和成人使用的逻辑与惯用听觉–顺序思维方式的同龄人完全不同。听觉–顺序思考者通常使用经典的演绎逻辑，从一个原则出发，推理出从该原则中产生的含义。视觉–空间思考者则采用归纳逻辑，把一堆零散的经验综合起来，从中归纳出一个总体原则；他们倾向于"推陈出新"，创造理解事物的新方式。归纳推理对他们来说更容易，因为视觉–空间思考者是"多处理器"模式的。在任何时候，他们都可能从事多项任务，这些任务都处于不同的未完成阶段。视觉–空间思考者有一种惊人的能力，可以轻松自如地容忍开放性、缺乏条理和混乱，以至于有时会让他们周围的人感到惊愕。他们常常感受不到什么特别的压力要去完成那些尚未结束的任务或工作。他们能想象出问题和解决方案，而且他们最好的学习体验常常是通过实际参与解决问题来获得的。

与"视觉–空间"非线性思维风格相关的问题

由于当今社会越来越强调技术、系统、制度及相互依存，所以人们通常更青睐使用左脑、听觉–顺序思维风格的人。因此，所谓的视觉–空间思维风格，当与天才儿童或成人的其他几个特质相结合时，可能就会让这类人群被贴上"问题行为模式"的标签。首先，不注重细节、一旦对任务不感兴趣就表现出漠不关心的儿童，很可能会被贴上懒惰或表现不佳的标签，那么他的高学术潜力在学校的教育环境中可能就不会被认可；而由于邋遢、不关注细节、不遵守工作场所的纪律与秩序等原因，富有创造力和创新精神的成人可能会失去工作，或者遭遇职场中的人际关系问题。

天才儿童的强烈性，加上他充满创造力却又杂乱无章的风格，可能会导致他与成人的权力斗争；家长或老师会认为这类儿童是心不在焉、懒惰或者不守纪律的。激烈的权力斗争可能会导致儿童对立违抗性障碍的诊断。当一个强烈、敏感和视觉-空间型的天才儿童与一个听觉-顺序型的老师或家长待在一起时，他们之间的互动可能像油和水的混合一样，很难达到和谐。

当这些有天赋的孩子试图自己提出问题，然后又把自己作为提问对象来给出答案时，他们的发散性思维可能既有吸引力又令人恼火。"我能准确计算出如果考试想拿个B，最少需要费多少时间吗？" "为什么即使我们对这个人根本不感兴趣，还要问他'你好吗'？" "如果内容的质量是最重要的，那我交一篇写在气球上的文章怎么样？"这些孩子常常感到自己责无旁贷地要去挑战和检验极限，重新确定社会所认定的那些"事实"的确切参数，包括其界限、变化和例外，而很少去关心学校或工作环境里那种一本正经的设定。

成人的发散思维也是类似的。科学家和艺术家常常会创造或发现他们希望解决的问题。艺术家可能会尝试将两点透视结合到绘画中，或者尝试使用新的丙烯颜料。研究人员会提出一个问题，其目的是找到答案。教师可能会想："心理移情在课堂上的作用是什么？"发现问题和解决问题都是创造力的任务。

　　具有视觉－空间思维风格的成人也可能在工作场所感到不适应。他们质疑规则，嘲笑公司的传统，经常被同事误解或排斥。这些视觉－空间思考者的思维可能特别有创意，这是我们所看重的特质；但他们也可能会做出让我们感到不舒服的，甚至是破坏现状的不寻常行为，可能会令其他人认为他们杂乱无章，做事不力，总完不成任务。他们让周围的人很难接受，特别是向来有条不紊的配偶、同事或老板。与同事的冲突会导致压力，对模棱两可或无法回答的问题的担忧会带来焦虑，由于发挥创造力而可能被视为懒惰——这些都可能让他被作为低成就者或多动症患者而转介。如果有创造力的个体不能被理解，再加上"创意人才都是疯子""他们更容易得抑郁症和双相情感障碍"这类谬论的盛行，那么他们肯定就会面临被误诊的风险（Schlesinger，2012）。

与"听觉－顺序"线性思维风格有关的问题

　　具有强烈听觉－顺序思维风格的天才儿童和成人也可能因其特殊的行为模式而被误解并被贴上某种障碍的标签。例如，听觉－顺序型天才儿童一般对事情非常认真，他们可能不明白为什么其他五六年级的孩子会行为不端，不遵守课堂纪律，或者肤浅地关注一些看似无关紧要的诸如最新摇滚明星流行之类的事情。他们性格中的强烈性让他们把严肃性发挥到了极致。听觉－顺序型的儿童和成人会非常严肃，墨守成规，以至于他们在生活中很少体验到快乐或自发性，可能会让周围的人认为他们过于刻板、忧虑甚至抑郁，尽管他们对自己的生活方式感到相当舒适。

　　在这些天赋异禀的儿童和成人中，有一些完美主义者。虽然一定程度的完美主义是好的，可以让人不断进取，但似乎多达20%的天才儿童会被他们的完美主义所困扰，成为"功能失调的完美主义者"（Parker & Mills，1996；Peters，2013），他们试图利用完美主义来应对内疚或羞耻感（Mofield & Peters，2015）。这种特征也让精神健康专业人士开始考虑完美主义是否是强迫症的标志之一。

一些有天赋的儿童和成人喜欢对他人进行评价性判断，而且总是态度严肃，对周遭容忍度低。对于高智商人士来说，从他人的角度看待事物可能很困难，尤其是当事情在他们看起来过于简单时，他们会失去耐心。他们对自己和周围的人都有很高的标准，且不太清楚"正常"的标准是什么。他们认为对自己来说容易获得的技能，对任何人来说都是简单的。有天赋的儿童或成人可能会很快（且错误地）认为其他人是在固执己见或欺骗他——如果一个人声称一项任务有多困难，那么他只是不努力而已。有天赋的孩子——甚至是有天赋的成人——的许多社交不适应行为都是由这种知觉不匹配所驱动的，他们并不是要故意疏远或伤害他人。人格障碍，如强迫症人格障碍和精神分裂人格障碍，以及强迫症和焦虑症，是这类人的常见诊断和误诊。

理想主义

天才儿童和年轻人在生命早期展现出理想主义似乎是一件好事，然而，一旦理想主义与天才人士的元认知和强烈性结合起来，就会导致人际关系紧张、幻灭、痛苦和抑郁（Fiedler，2015；Webb，2013）。

有洞察力的人能够预见事情应该是怎样的，但他们同样能够清晰地看到事实是如何远远低于这个标准的，无论他们关注的是人际关系、空气污染还是城市扩张，这种不一致都让他们痛苦不堪。他们看到生活中的许多虚伪和荒谬，以及社会中发生的不合逻辑的事情。他们痛苦地发现，餐厅会扔掉非常好的食物，同时却有大量饥饿和无家可归的人需要这些食物。当发现老师、家庭或社会没有达到他们的理想状态时，天才儿童会感到非常失望；有天赋的成人也会对他们在社会上看到的虚伪和不公平感到沮丧。因此，这些天才变得幻灭、愤世嫉俗、愤怒或抑郁，并可能以行动来表达他们的失望，如破坏学校或工作场所的电脑。这就会被视为反社会行为障碍。

充满强烈理想主义的天才儿童或成人，往往会被他们的家长、老师、雇主或同事误解，而且很容易就会被视为过于敏感、不切实际、过分严肃、悲观，甚至抑郁。有些人会退缩到社会边缘或躲进一个狭小而神秘的个人世界中——一个他们可以控制的世界，让他们感到更满足、更没有威胁的世界；而另一些人可能会通过吸毒和药物滥用，或者维持一种表面的社交假象来麻痹自己。这些人都在用某种方式来努力与这个荒谬的世界相处，克服其间所遭受的痛苦与挑战，如果不去了解他们的背景、不考虑他们具有的天赋，那么我们可能会将他们的努力视为病态。

同伴关系

同伴关系问题是天才儿童的父母和教育工作者普遍关心的一个问题。家长和教育工作者都知道，人际关系对孩子的整个学校阶段和日后的职业生涯都非常重要。同伴关系始于幼儿园，被幼儿园小伙伴们接受的程度与对上学的积极态度相关（Ladd & Coleman, 1997；Szewczyk-Sokolowski, Bost & Wainwright, 2005）。有研究发现，"小学毕业时的同伴排斥会导致青春期情绪不稳定"（Scholte, Haselager, van Aken & van Lieshout, 1999）。还有一项研究综述表明，没有朋友的孩子辍学风险更高（Bullock, 1992）。早在20世纪20年代，心理学家Hollingworth就注意到同伴关系是一个问题，并指出有天赋的儿童和成人面临的主要挑战之一是"要学会欣然忍受傻瓜"（Klein，2002）。这个说法有点儿不客气，Hollingworth可能是带着开玩笑的口吻讲的。但对于许多天才儿童来说，等着别人赶卜来确实是一个现实的问题。大量研究表明，年幼的天才儿童所经历的疏离感与排斥感，往往会影响其社交和情感发展并导致进一步的困难，进而使其被诊断为精神障碍（Cillessen，1992；Hymel，Rubin，Rowden & LeMare，1990；Parke et al.，1997；Strop，2001）。

对于很多有天赋的孩子来说，找到合适的同龄玩伴可能很困难。作为学龄前儿童，天才儿童会很快通过平行游戏阶段（各玩各的）进入互动游戏阶段，经常试图组织其他孩子来参与他们创造的复杂游戏，他们的新游戏会有很多规则和变化，令其他孩子很难理解，于是大家都很挫败，往往以眼泪和受挫而告终。

年龄稍大的天才儿童通常会在其他方面与同龄人产生隔阂，他们发现很难与同龄人志趣相投。棋艺高超的一年级学生沮丧地发现，其他小伙伴甚至不知道棋子的名称或走法；已经开始阅读文字书籍的二年级学生发现他的同龄人仍在学习如何发声拼读单词，这也令人失望；他们很难容忍一个看上去那么迟钝且似乎也没什么共同语言的人。在语言上有优势的孩子在同伴关系中的表现似乎不如在非语言方面有优势的孩子，有语言天赋的儿童经常感到矛盾，因为他们需要刻意去适应没有相同语言优势的同龄人群；但有天赋的女孩在社会互动中的感知和回应比有天赋的男孩更容易成功（Lee，Olszewski-Kubilius & Thompson，2012）。此外，同龄人的接纳往往也存在文化和种族障碍。如果在以白人为主的天才班里，非裔美籍天才儿童可能会在身份认同、归属感和同伴关系方面遇到更多困难（Moore，Ford & Milner，2005）。

　　我的儿子George之前大部分时间都是一个人在玩耍，他非常不喜欢上学，对他来说，上学简直就是一个挑战。如果有人不同意他的想法、批评他或证明他错了，他就会很敏感，甚至大发雷霆。但是进入天才班和其他天才儿童一起上课后，他回到家就会高兴地叫道："妈妈！我们班上有一个什么都会画的，还有一个会用电脑的，而我很会在全班面前演讲！"他的声音中有一种强烈的欣慰感，他的行为在这一年里也有所改善。

　　天才儿童对社交困难的一种反应是让自己沉浸在书籍中，因为书籍让他们能够得以暂时休憩，并且找到与他们有共同兴趣的角色。一本为家长和老师准备的书，《我最好的朋友是书》（Halsted，2009），很好地解释了这一现象，并为天才儿童推荐了很多适合他们阅读的书籍。热爱阅读的孩子往往会回避课间休息时的玩伴，而更喜欢躲在一边读书，这也常常让老师和家长感到沮丧。书中的角色成了这些孩子的同龄玩伴。

　　有天赋的孩子也试图通过寻找比自己年龄稍大些的玩伴，甚至是成人来当朋友，至少和这样的同伴在一起的时候，孩子们可以享受交流和友谊。然而家长通常不鼓励这种做法，他们更愿意让孩子与同龄人在一起，而不是留在一个"志同道合"的大伙伴身边。寻找"同龄人的友谊"，会把一个聪明的孩子推向举步维艰的非常孤独的境地。

　　我们认为，关键是要考虑究竟谁才是天才儿童的真正同伴——通常来说不会是同龄的孩子，更多的时候是与孩子有共同兴趣并且在某些特定活动中水平相当的人。尽管我们大部分人都认识到特定年龄段的孩子在技能水平和兴趣方面可能存在很大差异，但我们仍然在学校中严格按照年龄对孩子们进行分组，这种做法可能在学业和社交方面都失去了其有效性。事实已经有力地证明了这个结论：大多数有天赋的孩子在普通课堂上花费了四分之一到一半的时间在等待其他人赶上他们的能力水平（Reis et al.，

1993；Webb et al.，1982）。

父母和老师经常敦促天才儿童要学会与同龄人相处融洽，以使他们能够适应环境。但讽刺的是，后来开始抱怨同伴压力的也正是这些家长和教育工作者，他们发现，那些天赋异禀的孩子升到中学后因为一心想要遵守同伴们的规矩与习惯，而不再对发展自己的智力、创造力或艺术能力感兴趣了。有天赋的女孩子退出了天才学术项目；才华横溢的男孩更想要坚持的是"男孩守则"——要变得强壮、坚韧、有毅力和独立（Kerr，1997；Kerr & Cohn，2001；Kerr & McKay，2014）。

从众的意愿导致了他们成年后普遍"忘记"了自己曾经的天赋，对于女孩子和成年女性来说尤其如此，她们可能过着平静又绝望的生活，不明白为什么生活如此没有成就感。正如一位临床医生所说："我有一个来访者正受此折磨，毫无疑问，她深陷抑郁，虽然她已经接受了多年的治疗，但直到现在还没有遇到过一位真正了解其天赋的治疗师。"

与同龄人相处困难不只是早熟儿童的问题，也是天才成人经常面临的问题（Jacobsen，2000；Streznewski，1999；Webb，2013）。他们会说："与其参加这样的聚会，我宁愿留在家里阅读。""为什么人们总是说我过于紧张和敏感？""我觉得自己像一个来到陌生土地上的外来者。"甚至他们想找到一个琴瑟和鸣的配偶或一段成功的亲密关系也很困难。正如我们后面会讨论到的，Kerr和Cohn（2001）在天才男女中发现了一些非常有趣的婚姻模式。[①]这些与同龄人之间的人际挑战可能会使他们

---

① Kerr和Cohn（2001）发现，大约三分之一的天才男性拥有稳定、长久的婚姻，而且他们通常很早就与高中或大学时代的恋人结婚了，其余的天才男性会保持一系列的关系和/或多段婚姻。而女性在平衡人际关系与实现自己的智力方面则表现出了不同的模式——Kerr（1997）发现了四种模式——坚定的传统女性、变革型女性、保持专业型女性和不堪重负型女性。

被视为病态或至少被认为是有问题的。专横的或回避型的孩子会被视为不理解其行为的影响，从而让别人担忧其是否患有自闭症谱系障碍或社交沟通障碍；这样的孩子还可能会被认为具有对抗性，因为他不能按照预期的那样和同龄人相处。

异步发展

天才儿童会发现，不仅自己与同龄人的发展脱节，而且往往连自己内在各项能力的发展也不同步——"异步发展"这个术语就是用来描述这种现象的。一些专业人士认为，异步发展是具有天赋的主要定义特征之一（Silverman，1997）。

具体而言，异步发展意味着天才儿童（特别是具有较高天赋的天才儿童）在自身各项能力的发展方面有很大的差异（Guénolé，Louis，Creveuil，Baleyte，Montlahuc，Fourneret & Revol，2013；Guénolé，Speranza，Louis，Fourneret，Revol & Baleyte，2015；Mofield & Peters，2015；Rivero，2002；Rogers，2002；Silverman，1993；Strip & Hirsch，2000；Winner，1997），并且经常与他们所处的环境脱节。例如，他们中的一些人的智力水平可能相当不错，但他们的运动能力和社交技能却远远落后；另一些人可能在拼图或机器操控方面表现出早熟的能力，但在语言或数学技能方面的能力却很一般；还有一些人的判断力可能远远落后于他们的智商。随着年龄的增长，许多孩子发现，曾经落后的能力能够赶上来；然而另一些人即使到成年后，能力也依然发展不同步（根据不同的领域，跨度很大），仍然明显不平衡。这种异步发展的情况对于双重异常的学生——那些天赋异禀又具有某些障碍的天才学生——来说甚至更加明显。

作为一个7岁的孩子，Josh思维敏捷，具有惊人的解决问题的能力和阅读热情。同时，他像大多数7岁的孩子一样喜欢玩游戏。

一天下午，当他在一家商店里路过书架时，被一本封面上有只泰迪熊的书吸引住了。"这么可爱的熊，"他想，"这一定是我想看的东西。"他拿起来开始阅读并被深深地迷住了。事实上这是一本关于绑架案的长篇小说，其中有一个角色是带着泰迪熊的孩子。Josh从头到尾读完了这本书，事实上，在被泰迪熊封面吸引住的孩子中没有几个人能够真正读懂这本书的内容，而Josh做到了，尽管他父母对书中的一些内容有些担忧。

从某些方面来说，Josh在感情上是一个7岁的小男孩，而在智力上，他几乎像一个青少年。

如果我们考虑到天才儿童之间存在的广泛差异，上述例子所说明的内在能力不同步就会变得更引人注目。作为一个群体，天才儿童比普通儿童更加多样化（Gagné，1991），也就是说，每个人的个人特质和行为有很大的差异。此外，天赋越高的儿童，其内心世界可能越不协调（Neihart，Reis，Robinson & Moon，2002；Rogers，2007a；Silverman，2012；Webb & Kleine，1993）。

天才儿童并不像一般人认为的那样，在各个技能领域都能平稳发展。例如，一个7岁天才儿童的阅读能力已经达到了八年级水平，但其数学能力只有六年级水平，其精细动作技能只有二年级水平，这种情况并不罕见。同样地，在智力测验中，分项测验的分数经常有很大差异——既有低于平均水平的分数，也有超过最高标准的分数（Gilman et al.，2013；

Webb & Kleine，1993）。[①]正如我们将在第七章中讨论的，这些差异可能意味着学习障碍，即使其能力水平的最低得分处于平均水平。对有些年幼的天才儿童而言，这些差异有时会反映出暂时的发展激增和滞后或其他异常情况；对另一些天才儿童而言，这些差异是一种持久特质，阻碍他们充分展示能力，因为较弱的领域拉低了综合表现水平。最重要的是要认识到，在天赋群体中，一个领域的出众才华可以与其他领域的正常或低于平均水平的表现并存。

有天赋的孩子往往能敏锐地意识到他们内部的异步性。他们常常为此感到沮丧，因为他们能够很好地完成某些事情，却不能同样好地处理其他事情。他们能够想象出最终成品，但由于动作技能不发达而无法制作完成。他们的天性似乎就是会把容易完成的任务视为是微不足道的，而只重视那些有挑战性的任务。在他们看来，自我价值更多地体现在解决困难的任务上，而非体现在完成那些轻而易举的事情上。如果再加上他们的强烈性、完美主义、容易走极端的思维，我们最终会看到一个觉得自己"什么都做不好的"聪明孩子，而这份绝望往往会导致抑郁。

这种不同步的发展不仅会导致沮丧和抑郁，当被误解时，它也很容易被认为是病态的。当智商超过判断力时，冲动行为可能会导致转介和多动症的诊断；当阅读和书写能力不如其他方面强时，儿童可能会被转介并被诊断为学习障碍；当年幼的孩子读到他在智力上能够理解但在情感上无法理解或应对的内容时，这种不同步可能就会导致情绪上的困扰。

天才儿童判断力（专业人士称之为"执行功能"）的发展通常滞后于其智力发展，这是特别值得一提的一个异步发展情况。这种不同步经常

① 正如"学习障碍"一章将详细讨论的，在韦氏儿童智力量表（或类似测验）中，高天赋儿童的言语和非言语综合得分相差20、30甚至40个智商点的情况并不少见；其韦氏智力测验的比例分数通常会相差5~7分或更多。

导致天才儿童与其他人——特别是他们的家长——之间的关系紧张。"如此聪明的孩子怎么会如此缺乏常识？"是一个令人困扰的问题。

在青少年中出现的错误判断或自私表现，可能真的是由于他们年轻的大脑尚不能很好地完成解释、确定优先次序或进行预测，因为前额叶的那部分功能区还没有完全发育成熟。虽然所有的青少年都是如此，但天才学生的额叶成熟期似乎比他们同龄的同学延迟得更久（Henderson & Ebner，1997）。许多研究中心正在积极探索智力的功能和结构特征，很多研究的焦点都集中在人类大脑额叶和顶叶区域、大脑各区域相互连接的神经网络，以及与智力相关的基因或基因变体。未来十年可能会有更全面的神经科学的临床发现使我们能更加清楚地了解天赋。

大量证据显示，天才人士拥有非典型的大脑和大脑功能（Mrazik & Dombrowski，2010）。一项针对307名儿童进行了超过10年的跟踪调查显示，智力分数最高（121～149）的那些儿童会在较晚的年龄才开始出现大脑皮层增厚再变薄的现象。研究中的天才儿童在7岁时大脑皮层相对较薄，然后迅速增厚，在11～12岁达到顶峰，接着继续变薄；而智商比他们略低一点儿的孩子的大脑皮层在9岁左右达到最大厚度；那些智力一般的孩子也经历了皮层快速增长和变薄的阶段，他们的大脑皮层在6岁时达到最大厚度。整体来说，随着孩子们的成熟，他们的大脑皮层都会变薄。总体的研究结果有力地支持了额叶的皮层发展过程，而额叶是完成复杂智力任务的地方。另一个发现是，尽管最高智商组儿童的大脑发育时间有所延迟，但一旦发育开始，他们的大脑皮层增厚和变薄的速度最快（Shaw et al.，2006）。[1]

同样重要的是，我们所说的反映良好判断力的行为大多源于复杂

---

[1] 一些研究表明，患有多动症的儿童额叶–顶叶皮层的发育存在延迟。

的、不成文的社会行为规则。例如，一个聪明的7岁孩子可能会问和她一起坐电梯的成人体重是多少。在她看来，这很重要，因为她刚好看见了电梯里"最大载重量"的标识。然而，被问到的成人很可能会认为她的问题是不合时宜的，甚至是没有礼貌的（表现出糟糕的判断力）。

虽然一个8岁的天才儿童在某些方面的智力功能可能相当于16岁，但这个儿童的判断力往往与他的同龄人相当，甚至更为迟钝。成人常犯的一个错误就是期望一个聪明孩子的社交和情绪行为要与他的智力相匹配——毕竟，他们认为他的言谈更像一个年龄大的孩子；因此，他们期待一个天才儿童的判断力要比他的同龄人更好。但是，判断力、社交技巧和策略并不是儿童可以通过逻辑与理性来掌握的东西；相反，儿童只有通过接触各种体验才能从人际关系的情境中慢慢获得它们。一般来说，孩子越聪明，判断力和智力之间的差距就越大；然而，这种差距会逐年缩小——大多数天才到20多岁时，其判断力一般就已经赶上智力。当然也不能一概而论，我们也见过一些非常聪明的成人，虽然天赋异禀，但仍然缺乏判断力。

判断力——或执行功能——似乎是由生物性驱动的，并且其发展有一个固定的时间表，就像青春期一样。大脑中负责控制计划、判断、抑制冲动和注意力的前额皮层区域通常是最后成熟的，在16～20岁完成其最后的发育阶段。然而，与学习相关的大脑区域——语言、数学、视觉-空间、音乐和精细运动等方面的技能——却发育得更早。作为专业人士，我们容易忽略的是，大脑额叶——与"执行功能"和判断力有关的区域——比大脑中与感知、思考和行动相关的部分发展得慢。更复杂的是，与其他儿童相比，天才儿童前额叶皮层的成熟往往都会出现延迟，但随后又会异常迅速地赶上来（Willis，2009）。无论在行为或神经方面，智力早熟和成熟都不是同义词。

与这种不同步相关的另一个因素是，天才儿童和成人的强烈性可能会导致他们的求知欲超过他们的判断力。也就是说，即使上面例子中的孩子或许在理智上知道问人的体重是不礼貌的，但她可能就是真的非常关心电梯的安全。比较关注公平的天才成人更可能会在商业会议上公开询问公司的道德规范。充满求知欲的大脑确实想把凡事弄个明白，哪怕不合时宜。

兴趣模式

大多数天才儿童和成人都有广泛的兴趣，而且有时候会因为兴趣过于宽泛而显得分散和零碎，特别是当他们自认为具有视觉–空间思维风格时。他们可能因为有了新的兴趣而放弃之前的任务，会从一个兴趣跳到另一个兴趣，就像蚱蜢从一片叶子跳到另一片叶子。周围的人可能很难理解为什么他上一秒看起来似乎还兴趣正浓，下一秒却会突然离开去追求新的乐趣。

聪明的孩子和成人通常会比同龄人具有看起来更超前的兴趣，特别是当这些兴趣与同龄人的相比过于不同（如喜欢密码学）或过度专注（如研究葛底斯堡战役）时，他们的朋友、家人、老师、雇主等可能会认为他们很奇特，甚至是古怪（Goertzel，Goertzel & Hansen，2003）。

微软公司的创始人比尔·盖茨在很小的时候就对计算机产生了浓厚的兴趣，并在13岁时编写了他的第一个计算机程序——当时很少有年轻人对此感兴趣。在哈佛读书时，他很少上课（他觉得大多数课程都很无聊），而是尽可能多地待在计算机中心或打扑克，最后他退学了。现在，这个计算机"宅男"成了亿万富翁。

兴趣过于多样化的天才儿童和成人可能会面临多重潜能的问题，即在许多领域都有很高的潜能。例如，我们经常会听到有天赋的小孩子说，他长大后要成为音乐家、医生、消防员和宇航员；即使在长大成人后，他还是可能会发现自己很难在一天内完成所有想做的活动。高天赋的大学生比一般学生更容易换专业（Simpson & Kaufmann，1981）；而天才成人似乎经常更换职业，这往往会令他们的家人感到担忧（Jacobsen，2000；Streznewski，1999）。

　　心理学家对5岁的Elena进行智力评估时，她父亲对她的注意力表示担忧，他指出："还有个问题就是她做事总是半途而废，不能完成一件事情后再去做下一件事。比如，她说她想学国际象棋，但学了没多久就完全放弃了。"

　　他描述了Elena如何喜欢看她姐姐和父亲下棋，当发现她的兴趣已经超过了普通观看者的水平时，父亲很兴奋，并在Elena的要求下拿出棋盘向她解释了不同的棋子以及玩法。讲解结束后，他问她是否愿意下一盘，她拒绝了。他想也许她今天已经玩够了。在接下来的几天里，他不断问她要不要玩。她还是拒绝。父亲认定这是Elena对兴趣无法坚持到底的一个例子。在与Elena的讨论中，她说她真的不想下棋，但她想了解它的玩法，这样她就能更享受她姐姐和父亲之间的比赛。她已经按照自己的意愿"坚持到底"了，只不过没有达到别人的期望。她表现出的兴趣的快速转移让周围人觉得忧虑，但这对她本人而言其实并不是问题。

　　尽管在高智商群体中，有些人确实兴趣广泛，但也有一些人似乎天生就更愿意专注于某一类事物，而对其他事物毫无追求的动力。无论是数学、海洋生物学，还是网站的开发，他们对某个领域的执着追求是显而易见的。要帮助这些人（特别是儿童）去探索新的选择也许会很困难，需要教师和家长的耐心和技巧。相当一部分天才儿童在某个领域发展出的痴迷兴趣在强度和专注力上几乎是强迫性的（Winner，1997），这些兴趣往往在孩子很小的时候就开始了，而且对孩子来说非常具体——让他感兴趣的可能是蜘蛛、火山或阿西莫夫的书，等等。孩子的不同寻常的关注点可能会让父母和老师忧虑，他们通常认为孩子应该发展出更广泛的兴趣。

在行为或兴趣方面，有天赋的男孩和女孩和其他儿童相比，通常性别差异更不显著（Kerr，1997；Kerr & Cohn，2001），这种情况有利有弊。天才女孩的兴趣通常比一般女孩广泛得多，她们可能喜欢女童子军、手工项目和舞蹈，也可能喜欢攀岩、钓鱼和长跑——通常来说，这些都是比较传统的男性兴趣项目。同样地，有天赋的男孩的兴趣通常也会更为广泛（Hébert，2002）。天才男孩可能喜欢传统的足球，也可能喜欢舞蹈和园艺。看到这些孩子在这么多领域里都能够发挥潜能，大多数成人会感到欣慰。但具有天赋的成人——他们广泛的兴趣没有明显的性别差异——也会因其多重潜能而遇到问题：他们不断变化的激情可能使他们难以在任何一个领域建立长期的职业发展承诺，因此他们周围的人会认为他们不可靠，不能持之以恒。

这些非典型的兴趣模式对误诊有很多影响。从一个活动跳到另一个活动，随意放弃之前的兴趣，常常会被视为注意力不集中型多动症。具有多重潜能从而引发广泛兴趣的个体可能被认为缺乏动力、强迫症或焦虑，因为他们似乎无法决定职业道路。如果兴趣偏离其性别角色，还可能导致他们的家人或朋友质疑其性取向甚至性别认同。而个体如果对于某个特别的兴趣给了全神贯注的投入，无视周围，又可能会被认为有自闭症谱系障碍。

创造力

我们都希望孩子和成人具有创造力和良好的解决问题能力，但我们往往会忘记，创造力包括敏感性、对新体验的开放性、非传统性以及对现状的挑战性——特别是对儿童来说（Kaufman & Gregoire，2015）。我们从孩子很小的时候起就教育他们要遵守规则，按部就班，不要质疑成人的权威；虽然这对社会运行是必要的，但也与创造力背道而驰——天才儿童有时能找到一种平衡，有时却不能。

早熟儿童的创造力源于他们以不同于其他儿童的方式看待世界的能力。有些时候，天才儿童独特而富有想象力的观点会带来积极的结果或做事方式；而另一些时候，他们的创造力常常会被视为叛逆，因为他们做事与众不同或不走寻常路。苹果电脑公司联合创始人史蒂夫·沃兹尼亚克回顾自己为何会被学校勒令休学。他把自己新做好的电子节拍器放在学校的储物柜里，得意扬扬地想放学后带回家给父母看，却忘了关掉"嘀嗒、嘀嗒"的声音，导致学校叫来了防爆小组。

人们如果表现得标新立异，就常常要为此付出代价，因为他们富有创造力的行为会让其他人感到不适。表现得不够传统的孩子很可能会被贴上古怪、捣乱、不听话等标签。他们可能不听指挥，因为他们"知道"自己的方法更好；他们可能会选择不走寻常路。有天赋的孩子往往会运用创造力来解决问题，并对自己的方式感到非常自豪。不幸的是，不走寻常路的人往往会被误解，有时还会被误诊为对立违抗症、自闭症谱系障碍、分裂型人格障碍，甚至是精神分裂症。

缺乏家庭理解或教育错位引发的问题

相对而言，在上述特点中没有什么内在因素会令天才儿童或成人比一般人更容易患上心理或生理疾病。事实上，作为一个群体，只要他们的智力、社交和情绪需要得到合理的满足，天才儿童和成人的患病风险似乎比一般人低（Neihart，Reis，Robinson & Moon，2002）。如果发生教育错位或缺乏家庭理解，天才儿童或成人似乎就很可能会被诊断为各种疾病，以及误诊（Rogers，2002；Webb，Gore，Amend & DeVries，2007；Winner，1997）。这两个因素都可能会导致缺乏适应性，给天才儿童以及他们周围的成人带来巨大压力。对高度和极度具有天赋的儿童来说，由于他们的特征往往非常突出，所以更容易被误诊（Grobman，2009）。

童年时期的不良经历对天才儿童的影响甚大，且会持续到成年后。天才儿童能力出众，而且往往具有理想主义情怀，因此他们特别容易受到剥削——如有需要，他们会把自己的天赋奉献给家庭。他们可能是家庭中最有能力的人，特别是当父母有缺陷或有隐疾却被淡化或否认的时候。[1]

有天赋的成人也存在类似的情况。他们的智力、创造力、敏感性和异步发展可能会让他们扮演一些无用的角色，或与工作、家庭格格不入，进而导致巨大的压力（Jacobsen，1999；Nauta & Ronner，2013；Streznewski，1999；Webb，2013）。但是，成人比孩子有更多的自由以离开不舒服的环境，因此他们通常比儿童更容易缓解压力。如果存在教育上的错误定位或缺乏同伴、同事和家人的理解，而诊断中又缺少对这些背景的了解，那么很有可能出现误诊。

---

[1]　参见《天才儿童的戏剧》（Alice Miller）、《情感调节与自我修复》（Allen Schore），以及《饥饿的幽灵：与成瘾的亲密接触》（Gabor Mate）。

如果保险机构对天才人士向医疗机构求诊的次数或类型加以限制，那么可能会使他们无法完成包括探索背景、天赋及其影响的全面诊断过程。不过，许多天才成人或天才儿童的父母能够在诊断过程中成为有力的合作伙伴，他们常常会通过上网、看书或在有关天才人士的会议上与其他人交谈，而找到相关信息。

第二章

天才儿童及成人的误诊

和双重诊断

先来明确一下我们所说的误诊是什么。广义而言，误诊是指天才儿童实际学习和健康的需要与他人对这些需要的看法不一致。更具体地说，这种不匹配导致了以下两种情况：（1）尽管这些行为或问题可以用天赋来更好地解释，却给孩子贴上精神健康问题诊断或学习障碍的标签；（2）健康障碍和学习需要被忽略——这也可以称为漏诊。任何一种情况都会对天才儿童造成灾难性的后果，因为它不仅会导致不当的治疗，还会让孩子失去得到适当干预的机会。

误诊的情况有多普遍？虽然我们不知道具体数字，但这个问题显然是很严重的。《健康经济学》杂志中的一项研究指出，大约有20%（近500万名多动症儿童中的90万名）可能被误诊，并可能接受了改变行为的兴奋剂药物治疗，这些药物的长期影响尚不明确。该研究的发起者通过对近12000名幼儿园儿童的抽样调查得出结论：注意力缺陷多动障碍的诊断、老师对儿童是否存在注意力不集中问题或是否有破坏性行为的看法都取决于与该儿童年龄相近的其他同学的表现。尽管教师不能诊断多动症，但他们的意见会影响到是否要将儿童送去接受健康专家评估（Sax & Kautz，2003）。

高智商儿童和成人的误诊率是否比普通人的更高，这个问题是值得探讨的。坦率地说，我们所掌握的关于这方面的信息大多来自个案研究和临床观察——正如之前所提到的，这也是精神卫生领域历史悠久且备受推崇的方法。最近我们获得的相关数据支持了我们最初的观点（Webb，Kuzujanakis，Gallagher & Chou，2013）：天才儿童的自身特征，再加上心理学家、儿科医生和其他医疗卫生与咨询专业人士普遍缺乏相关培训的情况，会顺理成章地导致对天才儿童群体的更多误诊。

天才儿童与成人出现大量误诊的原因

误诊有三个主要原因。第一，正如我们所指出的，近几十年来，人们倾向于过度诊断，并将一些怪癖贴上标签——似乎它们都是疾病（Gnaulati，2013；Schlesinger，2012）；此外，社会中普遍存在着趋同的压力（Robinson，2015）。学校中的儿童和在大多数工作环境中的成人，其社会化程度都受到了高度重视。然而，我们必须意识到，怪癖不等于精神障碍。例如，马塞尔·普鲁斯特的大部分小说都是躺在床上写的，这是不是很有趣？贝多芬不太在意个人卫生，以至于他的朋友们趁他睡觉的时候拿走他的衣服去洗；威廉·福克纳喜欢用脚趾打字；亚历山大·格雷厄姆睡觉时要把窗户遮住，以防止月亮发出的有害光线辐射到他（Michalko，2012）。

近年来，心理健康疾病的诊断项目激增。1950年出版的DSM包含106种诊断；1968年出版的DSM-2列出了182种诊断；1980年出版的DSM-3描述了265种诊断；2000年出版的DSM-4-TR列出了365种诊断；2013年出版的DSM-5列出了539种神经或精神障碍。事实上，有研究估计，超过七分之一的美国儿童符合DSM标准中的精神、行为或发育障碍。2010年美国儿科学会心理健康工作组报告说，在美国儿童中，DSM-5中定义的障碍的发生率高达20%，预计有37%～39%的儿童在16岁前会被诊断出有心理健康问题。据估计，目前美国各年龄段的儿童中有11%～20%的人都患有DSM-5中定义的行为或情绪障碍。

美国精神药物处方的增长也是值得注意的——85%的精神科药物是由非精神科医生开出的。在2010年，美国每5个成人中就有一个人在服用精神科药物。2011—2012年，7.5%的儿童因"情绪或行为困难"而服用药物，甚至连幼儿和学龄前儿童也在接受精神药物治疗，通常是"标示外使用"（off-label use），即在未核准适应症、年龄层、剂量，或给药途径的情况下用药。

人们的精神健康状况是否发生了这么大的改变，这令人怀疑；而专家们辩解说这只能说明他们在诊断和治疗异常行为方面做得更好了。似乎有越来越多的行为被认为是超出常态和病态的，而有天赋的儿童和成人经常表现出不寻常的行为这本身就引起了人们对过度诊断的担忧。

第二，专业人士对于常见特征的认识不足也会导致典型的天才行为被误认为是一种或多种障碍。专业人士如精神科医生、心理学家和儿科医生，以及学校辅导员和教师所接受的与天赋相关的培训很少，因此他们无法区分源自天赋的行为与源自可诊断行为障碍的行为（Hartnett & Nelson，2004；Silverman，1998；Webb，2014）。在临床训练和实践中，专业人士把工作重点更多地放在功能低于平均水平两个或更多标准差单位的个体上，而不是功能高于平均水平两个或更多标准差单位的个体上。在心理学领域内，对天才儿童和成人的研究工作一直是断断续续且小规模的，并且重视程度也很低（Hayden，1984；Horowitz & O'Brien，1985；Webb，2014）；全国天才儿童协会的刊物（Neihart，Pfeiffer & Cross，2015）指出，许多领域需要人们进行更多的研究。

第三，有些障碍，如存在性抑郁障碍或神经性厌食症，在某些天才儿童和成人群体中更有可能出现，因此对这些障碍的诊断通常是准确的（Neihart，1999；Piirto，2004；Webb，1999；2001；2014）；然而，很少有人考虑这些障碍中有多少是气质和环境互动的结果。环境引起的问题不应该被简单地认为是"原因不明的病理";而改变环境可以有效地治疗许多疾病。我们认为,如果精神健康专业人士能在他们的计划中更多地考虑个体心理功能与环境——无论是家庭、学校还是工作场所——的关系,那么他们就能提供更适当的治疗。Amend和Beljan(2009)撰文阐述了误诊的前因后果,还有那些可能会导致误诊的条件。他们指出了导致误诊的各种原因,如上文提道德在评估过程中没有考虑到天赋。他们报告说,与天才相关的耻辱感是准确识别和诊断的另一障碍,因为如果父母从其他家长、专业人士或教师那里收到有关其子女的能力的负面反馈,他们可能就不大乐意与医护人员讨论其子女的天赋。此外,他们还注意到使用药物作为诊断工具的普遍性,保险和管理式医疗对诊断过程的影响可能会导致诊断不彻底,以及在诊断过程中需要考虑环境或情境因素的重要性。成人的误诊情况也非常相似(Fiedler,2015;Nauta,2013;Webb,2013)。

双重诊断

我们还必须强调另一个可能影响诊断准确性的问题。天才儿童和成人并非不会患上心理或生理疾病,事实上,有些疾病确实较常发生在天才儿童和成人身上,因此我们需要讨论天赋和特定疾病诊断之间重叠的情况。这种双重诊断——除了具有天赋之外,还有其他可诊断病症——对这些双重异常人士在他们的教育需要、职场功能或治疗计划方面都具有影响。这些双重异常的个体既有非凡的能力,又有病症带来的障碍,这会导致一系列特殊的情况。他们的非凡能力可能占主导地位,掩盖了他们的障碍;或者他们的障碍可能占主导地位,掩盖了他们的特殊能力;或者两者互相掩盖，以至于两者都未能被识别或处理。①

　　天才儿童和成人的一些特征，可能会导致医疗卫生和教育专业人士忽视其潜在的障碍。也就是说，天才的特点有时会让情况变得更加混乱，阻碍适当的诊断和干预。Amend和Beljan（2009）指出，未考虑双重异常（天赋与障碍）的共存可能是导致误诊的因素。例如，一个小孩子的聪明才智可能在几年内掩盖了其学习障碍，因为他仅通过听或观察，再加上敏锐的猜测，就能学会课堂的教学内容。许多家长描述了他们的孩子如何利用语言能力"欺骗"父母或治疗师，让父母相信孩子没有问题或父母本身才是问题所在。有天赋的孩子往往不大擅长描述自己的缺点，并且由此可以避免显示出自己的缺陷，他们可能会尽量淡化弱点或积极地看待这些问题，从而让治疗师无法确定真正的问题所在。

　　同样地，当天才儿童患有明确诊断的疾病，如脑瘫、视力／听力障碍或学习障碍时，专业人员和家长往往会专注于残疾，而忽略儿童的能力，结果同样会出现误诊，因为孩子的能力被忽视了。这也会导致其他问题的出现。

　　有些天才儿童有多个诊断史——它们甚至是相互矛盾的。这表明该儿童的问题相当严重，或者表明该儿童并不完全符合某一个诊断类别。如果仅基于常见的天赋行为进行诊断，那么儿童可能会累积一长串的诊断结果，而每项诊断都能捕捉到儿童行为的几个方面，却不能给出全面描述。

---

① 这一界定由"双重异常实践联盟"制定。该联盟中包含美国天才儿童协会、特殊儿童理事会、国家学习障碍中心、全国学校协会，以及一些心理学家。他们的结论是，要成功地与这一独特人群合作，就需要专门的学术培训和持续的专业发展——双重异常儿童的表现可能低于、等于或高于同龄人的平均水平；此外，需要满足以下条件：（1）采用专门的识别方法，考虑特殊情况之间可能存在的相互影响；（2）提供丰富、超前的教育机会，培养孩子的兴趣、天赋和才能，同时满足孩子的学习需求；（3）确保孩子在获得学业成功和社交情感健康的同时能得到足够的支持，如为他们提供住宿、治疗干预和专门指导等。

例如，我们看到天才儿童有时会被同时诊断为对立违抗性障碍、强迫症、多动症、双相情感障碍和阿斯伯格综合征。

这种多重诊断会使情况变得复杂，给孩子贴上标签，强化孩子的自我怀疑，让他们认为"我有问题"。当然，他们确实与众不同，但这不一定是不对的。天才儿童本质上已经很特殊，再加上他们经常会戏剧性地表现出某些行为特征，因此他们更有可能被多重诊断，以及被错误地认为有更严重的障碍，而且他们在成年后更容易遭遇困难。现有的关于双重异常成人的研究虽然有限，但能够表明患有注意力相关障碍的高智商个体往往面临着独特的挑战，而可能无法最大限度地发挥其天赋（Olenchak，Jacobs，Hussain，Lee & Gaa，2016）。对于那些在儿童时期没有被诊断出多动症的成人来说，他们需要调和未知的与注意力相关的困难，以及由此导致的行为适应不良——这种情感和智力上的窘迫会成为个体羞耻和内疚的来源，造成成就感不足、焦虑和抑郁（Brown，2005）。理解天才儿童和成人在智力、社交和情绪方面的特征，无疑会改善所有这些不幸情况。

我们一直知道Elijah很聪明，但也很麻烦，当他还是个幼儿时，我就开始寻求帮助。我们住在威斯康星州，他先是被诊断为多动症，然后有人说他是天才，并告诉我说他是治疗师接触过的意志力最顽强的孩子之一。在学校的智力测验中，Elijah的成绩是138分——他的阅读和数学能力已经达到了高中水平。学校给他提供了一部分提前教育课程，他总体上表现良好。但我总是怀疑他是否还存在其他问题，或者说，他是否"只是"有天赋而已。

然后，我们在二年级前的那个夏天搬到了罗得岛。他的新老师很不错，年轻时也是一个天才学生，但Elijah直到二年级中期才在数学方面开始表现得突飞猛进。有一天，他在一次考试中没带橡皮，结果没考好，他很不高兴。分数出来后，数学老师说Elijah不用再来上她的课了。要知道，这个二年级的老师当时教的是三年级的课程！我们被吓得不轻，但也没多说什么。后来我们越来越关注他的一些行为，并开始为他进行全面的神经心理学评估，结果他被诊断为阿斯伯格综合征。这让人很难接受，我到现在也没有完全接受，尽管我知道多动症、天赋和阿斯伯格综合征都有重叠之处，我们得努力为儿子在学校争取相关的服务。他的智商单项分值之间差距明显，他的处理速度和工作记忆都比较差，但他在很大程度上能够弥补这一点，所以他在学校里能通过所有考试。我们目前正在寻求更多关于提升执行功能的帮助，并且正在做一个新的神经心理评估。Elijah正在接受个人教育计划，但坦率地说，除了30分钟的社交技能小组外，该计划并没有什么作用。

Elijah的学校没有专门的天才课程，他们也不认为我们的儿子需要这样的课程，因为他并不总是看起来知识渊博，但他的数学成绩已经是五年级的水平了，学区正尝试为他制订一个秋季开学后的学习计划，届时他虽然在小学上学，但要学习更高水平的数学课程。他也不是无师自通的，但只要教给他，他就学得很快。作为一个双重异常（天赋与障碍）的学生，或者作为一个这种学生的家长，都是很不容易的！

SENG调查

2011年，SENG在美国进行了一项全国互联网调查，调查对象为美国3000多名天才儿童的家长，调查目的是了解他们与医疗服务提供者的合作体验。这项调查并不限于在天才班级接受教育的孩子的家庭。调查结果在多个专业会议上呈交了报告（Webb，2013），目前已提交出版。该报告的要点是（Webb，2016）：家长表示，他们的天才孩子被认为可能患有多动症（18.2%）或接受过多动症治疗（12.8%）的共占31%，几乎是已发表文章中报告的一般儿童中多动症诊断数据比例（11%）的三倍。此外，调查表明，足有17%的儿童被认为应当或已经在按照阿斯伯格综合征或自闭症谱系障碍进行治疗，而在一般儿童中，这个比例只有2%——尽管阿斯伯格综合征常常会涉及高智商儿童，但这个比例也算是很高了；有18%的儿童被诊断为患有感觉处理障碍，而在一般儿童中，这个比例是5%；有13%的儿童被认为应当接受或已经接受了强迫症治疗，而在一般儿童中，这个比例为2.7%。

在一般儿童和天才儿童之间，存在显著差异的诊断还有：焦虑（35%为天才儿童，25%为一般儿童）、过敏（57%为天才儿童，25%为一般儿童），以及抑郁（19%为天才儿童，3%～6%为一般儿童）。这些数据在我们的临床观察中得到了支持。这意味着，与一般儿童相比，天才儿童更有可能接受暗示精神或行为问题的诊断。而SENG的调查结果显示，对天才儿童的精神健康诊断存在严重问题。最近一项针对3715名门萨成员的性研究调查了一些较为常见的疾病——根据报告，在门萨成员中，这些疾病的发生率明显高于美国平均水平（Karpinski，Kolb，Tetreault & Borowski，2016）。医疗服务提供者几乎没有接受任何有关天赋复杂性的指导培训，这可能也是临床误诊的一个原因。幼儿园至12年级的教育领域对家庭施加压力，在为孩子提供适当的学业课程和个别教育计划之前要求家长先提交临床诊断报告，这也对上述数据差异做出了贡献。

同样地，正如本书中其他章节所指出的，天才人士并非不会同时患有疾病（双重异常），天才与一般人之间的部分差异可能是由这种双重异常的情况所导致的。然而，双重异常的估计患病率非常不确定，据说是2%～5%——这个数据的来源主要是小规模的病例研究（Foley-Nicpon，

Assouline & Colangelo，2013）。由于识别或误诊的不足，双重异常患者的实际人数不详（Pfeiffer，2013）。因此，我们有必要对此开展进一步的研究，以区分误诊与实际的双重异常。

医疗卫生与咨询机构的角色

关于学龄前的天才儿童，特别是未被鉴定为天才的潜在天才儿童，家长经常抱怨的问题涉及睡眠、纪律、与兄弟姐妹和同伴的交往、对自己和他人的急躁或不容忍、固执己见、类似多动症的行为、家庭秩序混乱，以及入学准备等。就学龄期的天才儿童而言，家长最常注意到的行为问题是成绩欠佳、固执、反应过度、同辈关系困难、兄弟姐妹竞争激烈、自我概念差、完美主义和抑郁（Webb，Gore，Amend & DeVries，2007）。在青少年和成人天才中，更成问题的可能是孤独感、缺乏人际接纳、受挫的理想主义和幻灭、工作不得志、对伴侣或婚姻不满意，以及存在性抑郁（Jacobsen，2000；Rivero，2010；Streznewski，1999；Webb，2013）。

当这些挑战出现时，天才儿童的家长或天才人士可向医护人员寻求帮助。当天才儿童的家长担心孩子在家或学校出现异常或早熟的问题（如早期阅读或比同龄人发展提前的其他表现）时，他们可向儿科医生或其他医护人员寻求帮助和指导。这些问题往往在儿童入学前已显现。如果意识到这一点，精神卫生专业人士可以通过提供早期筛查、识别和预期指导来帮助天才儿童及其家庭。他们通常可以协助家庭做出教育决策，解决学习或行为问题，调整养育模式；更重要的是，他们可以引导家庭给予天才儿童更多的理解和支持，从而避免或减少孩子之后以及成年后的生活中可能遇到的问题（Amend & Clouse，2007；Hayden，1985；Kuzujanakis，

2011；Robinson & Olszewski-Kubilius，1996；SENG，2015；Whitmore，1980）。遗憾的是，医学院、住院医师、心理学研究生的培训和实习往往只涉及精神异常的神经学方面或精神学方面，而天才儿童所经历的问题并不在其中。很少有医护人员知道天才儿童的常见特征，如学前天才儿童（尽管存在个体差异）比正常儿童的平均发展水平高出约30%（Brink，1982；Ruf，2009）。所以，天才儿童的家长得不到他们所需要的指导。但是通过适当的培训，医护人员完全可以为寻求资源的天才儿童家长提供巨大的帮助。

　　SENG调查同样显示，家长非常希望能够获得医护专业人士的帮助。约有46%的家长表示，当他们尝试就其子女的天赋问题与医生进行沟通时，他们会对医生感到失望；有28%的家长表示，他们没有与医生讨论过孩子的天赋问题，因为过去在这个问题上曾经受挫，或者认为这不是医生的工作领域；只有24%的家长表示，他们对医生就孩子的天赋问题与他们的沟通感到满意。

第三章

注意力缺陷多动障碍（多动症）

当今社会，大多数人都听说过注意力缺陷多动障碍——在ICD-10中被称为"多动障碍"，即多动症，它是儿童被转介给医护专家的最常见原因之一。公共媒体报道称，接受这种诊断的儿童数量增长速度惊人，部分原因是目前没有一种公认的诊断多动症的方法，专业人士对多动症的误解可能与对天才儿童的误解一样多。在缺乏神经心理学评估的情况下，过度使用测验量表来诊断多动症，虽然能够控制检测成本，但也可能增加了多动症诊断的泛滥。没有任何一份多动症的测验量表会询问儿童或成人是否天赋异禀或出类拔萃，也不关心这种情况会对其功能产生什么影响。

虽然研究表明多动症的实际发生率相当低，但在最近几十年中，它已成为一种普遍的诊断，而天才儿童也因其迅速流行而受到了影响。目前，美国有11%的儿童被诊断为多动症，但我们发现，在美国每9名儿童中就有1名患有这种疾病的结论似乎并不可靠，特别是这种疾病的发病率还在逐年上升——从2003年的7.8%，到2007年的9.5%，再到2011年的11%（Visser et al., 2014）。加菲尔德等人（2012）发现，从2000年到2010年，美国儿童和青少年的多动症诊断增加了66%，其中大约有90%的病例使用了精神刺激药物；自2010年以来，治疗注意力缺陷多动障碍的药物销售额每年增长约8%，而且预计未来数年将继续保持6%～8%年增长量。而这类药物在其他国家的销售增长速度更快，利他林（Ritalin）目前在12～17岁儿童门诊处方药物中的销售增长速度排名第一。

DSM的每一次修订都增加了疾病项目，扩大了对疾病行为的分类，包括多动症的诊断。因此，DSM增加了过度诊断的风险，报告的比例是不准确和被夸大的，特别是对多动症而言。一个值得关注的相关问题是，2011年美国儿科学会发布的临床实践指南将多动症诊断和治疗的年龄段扩大到4～18岁（以前的范围是6～12岁），这可能对多动症的过度诊断起到了重要作用。

Frances（2016）对研究数据的解读表明，在那些被诊断为多动症的人中，"只有1%～2%的人符合多动症的标准"，而且"……许多根本没有患病的儿童被注射了兴奋剂药物"。驱使多动症诊断膨胀的因素还包括制药企业激进的营销策略——仅依赖于症状检测量表而不是通过全面评估进行诊断，以及将兴奋剂视为"认知增强剂"。导致过度诊断的另一个因素是父母迫切希望让孩子获得相关教育资源配置或其他适应性措施，"每当医生提供'升级诊断'以帮助病人获得有价值的东西（如残疾福利或学校服务）时，就会促进诊断膨胀"（Frances，2013）。

即使没有这些外部因素，天才儿童就其本性而言，也确实会表现出许多与患有多动症的儿童相似的行为（Baum & Olenchak，2002；Hartnett，Nelson & Rinn，2004；Webb，Gore，Amend & DeVries，2007）。这两个群体（天才儿童和多动症儿童）都可能存在社交问题和学习困难（Guenther，1995；Leroux & Levitt-Perlman，2000）。事实上，DSM-4-TR认识到了这种可能性，并指出"当高智商儿童被安置在学术刺激不足的环境中时，他可能会在课堂上出现注意力缺陷问题"，还告诫人们不要在这种情况下诊断该儿童患有多动症。在许多类似的情况下，引入适当的课程或教育计划会使注意力不集中的情况和学习问题得到明显改善。

难以遵守规则和制度是另一个公认的多动症迹象（Barkley，1990；2006）。类似的行为也经常出现在天才儿童身上，但原因各异。即使是在低年级，特别聪明的儿童也会积极质疑规则、习俗和传统。他们的强烈性使他们很容易与权威人士进行权力斗争，而这些行为往往会令家长、老师和同学感到头疼。不难看出，这种情况与多动症的起因和干预措施都大相径庭，而在简短的症状"评估"中，这种情况很可能会被混淆为多动症。

天才儿童经常被错误地诊断为患有多动症（Amend & Beljan，2009；Baum & Olenchak，2002；Baum，Olenchak & Owen，1998；Cramond，1995；Freed & Parsons，1997；Lawler，2000；Lee & Olenchak，2014；Lind，1993；Silverman，1998；Tucker & Hafenstein，1997；Webb，2001；Webb & Latimer，1993），但是正如Kaufmann等人（2000）所指出的那样，目前在医学、教育或心理学文献中还没有实证数据来证实这种担忧。

无论是注意力不集中、多动还是合并表现，都包括一系列通常会同时出现的不同症状，尽管其核心症状是注意力不集中、冲动和多动。一些研究人员（如Lahey，Miller，Gordon & Riley，1999）估计学龄儿童中男孩儿和女孩儿多动症的发病率2%。DSM-5表明，多动症在儿童中的发病率为5%，在成人中的发病率为2.5%，而男孩的多动症诊断率更高。

从历史上看，多动症的诊断经常是针对儿童的，但这种疾病也同样可以适用于成人，我们将在后面讨论。然而值得一提的是，对用于评估多动症诊断措施的全面审查后发现，所有这些措施都是为儿童设计的（Brassett-Harknett & Butler，2007）。

多动症或天赋异禀，还是二者兼具？

儿童被怀疑患有多动症，通常是因为他们有注意力问题，或者是因为他们过于活跃。虽然有些儿童因为特定的神经系统损伤而有注意力缺陷，但大多数患有多动症的儿童被转介到专业人士那里往往是由于他们的行为已经到了被同伴拒绝的程度、学业深受影响、在家里和学校都无法控制自己——老师也很沮丧，因为需要给予他们过多的关注，而且他们扰乱了其他同学的学习秩序。

然而，多动症的诊断应该是最后的诊断选择，而且医生只有在排除了其他可能的障碍或问题（如抑郁、焦虑、学习障碍、对个人问题的专注、不切实际的期望、情境困难、能力与期望不匹配导致的无聊、听觉处理障碍、脑震荡或轻度脑外伤、健康不良、药物滥用、睡眠障碍导致的疲劳、不良的饮食习惯或饮食紊乱导致的精力不足、药物导致的认知迟缓）后才能做出的诊断。由于临床医生必须花时间排除许多其他可能性，因此，多动症是很难做出的诊断结果——不能只是用十分钟看完家长和学校人员填写的调查问卷，然后就将孩子诊断为多动症。多动症的诊断最好由儿童神经心理学家或其他有资格的评估人员进行，他们会以标准化的方式进行各种测验，对注意力和执行功能进行实际的评估。

有些天才儿童确实患有多动症，他们同时拥有天赋和注意力缺陷（Moon，Zentall，Grskovic，Hall & Stormont-Spurgin，2001）。在这种情况下，承认这两个标签是很重要的，因为一些专业人士似乎认为这两种情况（多动症和天赋）不能同时存在——我们不同意这种看法。一些天才儿童可能而且确实患有多动症。事实上，没有研究显示天才儿童患多动症的情况比其他人群更多还是更少，而高智商会掩盖多动症的症状，并可能会推迟正确的诊断（Moon，2002）。特别聪明的儿童低年级时在课堂上可能只能在很短的一段时间内保持注意力，但由于智力水平更高，所以与同龄人相比，他们在考试或其他作业中仍能表现得非常出色。因此，注意力问题可能要到几年后——当孩子开始经历需要持续注意力的课堂任务时——才会浮现。而对极度有天赋的人来说，他们的问题可能要到大学或甚至更久之后才出现。

我们的经验显示，在被诊断为多动症的天才儿童中，可能多达一半的孩子并没有DSM-5中列出的因注意力缺陷或多动症而导致的重大损害。虽然他们在某些情况下确实会表现出一些有问题的行为，但这些行为可以被更好地解释为他们的天赋及其影响。简而言之，这些儿童只是被错误地诊断为注意力缺失症或多动症，而解决他们所经历的真正问题（如不适当的课程或欺凌）所需的干预措施与多动症的治疗有很大的不同——对男孩（Gnaulati，2013），特别是少数族裔男孩（Beljan，2011；Bryant，2005）来说，尤其如此。

Rafael的老师说他的作业没有达到他的能力水平。他总是不完成作业，或者只写下答案而不写过程，字迹潦草，错字连篇；他在课堂上总是坐立不安，和别人说话，并经常打断别人的发言，扰乱课堂秩序。老师们指责Rafael的这些行为，并设计了许多惩罚措施来抑制这些行为。Rafael过去常常大声喊出老师提出的问题的答案（通常是正确的答案），但现在他似乎总是发呆，像在做白日梦，心不在焉。Rafael是有多动症还是有天赋，还是两者兼而有之？

对Rafael来说，导致他的问题行为的可能是多动症或天赋，也可能是其他原因。在目前的实际情况中，如果家长向医生报告此类行为，那么医生通常会立刻给出多动症的诊断，甚至建议进行药物治疗。如果最初的药物治疗没有产生预期效果，那么医生会在没有进行任何深入调查的情况下，尝试使用一种新药或其他不同的药物或加大剂量。在某些情况下，药物治疗使问题行为发生了明显的变化，从而促使人们反向论证，认为诊断一定是正确的。事实上，已有研究表明，用于治疗注意力问题的药物可以提高任何个人的注意力，无论他是否患有多动症[1]（Smith & Farah，2011）——但人们往往对此置若罔闻。此外，儿童经常会对这种精神类兴奋剂产生矛盾的反应，变得似乎更加平静和顺从，从而错误地证实了多动症的诊断。

在诊断中，孩子的高能力水平和相关行为甚至很少被纳入考虑范围。例如，一位家长报告说，她孩子的心理医生说："我知道你的孩子是有天赋的，但现在我们不要把这个因素考虑进去……" 这难道不像在考虑买什么尺寸的裤子时故意忽略身高或体重吗？天赋是天才儿童整个神经系统中固有的部分，我们必须对其加以考虑，特别是在诊断和治疗的时候——这是本书的重点。

下面的三个示例描述了多动症的常见症状。我们可以思考一下，其中哪些表现说明孩子有天赋，哪些表现是多动症的典型行为，而哪些表现意味着可能同时存在两种因素。

【示例1】

8岁的Aryanna是一个被单身母亲收养的孩子，她一直是个"难缠的孩子"，但非常聪明，她妈妈的一位朋友建议她去测测智商。在一位心理学家进行的认知能力测验中，她的智商得分为130，言语能力得分是141，非言语能力得分是123。

她的母亲和保姆报告说，她们家里非常井然有序，要求孩子们做什么事情也都清楚明白，规则一致，但Aryanna常常忘记分配给她的事情，

---

[1] 开处方者往往有一种证实偏差。如果孩子被诊断为多动症，并且在服用药物后表现出了积极的反应，那么专业人士就会认为这证实了诊断结果是多动症。不幸的是，利他林和类似的药物即使在非多动症人群中也会起作用，并能改善持续注意力。

而且在没有持续监督的情况下几乎不会完成任何家务。哪怕有着悉心指导、定期提醒以及惩罚后果，她仍然总会"忘记"上完厕所后要洗手。事实上，她对自己的行为问题以及缺乏朋友的事实，似乎都感到相当困惑。她的三个兄弟姐妹也觉得她很 "烦人"。

心理学家要求她听一段录音，每当听到指定的某个词时都要举手。她在这个词第一次出现时就举手表示注意到了，但此后，尽管她表现得很合作，但还是错过了这个词其余几次出现的时候。她体重超标，被送去做体检和甲状腺检查，结果显示身体正常。她被安排服用利他林，经过两次上调剂量后，据她母亲和老师说，她成了"一个完全不同的孩子"。她开始在学校里交朋友，在家也很合作，努力学习，减肥。现在她身边的成人能够通过她的行为是否明显恶化来判断她的药效有没有消退。

【示例2】

Andrew今年6岁，他的父母都是医生。由于他"可怕的两岁"的坏脾气一直持续到5岁多，他的父母要求心理学家对他进行评估。他的父母报告说，几乎任何挫折都会让他大发脾气，而且随着年龄的增长，他也变得越来越难以控制。他的母亲疲惫地说："如果再这样下去，我实在管不了他了！"

Andrew解释说，他无法保持安静、或停止思考，好好入睡。在他父母睡着之后，他常常还是醒着的；但是第二天他还是很早就醒了，而且一整天精力充沛。如果他不能站起来到处跑——甚至在教堂和餐馆——他就会烦躁不安，扭动身体和耸肩。在测验过程中，心理学家注意到，这个男孩与他的同龄人相比，语言能力和表达能力要强得多。他的父母说："他能把你的耳朵说破。"在学校，老师报告说，他要么就说话打扰同学，要么就沉浸在书中——除非有人碰碰他，否则无法和他交流。他有时会坐在那里看书，对全班同学离开教室（去参加他最喜欢的活动）视而不见。我们对他进行了智力测验，他的得分大约为140。

心理医生诊断他为多动症，一位儿科医生让他服用利他林。几个星期后，Andrew出现了抽搐、震颤和易怒的症状。停止服用利他林后，他的症状有所改善，但抽搐仍在继续。此后，还有一位心理学家和一位老师分别指出他这是多动症，但父母都没有理会。现在，Andrew是一名律师。

【示例3】

Chemissa是一个9岁的女孩，她的老师怀疑她有多动症，将她转介到医院进行评估。老师报告说她经常做白日梦，大部分时间都不能好好听课，不过也没有扰乱课堂秩序；总的来说，她考试成绩不错，但她很少完成家庭作业。她的朋友很少，课间她常常在座位上看书或盯着某处发呆。评估并没有为她进行智力测验，但根据老师提供的康纳尔评定量表的报告内容，一位儿科医生让Chemissa开始服用利他林。

几周后，她的母亲报告说，Chemissa能完成她的家庭作业了。老师也注意到她在课堂上的参与度有所提高。尽管学校严格地给她服药，但她的母亲却经常忘记。Chemissa的表现时好时坏，这种不稳定的情况被认为是由服用利他林不规律导致的。

正如Kaufmann等人（2000）所指出的，遗漏多动症的诊断错误与误诊天才儿童患有多动症一样严重。如果一个幼儿的多动症被忽视，那么在未来的某天，这个孩子可能会突然发现他在小学时使用的补偿技能不足以满足初中或高中课程的要求，由此产生的挫败感可能是巨大的。

我们认为，当孩子的行为导致学业、社交或自我概念受损时，我们必须对该儿童进行临床检查。如果该儿童具有高智商，那么他应该由受过训练和有处理天才儿童经验的专业人士进行评估（Silverman，1988）。我们之所以提出这些问题，是因为多动症儿童的行为特征与由创造力、天赋或过度兴奋引起的行为特征非常相似（Cramond，1995；Lee & Olenchak，2014；Piechowski，1997；Silverman，1993），而针对具有天赋、创造力或过度兴奋的儿童的治疗建议与多动症儿童完全不同。此外，药物治疗并非没有风险，因此当诊断和治疗均不明确的时候，切莫简单地让儿童试用药物。

受损程度

儿童的受损程度对诊断和治疗决定而言意义重大。受损程度主要是基于主观评估的，与儿童在学校或家中的情况密切相关。在课堂上无法集中注意力的表现，可能意味着学校为天才儿童提供的教育与该学生的水平不匹配。如前所述，DSM-4-TR确实认识到了天赋对诊断过程的影响，并且指出"当高智商儿童被置于学术刺激不足的环境中时，他很可能会在课堂上注意力不集中"，但最新的DSM-5似乎没有包括这项声明。ICD-10指出，"判断的标准应该是，在预期情况下他的这种活动与其他同年龄和同智商的儿童相比是否过度"。正如ICD-10所建议的那样，将智商纳入诊断过程，为可能患有多动症的活跃儿童的症状和受损程度提供了一个新的评估层面。事实上，这意味着智商的测量应该是诊断过程的一部分；然而它并没有被包含在以勾选清单为主导的常见的多动症评估方式中。

如果天才儿童对任务有兴趣或有其他方面的动机，他们一般会表现良好。缺乏兴趣或动机会导致客观注意力测验结果的不准确，也会影响主观评估，如家长或老师所参与的行为量表评分。那些看起来像注意力障碍的行为可能只是因为受试者觉得无聊和不感兴趣，所以对动机的评估也是诊断的重要部分。天才儿童在常规的课堂上花了四分之一到一半的时间等待其他人跟上（Gallagher & Harradine，1997；Webb & Latimer，1993）。对高度具有天赋的儿童而言，他们可能将多达四分之三的课时用于"忙着捣乱"或等待他人（Reis et al.，1993；Rogers，2002）。天才儿童的具体学业成就水平，往往比他们实际所处的年级高出2~4个年级（Rogers，2002）。他们可以迅速完成工作，迅速掌握所提出的概念，然后发现课堂作业全都是些需要大量重复的东西，并且授课节奏太慢（Reis et al.，1993；Winner，1997）。如果不进行适当的教育调整，这些孩子的技能与年级平均水平之间的差距就会逐年扩大（Marland，1972；Rimm，2008；Rogers，2002）。这些儿童对非挑战性或非刺激性的课堂内容的创造力反应可能会导致一些不符合课堂秩序的行为，比如做白日梦、烦扰同学或其他自我刺激的尝试。这种对非注意力时间加以利用的行为，往往是学校将学生转介进行多动症评估的主要原因之一。我们必须记住，无论孩子的智力如何，他通常都会在感到无聊时表现出和自己年龄相符的行为来——天才儿童也不例外。这个孩子是否在展示技能方面有障碍？也许是的，但这一定不是因为他不学习。注意力不集中本身并不足以让诊断具有明确性，但是注意力不集中一定会导致学习、工作或社交活动受损。然而，孩子的学习能力受到损害了吗？从上述情况来看，答案显然是否定的。

活跃水平

"多动"这个词常被家长们用来形容天才儿童和多动症儿童。天才儿童的家长在使用这个词时其实并不那么严谨，他们所描述的只是孩子极高的能量水平，而不是像多动症患儿那样混乱散漫的能量流动。患有多动症的儿童在多数情况下有很高的活动水平（Barkley，1990；2006）；许多天才儿童同样非常活跃——多达四分之一的天才儿童睡得很少（有些人每晚只需要四五个小时），而在清醒的时候，他们的活跃水平相当高（Clark，2012；Webb et al.，1982）。与患有多动症的儿童不同，这些非常聪明的儿童可以将注意力长时间地集中与定向在某件事物上。天才儿童的强烈性允许（或导致）他们花费很长时间，投入大量精力在任何成为他们关注点的事物上。然而，我们必须注意，这些事物未必符合教师或家长的期望。

诊断标准

经常有聪明的孩子因为他们表现出不安、注意力不集中、冲动、活动量大或做白日梦等而被介绍给心理学家或儿科医生。这些表现在DSM-5中都被列为与多动症有关。ICD-10也描述了类似的表现，但没有列出用于多动症的诊断。事实上，DSM-5正式列出了18个在被诊断为多动症的儿童身上可能出现的特征。这18个特征中有9个涉及注意力不集中的问题，另外9个描述了多动与冲动的问题。

DSM-5中还列出了4个限制条件。

（1）在任一类别中的9个特征中至少要表现出6个；

（2）这些症状必须是在12岁之前出现的；

（3）这些症状必须在两个或更多的环境中出现过，且至少持续了6个月；

（4）必须有"明确的证据表明这些症状干扰或降低了社交、学业或职业功能的质量"。

DSM-5进一步表明，多动症有三种亚型：（1）以注意力缺陷为主的表现，（2）以多动与冲动为主的表现，（3）以上两种表现的综合。根据DSM-5，表3中列出了多动症的诊断标准。

表3　多动症的诊断标准
（经许可转载自DSM-5）

A. 持续的注意力不集中或多动与冲动模式，干扰了功能或发展。表现出以下注意力不集中或多动与冲动的症状中的6项或更多，并且已经持续了至少6个月，已达到适应不良且与发育水平不一致。

注意力不集中

1. 在学校布置的作业、任务或其他活动中经常不注意细节或犯粗心大意的错误（如忽略或遗漏细节）；

2. 在任务或游戏活动中经常难以保持注意力（如在演讲、谈话或长时间阅读时难以保持专注）；

3. 当与别人交谈时，似乎常常心不在焉（即使没有任何明显的分心，心思也在别的地方）；

4. 经常不遵守指示，不能完成学校作业、家务或工作场所的职责（一开始工作就会很快失去注意力，并容易走神）；

5. 常常难以有序地安排任务和活动（如难以规划好连续的任务，难以保持材料和物品的有序性，处理工作杂乱无章，不善于时间管理，习惯性拖延）；

6. 经常回避、不喜欢或抵触那些持续性的脑力任务（如小孩子不喜欢完成学校作业或家务，年龄较大的青少年和成人不喜欢写报告、表格或审阅长篇论文）；

7. 经常丢失工作或生活中所需的东西（如学习材料、笔、书籍、工具、钱包、钥匙、文件、眼镜、移动电话等）；

8. 经常容易被不相干的刺激物（可能是一些不相关的想法）分散注意力；

9. 在日常生活中常常健忘（如忘记做家务或处理杂事，青年和成人可能会忘记回电话、付账或赴约）。

多动与冲动

10. 常常坐立不安，往往会不停地拍打手脚或在座位上扭动；

11. 经常在应该坐好的时候（如正在教室、办公室或其他工作场所中，或正处于其他需要保持原位的情况下）离开座位；

12. 经常在不合适的场合下奔跑或攀爬（青少年或成人可能只表现为烦躁不安）；

13. 总是不能安静地玩耍或从事休闲活动；

14. 经常"走来走去"，表现得像"被马达驱动"，不能长时间保持安静，否则就很不舒服（如在餐馆、会议中），在旁人看来非常烦躁或者难以进入状态；

15. 常常口若悬河；

16. 常常不等别人问完问题就脱口而出一个答案，没有耐心听别人把话说完而急于替别人把话说完；

17. 总是因为等待（如排队）而不耐烦；

18. 经常打断或打扰他人（如在谈话、游戏或活动中插话，未经允许就使用他人的东西，干扰或插手别人正在做的事情）。

B. 注意力不集中或多动与冲动症状在12岁之前就已经出现。
C. 注意力不集中或多动与冲动的多种症状都至少在两种环境中（如在家里、学校或办公室中，与朋友或亲戚在一起时，或在其他活动中）出现过。
D. 有明确的证据表明，这些症状干扰或降低了社交、学术或职业功能的质量。
E. 这些症状并非完全发生在精神分裂症或其他精神病性障碍的过程中，而且不能用另一种精神障碍（如情绪障碍、焦虑障碍、分离性障碍、人格障碍、药物中毒或戒断）来更好地解释。

诊断多动症的传统方式

　　区分多动症和天赋并不总是那么容易，我们往往需要在一段时间内到多种场合进行观察。孩子在看电视或玩电子游戏时的注意力不应包括在注意力评估内，因为多动症儿童和非多动症儿童通常都会被这些活动的高度刺激性所吸引。表4中列出了一些多动症儿童与天才儿童之间相似的行为表现，而在某些情况下，这些不太寻常的行为几乎都出现在了聪明、有天赋、有创造力的天才儿童身上。家长、教师或保健专业人员该如何确定两者的区别呢？

表4　多动症与天才行为之间的相似之处

与多动症相关的行为 （Barkley，2006；Hinshaw，2016）	与天才相关的行为 （Webb，1993）
几乎在所有情况下都不能集中注意力	在特定情况下注意力不集中，感到无聊、走神
对不能立刻得出结果的任务难以持久关注	对看似无关紧要的任务缺乏持久的耐心

续表

与多动症相关的行为 （Barkley，2006；Hinshaw，2016）	与天才相关的行为 （Webb，1993）
比较冲动，延迟满足的能力差	判断力落后于智力
在社交环境中无法遵守规则或控制行为	强烈的情绪会导致与权威人士的权力斗争
比正常儿童更活跃，不能安静下来	高活跃度，所需睡眠更少，心理运动活跃
难以遵守规章制度	质疑规则、习俗和传统

测验量表

教师或家长通过量表（如范德比尔特评定量表、康纳尔综合行为量表、儿童行为量表，这些是最为常用的几种初测工具）来确定多动症行为和可能存在问题的行为模式。然而，这些量表往往只是重申了DSM-5中用来描述多动症的行为，而无法区分多动症儿童和天才儿童之间的差异——因为缺乏关于这些行为的背景或原因的信息。家长或教师使用"总是""经常""有时""很少""从不"（它们分别对应着一个分值）来对这些行为进行评分，然后将这些分数相加，得出关于注意力、活跃水平、抑郁、焦虑和冲动的各种分量表。医疗卫生专业人士用这些分数来量化他人对孩子的看法，以便将家长或老师的看法与常模样本对儿童的看法进行比较。

这种量表没有考虑到行为的原因和神经系统的起源。事实上，专业人士应该注意去寻找其他潜在的来源，如抑郁症或焦虑症，这往往是导致个体思维不断被干扰，无法集中注意力的原因之一。根据我们的经验，很少有孩子能幸运地得到全面的身体评估（包括筛查过敏、轻度脑外伤、基于创伤的过度兴奋、甲状腺功能减退和其他可能的健康问题）和广泛的心理评估（包括对智力、成就、情绪状态和执行功能的评估），以排除问题行为的其他来源。

对天才儿童来说，更常见的情况往往会被忽视——他们可能身处一个不适合他们强烈性的、刺激不足的教育环境中，或者他们的老师因为不了解天才儿童的特点而把他们的强烈性和活跃性误解为多动症的冲动性。一旦在学校被贴上"问题儿童"的标签，儿童可能就很难再摆脱被这样看待的命运——未来的问题行为又会被归因于这个最初的标签并强化这个标签，从而进入一个恶性循环。

Luisa无疑是一个在计算机方面具有天赋的孩子。在她二年级的第一学期，计算机老师认识到了她的天赋，而他们当时的课程对她来说毫无用处。因此，Luisa被允许监督和协助其他学生。她经常在教室里走来走去，帮助别人。老师发现她是"班级宝藏"，也非常喜欢她的帮助，Luisa因此成长得很顺利。

在第二学期，他们换了新的计算机老师，他因为Luisa"无法"安静地坐着并管好自己的事而感到很受挫，并认为她过于"冲动"地帮助其他学生，而"很少"专注于自己的任务。老师认为，她肯定有多动症，并在第一时间向家长提及此事，但随后的评估并没有显示出多动症的临床证据。

心不在焉和注意力不集中

DSM-5和大多数评定量表都将"难以维持注意力"列为多动症的主要特征。然而，如果一个天才儿童被要求在课堂上用大部分时间复习她几年前就已经明白的材料，那么这个孩子头脑中的世界很可能比教室里发生的任何事情都更有趣——孩子的注意力很可能早已游离到九霄云外了。

多动症的另一个特征是"在与别人交谈时，似乎总是心不在焉"。有天赋的儿童由于想象力过于丰富，可能会沉浸在自己的想法或书中，以至于真的听不到别人说什么。这可能是个问题，但不同于多动症的"超专注"。心理学家Csikszentmihalyi（1990）将富有创造力的个体的全神贯注和富有成效的注意力描述为一种"心流"状态——这类人会在这种极度兴奋和享受的时段内完全失去对时间的意识，特别是当他们爱上某个想法的时候，他们会全神贯注地投入他们的工作。在"具有天赋"这个背景下，"不按照指示行事"或"不喜欢，不愿意完成诸如学校作业或家务之类的任务"可能更不容易被理解为病态的表现。当一个孩子被要求"写出他是怎样得到答案的过程"时，我们应该看到真正的问题所在：其实不写过程只是因为数学问题对他来说实在是太简单了，以至于他很快就能在头脑中算出答案；从他的角度来看，写出解题过程只是无用的"瞎忙活"。因此，如果能了解了问题行为的背景，我们就能够澄清其缘由。

对于感官方面明显过度兴奋的孩子来说，"容易被外部刺激分散注意力"可能不仅仅是因为多动症。我们见过许多有天赋的儿童对气味（如香水）极为敏感，或被衬衫后面的标签搞得心神不宁，必须要剪掉它才行，或者对教室里的噪声和闪烁的灯光过于敏感（Webb，Gore，Amend & DeVries，2007）。虽然这些问题确实需要解决，但在这种情况下，药物治疗是没有用的。

"难以井井有条""丢三落四""经常健忘"也非常符合"视觉-空间"型儿童的特征——他们根本不会遵守社会公认的秩序。

一位母亲讲述了她9岁的儿子如何在比赛中丢失了棒球手套的故事。他站在外场，突然看到一个热气球，立刻被气球的颜色迷住了，想到了在气球上从上面看世界的视野，然后开始思考乘坐气球所涉及的物理学原理。他沉浸在思考中，丝毫没有意识到他的手套掉了，直到教练派另一个男孩出去叫他，他才意识到这一局已经结束了。当他进入休息室时，教练问他为什么没有带手套，他感到很不好意思，因为他一点儿也不记得把手套丢在哪里了。

　　一些专业人士可能会坚持认为，这些注意力不集中的行为实际上就是多动症的表现。然而，我们相信，最重要的是应该为这些行为寻求最简单和最积极的解释。如前所述，对这些行为所导致的受损程度进行密切评估也很重要。仅仅因为存在这样一些行为并不意味着可以，甚至是必须做出诊断。除非这组行为在孩子的生活中——在社交、教育或其他方面——造成了明显的损害，否则我们就不应该仅仅根据这些行为的存在而做出诊断。人们可以说上例中的那个孩子在棒球运动方面有"障碍"，但这种注意力不集中真的就能代表多动症吗？障碍所带来的受损程度很容易被忽视，尤其是当人们只是简单地在量表里的行为清单上画钩，或简单地根据成人对环境的期望来做判断时（这种期望实际上可能并不适合那个特定的孩子）。①

　　仅仅为了取悦他人或适应环境，而期望或强迫一个人像其他人一样行事是不合适的。在医学上，评判治疗方法不仅要看其有效性，还要看其副作用。人们不会让一个对麸质过敏的孩子服用类固醇来预防反应，而是

---

① 如果行为没有直接影响其他人，也没有带来伤害，那么这就不是问题。我们需要将这种行为和与多动症、学习障碍或其他神经系统困难有关的行为区分开来。我们可以将这些儿童分为结构化思维者、功能性混乱思维者、病理性混乱思维者等不同类型。其中，病理性混乱思维的儿童无法以逻辑方式构建他们的环境，他们的房间里好像有一个秘密的黑洞，可以把袜子、午餐费、新外套、课堂笔记、作业本都吸进去。他们忘记了时间，而且总像是在悬崖边上滑行——常常要依靠运气或其他人的干预才能幸免于难。这些孩子还没有能力从内部产生约束力，他们需要环境为他们提供限制，并且需要借助外部工具（如时间表、检查表、规定的最后期限、辅导、作业监督等）来稳定他们的生活。那些在功能上——而非病理上——处于混乱状态的儿童，其内部结构具有逻辑性，而且与具有其他典型障碍的同龄人相比，他们很少需要人为的帮助或支持。

会停止给孩子喂食含有小麦、大麦和黑麦的产品。虽然天赋的行为往往超出常规，被视为问题，但改变环境——而不是改变孩子，可能是最有效和良性的干预。

注意力缺陷和许多疾病一样，与正常行为同为一个谱系上的连续体，而多动症是正常心理特征的极端表现（Barkley，1997；2006；Olenchak et al.，2016）。没有一个明确的标志能够表明什么时候症状已经进入了病态损害的范畴——这种边界不会像国界线那样清晰。诊断多动症需要深思熟虑的完整评估——其中应包括对儿童及其背景的认识，仅仅依靠评估清单或量表是不够的。

多动与冲动

多动与冲动是诊断多动症的第二个重要因素。"经常坐立不安""扭动身体""总是走来走去""滔滔不绝""经常等不及别人问完问题就将答案脱口而出""很难耐心在队伍中等待排到自己""经常打断或干扰他人"，这些都是定义多动症的行为。而天才儿童和成人的强烈性也已被列为他们最典型的特征之一（Daniels & Piechowski，2008），加上他们的好奇心和早熟的言语能力，所以他们很容易表现出上述行为。烦躁不安和快速、重复的动作——可能只是反映了精神运动的过度兴奋性——是行为障碍，比如多动症的指标吗？不一定。事实上，一项研究甚至表明，一年级学生在做被动学习任务时可以通过摆动双腿降低他们的心率和压力水平（Soussignan & Koch，1985），甚至嚼口香糖也被证明可以让注意力更集中（Hirano et al.，2008；Scholey et al.，2009）。

容易冲动地打断别人可能反映了智力上的过度兴奋，因为儿童的热情超越了他们的判断力。许多家长向我们报告说，他们的孩子的判断力似乎落后于智力——这是异步发展的表现之一。由于判断力差而导致的过度热情、脱口而出可能会给人留下不礼貌、不耐烦的印象，还会影响行动的速度。此外，判断力会受到情绪的影响。这种异步发展想象力在高度和极度具有天赋的人身上表现得很明显。事实上，神经学证据表明，情商和智商虽然相关，但发展速度不同（Bechara，Tranel & Damasio，2000）。孩子的问题行为即使可以通过天赋或天赋的某些方面来解释，也需要以某种方式加以解决。

智力测验、成就动机测验和神经心理学测验

单独的智力测验、成绩测验和神经心理学测验确实有助于判断一个聪明的孩子是否患有多动症，或者其问题行为是否仅仅反映了他是一个没有多动症的天才儿童。个别评估能够使专业人士与孩子最大程度地建立融洽的关系，以便在测验中获得孩子最投入的表现，这是评估过程中一个重要的方面。在个别测验期间，天才儿童通常会相当投入地接受测验程序所提供的各种挑战，患有多动症的儿童则会发现这些挑战过于困难，并因此感到沮丧，无法与测验者建立融洽的关系。对于患有多动症的受试者来说，努力程度参差不齐和结果差异大是常态。

对智力、成就和神经心理学测验的解释需要相当专业的训练，仅仅依据综合智商分数或成绩测验分数是不够的，也不能只看那些名字吸引人的特定测验项目成绩，如处理速度指数或工作记忆指数。我们需要一种复杂而详细的方法，下面提供了一些具体信息和指南，以便于医疗卫生专业人士参考。

心理学家还应注意孩子在各次测验和各种子测验中的不同表现。注意力不集中往往表现为成绩不稳定。聪明的孩子会偶尔犯错，但往往可以正确解答一些难题。他们的错误往往是粗心大意造成的，而算术子测验往

往是发现这种不一致的主要方法。工作记忆指数，更多地测量了短期记忆和快速解决智力问题的能力，而不是排除干扰的能力。"数位跨度"分量表（尤其是"向前数位"和"向后数位"之间的差异）可能会对发现注意力问题有所帮助——数位后移对轻度神经系统弱点（如注意力缺失症）非常敏感，但并不具有特别的指向。如果最长的数字后向跨度比数字前向跨度短两位数以上，则意义重大——说明可能存在注意力缺陷。

心理学家还可以通过观察编码和符号搜索之间的分数差异来确定精细动作迟缓是否被错误地表现为注意力不集中。书写困难的孩子在逃避作业时可能会很有创造力和破坏性。他们的拖拉、"丢失"作业和"忘记"作业看起来很像多动症的表现。编码得分明显低于符号搜索得分的儿童并不一定是多动症——精细动作困难往往可以更好地解释问题，并且能够让孩子得到更恰当的干预。

词汇量往往是最能反映神经系统受损情况的子测验之一，它与整体智商的相关性最强。对于存在许多"分心"和可能的注意力缺陷或学习障碍的儿童，词汇量的分数可以说明他们在没有受到其缺陷影响的情况下的表现。积木式设计是第二好的选择，因为它较少受到各种神经损伤的影响，存在缺陷的儿童往往也可以保持良好的成绩。

特定的测验有助于发现注意力问题，有助于对潜在困难的细微理解——包括这些困难在日常生活中的表现形式以及应对方法。神经心理学家倾向于采取综合性的方法，将注意力分为不同类型，并提出以下问题：他到底能不能集中注意力？他能否长期保持注意力？他能否排除干扰？他能否在不同任务之间转换（实现多任务处理）？他是否有注意正确信息的判断力？

典型的儿童或青少年综合性神经心理评估可能包括以下内容。与家长进行访谈，对儿童进行观察与访谈，以及韦氏儿童智力量表（第5

版）、发展性神经心理评估（第2版）、轨迹连线测验、加利福尼亚语言学习测验（儿童版）、威斯康星卡片分类测验、伦敦塔、戈登诊断系统、韦氏个人成就测验（第3版）、格雷口语阅读测验（第5版）等一系列量表的测验。尽管这些测量通常只有专门从事评估的咨询师或心理学家才会使用，但大多数神经心理学家也经常使用它们，这毫不奇怪，因为这些测验中的许多量表都可以测量一个以上的功能类别。[1]

人格测验

　　心理咨询师和心理学家在对儿童进行全面检查时，有时会使用人格测验来寻找可能导致类似多动症行为的情绪问题。DSM-5和ICD-10中都提到焦虑和抑郁应该作为替代性疾病被考虑在内，但事实上，很少有人将其作为类似多动症行为的原因进行检查。如果进行人格测验，心理学家就应注意，天才儿童的过度兴奋特质（敏感性和强烈性）往往会使他们的反应充满感情。例如，在罗夏墨迹测验或讲故事测验等投射性测验中，这些儿童经常会做出更多想象或"虚构的反应"[2]，哪怕他们的反应结构和组织都很出色（Webb & Kleine，1993）。心理学家如果不了解天才人士的反应模式，对其影响缺乏警觉，就会把这些反应误解为病态。

　　同样重要的是，我们应当越过最初的反应去深入探讨天才儿童做出某种反应的可能的原因。例如，当一个孩子在人格测验中表示她"想伤害

---

① 有太多的神经心理学和基础测验无法以这种形式一一列举，一些常用的测验包括（但不限于）：斯坦福-比奈智力量表（第5版）、发展能力量表、广泛成就测验（第5版）、伍德科克-约翰逊成就测验（第4版）、执行功能测验、鲁里亚-内布拉斯加神经心理测验、韦氏记忆量表（第4版）、波士顿命名测验、单词学习测验、视觉感知能力测验（第4版）、康奈氏连续表现测验。

② 所谓"虚构的反应"是指充满感情的回答，其描述生动、富有戏剧性，而且往往是高度个人化的。

自己"的时候，我们就应该进一步探究其背景。在某个案例中，一名天才儿童被认为企图自杀，于是医护人员采取了适当的预防措施。在进一步询问后，这个孩子解释说："你是否曾经感到特别沮丧，想用头撞墙？我有过这样的想法——我经常感到特别沮丧。"当然，挫败感必须得到解决，但在这种情况下，预防自杀的措施是没有必要的。

对评估人员来说，花一些时间从那些经常参与儿童照看的人（如其父母、祖父母和老师）那里收集信息是很重要的。通过这种交流，评估人员不仅能够进一步理解孩子当前的行为，还可以获得其更完整的发育史和病史。

超专注和刺激绑定

一些专业人士认为，如果一个患有多动症的孩子在某些情况下能够集中注意力保持专注，那么他所表现出的这种情况可以被称为"超专注"（Hallowell & Ratey，1994）。超专注是一些多动症患者表现出来的特异现象——他们能够异常地专注于某一特定领域。通过对大脑活动的测量，在患有多动症的成人和儿童身上能够发现超专注（Doyle，2006；Schecklmann et al.，2008）。在没有注意力缺陷的天才儿童和成人中，这种专注且高效的注意力状态被Csikszentmihalyi（1990）描述为 "心流"。当个体被要求在多个任务之间转换时，超专注虽然可能会成为阻碍，但也可能使个体能够以高水平的专注力去完成独立任务或者解决单个问题。因此就像许多与多动症和天赋有关的特质一样，根据不同的情况，超专注力更可能是一种资产，而不是负担。

在患有多动症的儿童和成人中，超专注的体验更有可能发生在瞬息万变、引人入胜的事件中，比如在观看动作电影、体育赛事或玩电子游戏时。对于一些有天赋的儿童，甚至对于一些患有多动症的儿童，阅读也可以是一个令其表现出超专注的领域。多动症儿童的"固执"可能会导致超专注，这意味着他很难从一项任务转向另一项任务（Barkley，1997；2006）。"固执"是一种执行障碍，代表着一个人无法对相关环境反馈保持敏感性，而这些反馈可以使其改变和调整现实中的社交行为。这些儿童很难从一种心态转换到另一种心态，或从一个任务转移到另一个任务；但是学校环境通常需要学生频繁地将注意力从一门学科转移到另一门学科，而且学习任务虽然需要他们付出努力，却往往不具有内在奖励性。多动症的特点不一定是不能保持注意力，而是难以适当地调节对各种任务，特别是对那些不具有内在奖励性或者需要付出努力的任务的注意力。对于有天赋的人来说，"转移"或者"不转移"都更可能是出于兴趣，而不是意志力。

最重要的是，儿童和一些成人在遇到困难时，很难放弃其使用的策略，即使这些策略并不成功。他们会顽强地坚持做一些没用的、过去没用、将来也不可能有用的事情。虽然这可能被视为"超专注"，但同样重要的是要记住，天才儿童和成人的意志力往往相当强韧，而看似坚持不懈的做法很可能是权力斗争的表现。而在多动症患者中被称为"超专注"的现象，似乎是对"固执"的一种不那么医学化的描述。

一个与此特别相关的现象被称为"刺激绑定"，即如果一个刺激物对孩子的价值足够高或回报足够大，那么它就能吸引孩子的注意力——即使孩子在其他情况下存在注意力缺陷。一般来说，儿童对电子游戏是具有"刺激绑定"的，因为游戏画面的移动和变化很快，这就会吸引他们的注意力。对许多儿童来说，看电视也是如此——他们不看新闻，他们看的是快节奏的、色彩丰富的动画片或娱乐节目。

同样，我们评估了许多有多动症但可以连续几个小时不中断阅读的天才儿童。如果一个人有强大的阅读能力，以至于所读的内容可以在脑海中浮现出画面，那么书籍就能够成为他们的一个刺激物。大脑是靠奖励来工作的，当一项任务有回报时，即使是有多动症的孩子也会参与——并不是因为这项任务有多么紧急，而是因为刺激绑定。多动症并不意味着完全没有注意力或抑制力，当一项任务有回报或奖励时，多巴胺会刺激伏隔核，于是多动症儿童就会坚持并保持专注——尽管是被动的，并非兴之所至，但该活动就是对他们有一种控制力。因此在某些情况下，尽管儿童表现出明显的专注力，我们也不能排除对多动症的诊断。

区分多动症行为和天赋表现

我们先来看一位家长的报告。

我一直不认为女儿患有多动症。每当她有冲动行为或爆发愤怒时，我都认定这只是她过度早熟和聪明的副作用。我会告诉自己，爱因斯坦的母亲为了抚养他一定过得很累，达芬奇的父母可能也很难忍受他的情绪波动。

但是，当我女儿的自尊心开始受挫时，我才意识到真的有必要给她提供帮助了。由于无法控制自己，她总是会自言自语地说一些负面的话，还动不动就发脾气，而且情况随着时间的推移而不断升级。我认为，她的极高的天赋只会让她更痛苦，因为她知道自己在许多方面都与众不同。

我决定尝试药物治疗，可是真的很担心药物的副作用，我不希望让她感觉更糟。但让我惊喜的是，药物对她的效果非常好。她越来越能控制自己了，而且可以坐下来和我们交流了——以前她的思绪转得飞快，因此她很多时候都无法用语言表达自己的想法。最重要的是，她的自信心大大提升了。

行为特征的背景与条件

我们认为，专业人士在准确清楚地对天才儿童的多动症做出鉴别诊断时，所使用的一个重要方法是同时考虑天才儿童的特点及其背景情况。对有天赋的孩子来说，问题往往只局限于某些特定情况；而对于患有多动症的儿童来说，问题往往更加普遍。根据定义，问题行为必须在至少两种情况下出现并造成损害，我们才能做出诊断。

多动症儿童的特征之一是在不同情境下完成不同任务时的表现很不稳定，比如他们在学习成绩或者家务方面完成任务的速度或效率，会因为任何情境的变化而产生明显的差异，而这一点在天才儿童中一般很少出现。如果天才儿童喜欢老师并乐于接受智力挑战，那么他们通常会保持稳定一致的努力和优异的成绩，甚至可能变得近乎强迫（他们强烈特质的一种体现），以确保结果与自己设定的高标准相符。在学校表现出类似的多动症问题的天才儿童，在家里或博物馆、图书馆、动物园时，可能不会表现出这种行为，因为他们可能对家里的事情或博物馆的展览真的很感兴趣。所以，核查问题发生的背景是很重要的。另外一个特别值得注意的问题是，当这个聪明的孩子与其他有类似天赋的孩子在一起时，他存在的问题是否会大大减少。

在进行区分诊断时要考虑的一种情况是，多动症的行为表现只出现在一天中的某些时间——通常与进食时间的长短相关；而真正的多动症患者不太可能只在上午的晚些时候或下午的晚些时候才表现出异常行为。正如我们将在第九章中讨论的，天才儿童的大脑在学习新信息时所消耗的葡萄糖远远多于其他儿童的大脑，如果他们的大脑葡萄糖供给不足，那么他们很可能会变得分心、易怒、注意力不集中和抗拒。如果这些异常行为只发生在血糖比较低的时候，那么患多动症的可能性要低得多。

在评估儿童的行为时，有几个环境因素需要考虑。第一，要考虑新鲜感。在一个新的环境中，多动症儿童可能不会表现出多动症行为——只有当新鲜感消失后，这些行为才会变得明显。因此，在临床实践中，建议专业人员至少安排两次单独的门诊。在第一次就诊时，孩子可能表现良好或对新环境感兴趣，但在第二次或第三次就诊时，多动症患儿很可能表现出冲动和注意力不集中的行为，这也是引起转介的原因。尽管家长在就诊前，甚至在就诊过程中做出警告、恳求和劝告，但大多数多动症患儿会让诊室乱成一团。[①]然而，需要注意的是，这种简单的行为观察不应取代全面的多动症评估，孩子的行为可能有其他原因，而这些简单的行为观察无法排除这些原因。

第二，在评估行为时必须考虑环境中的结构。举例来说，一个有多动症的孩子可能在一位老师的班上会表现不错，但在另一位老师的班上却做得不那么好，因为前一位老师的课堂设置更有结构性。有多动症的孩子需要限制和结构，他们通常对具体的限制、顺序指令、简短的任务和分成小段的工作最为适应。事实上，针对多动症儿童的一种策略是在一天中给他增加结构性和常规性的内容，帮助他调节自己的行为。天赋异禀的孩子在有结构的情况下可能也会做得更好，他们也喜欢知道接下来要发生什么，但前提是这种任务要有足够的刺激性，不能太死板，因为他们会抗拒

---

① 在一家医院，工作人员创造了一个术语"屁股朝上测验"。如果他们能在见面最初的15分钟内看到孩子"过分兴高采烈"，那么这种孩子很可能患有多动症。他们会趴在沙发的背上，爬上桌子，打开抽屉，在办公室里爬来爬去，钻到椅子下面，把东西掉在沙发垫子之间，不断问医生是不是"测完了"——让人总是能从背面看到他们的屁股。"两次就诊"为医生与父母建立更好的关系以及观察孩子进行"阳光测验"提供了更多机会。如果一个孩子在两次完整的就诊期间表现良好，那么除非有可信的历史报告表明他具有符合诊断标准的行为，否则他患有多动症的可能性较小。

过于僵化以至于令人窒息的结构。

第三，必须考虑任务的中断时间——而不是任务的完成时间。患有多动症的儿童在完成任务的过程中一旦被打断，其返回任务的速度就会很慢，而且比普通儿童返回任务的可能性小得多（Aase & Sagvolden，2006）。相反，如果任务有吸引力，天才儿童在被打断后通常可以在相对较少的提示下重新回到刚才的任务中；但是无趣的任务可能就不会重新唤回天才学生。这就是环境或者情境在区分诊断过程中发挥作用的一个例子。

第四，有助于区分多动症和天赋行为表现的因素是父母对孩子的独自活动的观察——向父母询问他们的孩子是否能长时间安静地独自活动而不会出现注意力分散或冲动行为，这是很有帮助的。例如，没有多动症的天才儿童的父母会很快说："哦，是的，她特别喜欢阅读，阅读时她就像石头似的一动不动。如果我们不管她，她会读上几个小时，对周围发生的一切都毫无察觉。"虽然这样的孩子不太可能有多动症，但对一些有天赋的孩子来说，书籍的奖励性质以及上述刺激绑定可能也是专注的原因。同样，如果孩子在组装模型船、乐高积木或完成其他一些复杂项目时得到这样的刺激和内在奖励就可以专注地玩上45分钟或更长时间，那么即使不能完全排除患有多动症的可能性，这种可能性也很小。

有的父母报告说，孩子能够专注于电子媒体，喜欢看视频或玩电子游戏。然而，这些活动通常不需要什么努力，而且刺激持久而迅猛，可以吸引任何儿童的注意力，甚至是患有多动症的儿童（Bioulac，Arfi & Bouvard，2008；Borcherding et al.，1988；Douglas & Parry，1994；Weiss，Baer，Allan，Saran & Schibuk，2011；Wigal et al.，1998）。大脑渴望奖励，而这些活动足够刺激和有趣，而且能覆盖一个有缺陷的执行系统。因此，孩子对电子娱乐活动的专注并不能排除多动症的可能性。

在尝试诊断天才儿童的多动症时，评估四个环境要素（新鲜感、结构、中断时间、独立活动），以及儿童对饮食的反应尤为重要。简言之，没有多动症的天才儿童在长时间集中注意力方面没有那么困难，尤其是对他们感兴趣的事情；而患有多动症的儿童很难长时间保持对任何事物的关注——除了电视、电子游戏和其他快节奏的刺激，以及具有内在奖励的活动，因为他们无法停止或"抑制"自己，更容易冲动行事。

患有多动症的天才儿童

一些天才儿童确实患有多动症。与其他患有多动症的儿童一样，他们在多种情境下都存在注意力集中困难和冲动问题。这些儿童是双重异常儿童，他们需要的不仅是多动症的治疗，还有恰当的天才教育。重要的一点是，不要太快排除天才儿童出现多动症的可能性。但是一些儿科医生坚持认为，如果一个天才儿童成绩很好，他就不可能有多动症，哪怕已经有证据显示这个儿童在其他方面的功能存在缺陷，比如交友。

患有多动症的天才儿童面临着诊断和治疗困境。他们在某些情况下，比如在结构性合理、内在动机或奖励水平高的特定活动中，可以表现出惊人的能力，但在其他情况下却无法完成最简单的普通任务。"前几天你给我读得那么好，为什么现在你就不能自己读完一本书呢？"这种不一致是多动症儿童的普遍特征，同样也存在于患有多动症的天才儿童身上。

诊断多动症天才儿童的双重异常简直就是一个"第22条军规"。这些孩子似乎哪儿哪儿都不对，无法适应任何环境。

我们的儿子今年14岁了，人们对他的弱点（多动症症状）的关注通常多于对他的优点（天赋）的关注，而这正好与他的需求相反，因为我们知道当他受到适当的学术挑战时，他的多动症症状会得到改善。但是由于他的多动症症状，他常常无法得到适当的教育资源支持。

我们的儿子在四年级时从私立学校转到了公立学校，他的数学能力已经显而易见地超出了同龄人，抽象思维水平相当强，而且已经开始学习初中代数。但是他被剥夺了跳级学习数学的机会，因为他不能在规定的时间内完成数学测验。

当被迫在一个没有挑战的环境中学习时，他很难完成作业，然后就会被贴上"缺乏动力"的标签。

天才成人的多动症

虽然多动症症状往往会随着年龄增长而减轻，但年龄增长并不必然能够消除天赋与多动症合并的可能性，这进一步恶化了对可能表现出多动症症状的有天赋者的诊断（Olenchak, Jacobs, Hussain, Lee & Gaa, 2016）。在成人中，多动症的诊断不足和误诊会导致情感失调，导致个体对自己的挣扎感到自责，并严重影响其生活质量。

Antshel及其同事在2009年进行了一项研究，考察了高智商的多动症组（n=64，平均年龄为33.4）和高智商的对照组（n=53，平均年龄为27.9）——智商分数达到或超过120分的人才有资格参加研究。结果表明，与高智商对照组相比，高智商成人多动症患者中被诊断为重度抑郁障碍、强迫症障碍和广泛性焦虑障碍的情况更常发生。总体而言，高智商多动症样本所经历的心理问题与先前由平均智商水平的多动症患者中所发现的精神错乱和功能障碍水平相似（Arnold et al., 2010）。这些发现表明，在高智商成人中，多动症可能是一种有效诊断。该研究提出了这样一种假设：对患有多动症的高智商成人的功能障碍、临床相关因素和家族史进行全面评估，可能会为识别和干预提供有力证据。

药物治疗

有时会出现这样的情况：听到别人提出孩子可能患有多动症，家长便带着孩子来到忙碌的儿科医生那里。医生说："我不太确定，我们可以先给他试用几周利他林，看看他有没有改善，我们就会知道他是不是多动症了。"这种方法并不是特别有用，因为利他林会减少儿童的运动活力和反应时间，同时能够提高大多数儿童在认知测验中的表现（Rapoport et al.，1978）。儿科医生通常只用几分钟的时间来诊断一个患儿，他们没有充分的时间或工具来诊断多动症，特别是当这个患儿是个有天赋的孩子时。他们在很大程度上依赖（可能过于依赖）家长和教育工作者的行为检测报告。大多数儿童如果服用低剂量的兴奋剂，如利他林，就能更好地集中注意力，保持学习状态。对一些有天赋的儿童来说，这种药物的实际功效似乎是在使他们能够忍受一个不适合他们的课堂环境，显然，这些药物只是被用来压制问题的，而不是用来支持孩子的。在某些情况下，加快课程进度会让孩子有更好的注意力和兴趣（Rogers，2002）——这可能是一个比药物治疗更好的尝试，也有助于区分多动症和天才——天才儿童对此改变的反应远比多动症儿童更大。

儿子上幼儿园时，老师就建议我带他去看儿科医生，评估一下他是否有多动症。儿子上一年级时，老师和我填写了表格，儿科医生建议他服用利他林，看看情况是否会有所改善。儿子在二年级的秋天开始服用利他林，它确实带来了变化，老师们说他的注意力更集中了，他不在像以前那样乱说话、在座位上扭来扭去，等等。但是，他的情绪开始变得过于平静，而且他的创造力明显变弱了。

儿子在四年级时转到了一所天才学校，那一年的前三个月他一直在服用利他林，然后停了药。他从来不觉得药物有什么帮助，也不愿意吃药。在天才学校，有几个人对他停止服药后的行为表示担忧。然而，大多数人认为，当受到适当挑战时，他的行为和注意力会更好，哪怕没有药物治疗。

天才学校的心理学专家质疑多动症的诊断是否准确。一位只为天才儿童工作的心理学家说，根据她所了解的情况，他听起来根本不像是有多动症的儿童，而只是"智力过于活跃"。与我们一起工作的心理学家说，用"活跃的智力"来描述我儿子的行为似乎更加合适，而且由于他没有再接受多动症治疗，所以也就撕下了那个标签。之后差不多三年的时间里，他没有再接受任何药物治疗，表现得也非常好，我们都对这个选择感到高兴。

作为一个母亲，我有些内疚，因为在我儿子生命早期的那段时间里，我一直关注的都是如何治疗他的"多动症"，而不是他的天赋。

一些专业人士观察发现，许多成人通过喝咖啡来提高注意力。由于利他林等药物与咖啡因的作用大致相同，一些家长选择在寻求处方药之前，会先让孩子尝试喝小剂量的咖啡。对咖啡因的反应——与对利他林的反应一样——并不构成对多动症的诊断确认。虽然咖啡因和利他林效果的持续时间差不多，但咖啡因的兴奋效果要差得多。咖啡因并不单独针对主要的神经递质系统，而是通过咖啡因分子与腺苷受体结合的能力，从整体上提升大脑的活动水平，使神经递质多巴胺更有效地发挥作用，刺激肾上腺素的释放。咖啡因不能够替代利他林，如果诊断准确且有必要用药，医生必须进行全面的论证和药物管理。

美国儿科学会的临床实践指南中提供的可供选择的治疗儿童多动症的药物是威克倦（Wellbutrin）。它是一种非典型抗抑郁药，有助于提高注意力。还有一种非刺激性药物择思达（Strattera）也被用于治疗多动症。一些个案报告显示，它对年龄较大的儿童和青少年效果较好，但总体上对天才儿童的效果似乎有所不同。胍法新（Intuniv）可以单独使用或与兴奋剂药物联合使用。有传闻，患有多动症的天才儿童在服用这种药物后，冲动控制能力增强，多动性降低。盐酸哌甲酯（Daytrana）是一种以贴剂而非药片形式提供的兴奋剂，为无法吞咽药片的敏感天才儿童提供了灵活选择。还有其他几种兴奋剂药物，如阿德拉（Adderall）、二甲磺酸利右苯丙胺（Vyvanse）等，都可以缓解多动症的症状，但不能治愈多动症。这些药物中有些是即时释放的，有些则是长效或缓释的。这些药物的半衰期可能差别很大，它们都必须在适当的医疗专业人员的密切监督下使用。

随着时间的推移，毫无疑问，还会有其他的新药被美国食品药品监督管理局批准用于治疗多动症。对表现出多动症症状的儿童使用补充和替代疗法目前已经越来越普遍，特别是对某些食物敏感的儿童使用饮食疗法。饮食疗法通常旨在消除含有人工色素、甜味剂及其他食品添加剂的食物，让儿童摄入充足的蛋白质、维生素和矿物质——特别是镁、维生素B6、锌，以及必需脂肪酸。

虽然研究结果不一，但有迹象表明，天才儿童和成人的生物化学反应在某种程度上更有可能具有特异性，因此我们应考虑补充和替代疗法。至少有一项大规模研究发现，"许多多动症药物的设计并没有评估罕见的不良事件或长期的安全性和有效性"（Bourgeois，Jeong & Mandl，2014）。

相似与差异

天才儿童和多动症儿童在学校环境中都可能遇到问题，但多动症儿童几乎在所有环境中都会出问题，而天才儿童不会这样。两类儿童都可能在完成或提交作业方面存在困难，有多动症的孩子会因为分心而忘记做作业，因为没有注意到要求而漏做作业，还会丢失或忘记交作业。天才儿童更可能是有意识地选择不按要求完成作业，或干脆决定不交作业——这涉及选择。天才儿童更有可能选择跳过20道数学题中的前10道；而患有多动症的儿童更有可能直接把作业纸丢了，或者因为没有即时回报而根本无法完成比较烦冗的作业。因此，尽管在这两类儿童中都可能存在明显的坚持性或贯彻性差的情况，但坚持性差的情况在患有多动症的儿童中更为明显，尤其是在没有显而易见的即时回报的情况下。

患有多动症的儿童一般不知道自己何时会出现注意力不集中和冲动的情况，因此他们在表现出症状时往往不自知。这就使他们很难自行解决问题，或者出于自然或强加的后果而纠正问题。如果一个孩子不知道他什么时候会表现得不专心或冲动，那么他就不能完全指望自己、或者根据强加的后果，以及反复讨论来改变这种行为。①

有天赋的儿童经常质疑规则和传统，特别是当规则没有意义时；而患有多动症的儿童在作决定时可能不记得或不考虑规则，或者由于这种病症固有的冲动性，可能在考虑规则和社会习俗之前就已经采取了行动，而天才儿童的行为更多时候是一种有意识的选择。

这两个群体都可能在和同伴相处方面遇到困难。患有多动症的儿童，特别是那些既有注意力不集中又有多动／冲动行为的儿童，往往更具攻击性（Barkley，1997；2006；Nijmeijer，Minderaa，Buitelaar，

---

① 注意力和冲动是一种"有或无"的技能组合。这意味着如果一个人在注意力和抑制方面具备能力，那么他可以在任何时候、任何地方持续注意力集中并抑制冲动的行为。如果一个人没有这种能力，这并不意味着他缺乏注意力和抑制能力，而是意味着他的这些技能组合的表达不完整或不一致。那些注意力不集中和冲动的孩子经常被描述为懒惰、固执或任性，因为他们有时候也具备注意力集中，或是能够抑制冲动的行为。问题在于，这些孩子无法可靠地保持注意力集中或抑制冲动的行为。这种问题使这些孩子看起来在具体表现和情感上不如同龄人发展得成熟。

Mulligan，Hartman & Hoekstra，2008），容易与同伴产生分歧，这对社交互动有明显的负面影响。患有多动症的儿童经常在社交场合被拒绝，因为他们总是一次次地当面冒犯，又读不懂他人或微妙或公开的行为暗示，停止令人恼火的行为。天才儿童可能会因为他们倾向于说得更多、"好为人师"地去纠正别人，甚至教训别人，而被认为具有攻击性。他们的兴趣和话语水平与同龄人不一致，因此也经常被同龄人拒绝或欺负（Peterson，2006）。

不相容或冲突性特征

下面列出了与患有多动症的天才儿童的诊断不相容或矛盾的行为特征。

· 发病时间与常规的学校教育及特定课堂结构的发生时间相吻合；

· 对感兴趣的任务具有选择性关注的能力，有意识地回避不感兴趣的任务；

· 在没有明显即时回报的情况下，也能够长时间专注于具有挑战性的兴趣任务；

· 在专注于任务时不会注意周围的环境；

· 当对任务不感兴趣时，容易被环境分散注意力，但会尽量避免干扰他人；

· 与人交谈时反应迟缓，但对于提问会给出深思熟虑的回答；

· 故意不完成任务（尤其是死记硬背的任务）；

· 脱口而出的答案通常都是正确的；

· 打断谈话是为了纠正别人的错误；

· 可以轻松地从一个感兴趣的活动转向另一个同样感兴趣的活动；

·在有动力的情况下，可以通过注意力测验，并能够随时转移注意力；

·在分心或暂停任务后，能快速回到任务中。

除了这些因素之外，Sharon Lind（2002）提到，除非先尝试调整教育环境和课程，否则这种针对多动症的转诊评估通常都是草率的。有时，良好的评估有助于情况的改善，或者能够成为推动教育机构向正确方向发展的动力。如果一份评估报告没有提供具体的用于课堂评估、教育规划和养育方式的建设性意见，那么它就是不完整的。评估的好坏取决于它是否全面，而建议必须是实用而有效的。

小结

多动症是儿童被转介给心理健康专业人士的最常见原因之一；对成人来说，多动症也成为越来越常见的诊断。根据我们的观察和临床经验，在被诊断为多动症的天才儿童中，多达一半的人并没有达到DSM-5所提出的显著损害程度。另外，一些患有多动症的天才儿童与成人却可能常年被忽视，因为他们的智力水平使他们能够进行补偿。我们仍需要严肃可信的研究来验证我们的临床观察，目前这些临床个案仍然是非常复杂的，最好由既了解天赋又了解多动症的临床医生来处理；而通过综合评估来确定诊断的正确性是非常必要的。诊断多动症需要深思熟虑、全面评估，应当了解个体的认知和情感能力，以及家庭、教育或职业背景。

许多传统的、针对多动症的诊断方法并没有充分考虑到与多动症的行为表现相似的天赋行为。大多数情况下，专业人员只是查看了来自儿童的父母和老师的行为评分量表，而一些针对智力、成就和神经心理学测验——能够提供更好更全面的评估——也应该被纳入考量系统。评估专业人员在尝试区分有多动症的天才儿童和没有多动症的天才儿童时应考虑以下问题：多动症的行为表现是否在大多数或几乎所有情境中都存在？在各种不同的情境中，孩子的任务质量是否存在很大的不一致性？当某个情境的新鲜感消失后，孩子的行为是否发生了显著的改变？给予环境更多的结构性是否能改善孩子的行为？当孩子被打断时，他能否快速回到任务中，或者他能否快速转换任务？孩子能够安静地独自活动很长时间吗？

第四章　　愤怒

天才儿童与愤怒

大部分天才儿童，特别是那些高智商儿童，从小就有强烈的自我意识，他们希望在许多方面得到像成人一样的对待。这种特点再加上他们的坚强意志，可能会给他们带来问题，往往会使他们对抗成人的目标和指示。他们很容易会"钻牛角尖"，与父母、老师和其他人争执，甚至可能会发脾气，变得喜欢挑衅。如前所述，天才儿童的强烈性存在于他们生活中的每个方面——如果生气，他们就会非常生气；当他们相信自己是对的时候，他们会深信不疑；当他们与人争论时，他们会强有力地争辩。学龄前天才儿童的家长经常描述他们的孩子比其他孩子脾气大得多。许多天才儿童的家长对他们聪明、意志坚强的后代感到害怕、忧虑、困惑，甚至畏惧。而教师也会发现这类学生很挑剔，非常在意是非对错，相当固执，坚持己见，也很敏感，很容易受伤（Webb，Gore，Amend & DeVries，2007）。

"哪里有愤怒，哪里就有伤害"这句话可以帮我们理解许多天才儿童所感受到的愤怒。天才儿童的敏感性和强烈性结合在一起，会提升他们对伤害、挫折和愤怒的强烈度。愤怒通常是未表达出来的痛苦的外在表现，而公开表达愤怒比表达痛苦更容易被接受，特别是对男孩而言。当天才儿童表现出痛苦时，他可能会被嘲笑，被贴上"爱哭鬼"或"娘娘腔"的标签，甚至会被朋友排斥。

大多数天才儿童都是在家附近的公立学校上学，这些学校大部分都是以年龄分组、以节约成本的模式培养学生去适应社会，而且这些学校通常都存在一种反智的、强调一致性的、同质化的环境（Cross，2001；Hébert，2010；Kerr & Cohn，2001）。这所导致的一个不幸后果就是，顺从、平庸和适应变得比卓越、具有成就和创造力更有价值（Webb，2000）。有能力取得巨大成就的儿童会受到阻碍，这种普通学校扼杀了天才儿童探索和学习的真正需要。①

独立、有创造力且思维发散的天才儿童特别容易与家长和老师发生权力斗争，因为他们不拘泥于传统，喜欢即兴发挥，行事方式与众不同。他们可能认为材料的细节与组织并不重要——毫无疑问，大部分教育工作者和家长都不会同意这种观点，他们会试图让孩子们按部就班地发展，以井井有条的方式展开思考和行为——就像早期的教育工作者坚持要求左撇子孩子学习用右手写字一样——这种做法往往会导致旷日持久的冲突。

Jamal从小就是一个异常聪明且意志坚定的孩子，从蹒跚学步时就是如此。他的妹妹出生后，9岁的Jamal变得更加固执。当父母坚持要他捡起玩具或在家里做一些简单的家务时，他会假装没听见，或者心不在焉地慢吞吞地完成任务，甚至有时干脆就拒绝了。随着年龄的增长，他的反抗情绪越来越强烈。

---

① 最适合天才儿童的学校是那些能够提供灵活课程和跨年龄分组的学校，如，如果二年级学生的成绩达到五年级的水平，就可以让他与五年级的学生一起学习。这类学校为所有学生提供个性化教育。遗憾的是，大多数学校坚持僵化的年龄分组，这使得聪明的学生不得不原地等待。Karen Rogers（2002）在其获奖著作《重构天才教育》中基于对天才儿童教育选择研究的元分析，阐述了家长和教师应当如何为天才儿童提供教育方案，并介绍了学校可以采用的各种方法。有关分组（Winebrenner & Brulles，2008）、常规课堂教育策略（Winebrenner & Brulles，2012）和激进加速（Solow & Rhodes，2012）的书籍中也介绍了其他学校具体采用何种方法来满足天才学生的需求。

　　家庭心理医生建议Jamal的父母在Jamal完成所需任务时，就给他一张小红花贴纸作为奖励，可以让他贴在日历上，而如果他没有完成任务，就要从他的卧室里拿走一件东西。几周后，父母失望地发现，Jamal只获得了两朵小红花（他很快就丢掉了），而他们从Jamal的房间里已经拿走了所有的玩具、书籍，但他的行为依然如故。

　　心理学家得出结论，Jamal患有对立违抗性障碍，但心理学家向他的父母保证，只要他们坚持下去，他们的治疗方法就会发挥作用。他鼓励他们继续把椅子、床头柜、书桌和枕头从Jamal的卧室里移走，最后只留给他一个床垫。这位心理学家相信，Jamal最终会通过赚取小红花来换回他卧室中的财产。

　　当父母向Jamal宣布最新的规则时，他轻蔑地回敬他们说，作为原则问题，他是不会"被操纵或被迫遵守法西斯式的家庭教养方式的"。

　　Jamal的父母后来向另一位心理学家寻求帮助，希望他能帮他们实施更有效的育儿方法与策略，同时减少对他们与Jamal之间关系的潜在伤害。在共同努力下，这个家庭取得了预期的效果，孩子更加合作，也更加尊重父母的期望了。

　　父母和教师有时会试图通过使用代币奖惩法——通过给予或没收贴纸或其他奖品来对孩子相应的行为做出奖励或惩罚，以说服孩子接受更受成人欢迎的行为，帮助他认识到反抗行为的代价有多大。代币经济往往不适用于非常聪明的孩子，因为他们要么会将其视为操纵，要么会在无法立即获得奖励时感到挫败。这种激励尝试还可能会引发他们利用自己聪明的头脑玩弄规则，寻找漏洞。由于天才儿童的意志力极强，他们会坚持权力斗争而不是屈服于他人，特别是当他们认为没有什么理由需要这样做的时候。父母经常抱怨这种方式所造成的问题往往比它能够解决的问题还多。

这并不意味着代币奖惩法永远行不通，它们确实有效，但是前提是家长必须要与孩子保持良好的关系——对于那些特别敏感和激烈的孩子而言尤其如此。"如果……那么……"的契约不仅会引发权力斗争，还会导致孩子因未能迅速达到期望目标而感到挫败和无能。"当……然后……"的协议略微好一些，但还是要注意必须与敏感、有天赋的孩子建立积极的关系，尽量减少使用协议或代币奖惩法对其自尊心的负面影响。

学校的规章制度和父母的权力斗争并不是伤害仅有的来源。多项研究显示，天才儿童，特别是男孩，经常会因为他们与众不同而受到霸凌。Peterson（2006）在一项全国性研究中发现，将近一半的八年级天才学生曾经历过霸凌，其中11%的学生不止一次经历过霸凌。媒体经常把天才儿童和成人描绘成怪人或天生的怪胎，这种说法刻薄且带有轻蔑意味。事实上，我们的社会似乎更倾向于反智主义，而不鼓励在艺术或学术方面的卓越表现（Allen，2001；Delisle，2014；Robinson，2008；Schroeder-Davis，1998；1999）。难怪这些敏感和紧张的年轻人中有许多人会深受伤害，进而感到愤怒。

并不是每个天才儿童或成人都会感到愤怒，但其中许多人都会。他们发现自己身处不被理解或不被重视的环境中，会因为那些使他们成为自己的特质而被反复批评，并被要求改变以符合他人建构的模式（Clarke，1997；Grobman，2009；Kerr & Cohn，2001；Webb，2013）。试图让天才儿童过上"正常"的生活、接受"正常"的教养——就像试图让长颈鹿变成马一样——对所有身处其中的人都是痛苦的经历。对天才儿童来说，长期的顺从需要耗费大量的精神和情感能量，而且这种努力最终会以不满意告终——Kerr和Cohn（2001）把这种情况称为"异己疲劳"。由于对被他人视为不同或离经叛道感到厌倦而产生的伤害可能会导致天才儿童试图压制真实自我，最终变得抑郁，而这种抑郁可能被外化为愤怒。天才儿童的智商与同龄人的智商差异越大，这种现象就越严重。

在许多社会文化中还存在着"木秀于林，风必摧之"的现象，这是一种集体冲动——想要"打压"那些智力上更优越的人（Geake，2000；2004a；Geake & Gross，2008）。我们需要"打倒"那些我们认为与众不同的人，这源于我们对未知的恐惧。即使在天才群体内部，在要求为学生提供特殊的教育安排时，也经常会有人担心这听起来过于精英主义。但颇具讽刺意味的是，对那些有天赋的运动员而言，情况却截然不同，他们是被从全国各地招募而来的，穿着特殊的制服以区别于普通的同龄人；知名人士会辅助和指导其发展与天赋相关的技能。他们能够与来自其他地区的天赋运动员公开竞争，还会获得许多学术规则以外的特权，甚至在出现一些行为不端时还能得到宽大处理。

但是，当智力上有天赋的孩子参加针对他们特殊才能的比赛，比如拼字比赛时，往往就会出现不和谐的声音。虽然他们的能力会受到赞扬，但也时常被嘲笑，仿佛他们参加的是一场奇怪的怪胎秀。他们甚至也会被"鼓励"要达到很高的水准——如果他们做到了，也得不到真诚的赞扬；如果他们没做到，则会被嘲笑。聪明的孩子善于观察，对虚伪很敏感，他们注意到大多数学校会选择忽视智力上的天赋，而珍惜运动上的天赋，这种困境常常引发他们的痛苦和深深的蔑视（Begin & Gagne，1994；Kerr & Cohn，2001）。

值得庆幸的是，尽管天才儿童和成人的愤怒非常强烈，但在他们中间并没有很多人变成罪犯（Cross，2001）。迄今为止，关于这个问题的出版物很少，只是偶尔会有一些非正式研究，例如Delisle（2015）研究了2000—2013年发生的枪击事件后发现："每名枪手在早年都被认为是'聪明的'，甚至是'高度具有天赋的'，虽然他们在学校的表现记录参差不齐。"《聪明男孩：才华、男子气概和寻找意义》（Kerr & Cohn，

2001）中描述了施加在天赋男孩身上的压力——要求他们拒绝对知识或艺术上的追求，而去遵循以运动为导向的"男孩准则"。他们在题为"具有天赋的反社会分子，可救赎的叛逆者，以及如何区分二者"一章中，描述了在这类群体身上可能出现的愤怒，并得出这样的结论："虽然真正反社会的天才男孩确实存在，但有更多天才男生的反社会行为，如自我中心、操纵、叛逆、侵略和自我毁灭，是属于习得性的行为，他们本可以获得机会不去学习这些；另外，"无聊、谎言、嘲笑，以及不能接受天才少年的真实自我，都会导致他的行为像个反社会分子"。有些人把这些人称为"伪精神病患者"，即他们表现出这些行为，但其实并没有精神病患者的核心特征。以这种方式来理解异常行为，可以为天赋人群及其家庭提供一些希望和途径，以拯救有天赋的人。

正如Grobman（2009）所说："……与对父母、学校或职场以及同龄人之间的冲突与焦虑相比，对内在天赋体验所产生的冲突和焦虑通常更能导致其成就不足和自我毁灭的行为。"这种内在的伤害和由此产生的外在愤怒，使许多天才儿童向精神健康专业人士寻求帮助。有时，专业人士意识到了这种伤害并进行了妥善处理，从而降低其攻击性。但是当干预目标仅仅是这些外在行为时，这些行为不但不太可能得到改变，反而会让愤怒的天才儿童感到没有被倾听、被理解，进而继续以不健康的方式表达感受，出现更严重的反应。

关于愤怒的诊断

下面，我们将几种以愤怒为主要内容的DSM-5诊断归纳在一起。它们涉及对立违抗性障碍、分裂型情绪失调障碍、间歇性暴怒障碍、品行障碍和自恋型人格障碍。根据我们的判断，我们很清楚这些诊断都曾被错误地应用于天才儿童和成人的案例中。关于这一部分，ICD-10将诊断类别分为反社会型人格障碍、自恋型人格障碍和品行障碍，然后再进一步细分为限于家庭环境的品行障碍、未社会化品行障碍、社会化品行障碍、对立违抗性障碍和其他品行障碍。我们将简要讨论DSM-5中的每种障碍所伴随的行为特征和症状，然后讨论它们与天才儿童与成人行为的相似点与差异——这些异同可能会导致误诊。

12岁的Jason被带到心理学家那里接受评估，因为他可能患有多动症。他的父母在一旁提及他们认为儿子很聪明，尤其是在数学方面。但现在他们感到很沮丧，因为Jason从这学期开始就不再做家庭作业了。老师也说他在课堂上注意力不集中，而且很多时候似乎都在生气。

Jason的父母报告说，他们儿子的数学作业经常是给一个巨大的数字5涂色，这对一个比Jason低四个年级的人来说都是一个低水平的作业！测验显示，Jason的智商至少为145，心理学家建议学校考虑让Jason接受高一个年级的课程，校方却对这个结论并不满意。为了使他有资格参加他们的天才课程，心理学家要对Jason进行斯坦福-比内量表的整个定量部分的测验。在这些定量测验中，Jason只错了三个问题，他的数学智商被认为至少是167，甚至更高。Jason对给数字5涂色感到厌烦，这还有什么奇怪的吗？

当被问及为什么不做学校的作业时，Jason哭着说他并不想做坏事，但他就是无法让自己完成那些布置给他的低水平作业，于是发现自己在学校越来越生气。

对立违抗性障碍

一个常见的对天才儿童的误诊是对立违抗性障碍，而且这几乎与多动症的误诊一样常见。在日常生活中，这种诊断是因为一个人在不同环境中与人们发生严重的权力斗争，并且表现得愤怒。正如ICD-10所描述的那样，对立违抗性障碍的特征是"有明显的蔑视、不服从和挑衅行为，但没有更严重的违反法律或侵犯他人权利的反社会行为"。这些人往往有一种强迫性，一定要去做那些与他人的要求相反的事情。这种行为特征在2岁的孩子中很正常，在意志坚定的天才儿童中也并不罕见。

当今世界的很多儿童都很容易愤怒，特别是在青少年时期，当然肯定不是所有表现出对抗性或挑衅性的儿童都是天才儿童，也不是所有表现出对抗性和挑衅性的儿童都符合对立违抗性障碍的诊断标准。另一方面，许多有经验的家长和教师会告诉你，大人很容易与情绪激烈的天才儿童纠缠在权力斗争中，如果处理不当，权力斗争可能会导致真正的对立违抗性障碍。当然，最常见的情况是孩子最终被贴上对立和违抗的标签，而教育机构或家长则置身事外，哪怕可能是他们引起了，或者至少是促成了导致障碍的行为。

根据DSM-5，对立违抗性障碍通常见于8岁以下的儿童，很少在青春期以后发病。对抗性症状往往首先在家里发生，起病通常是渐进的，往往会持续数月或数年。诊断标准见表5。

表5 对立违抗性障碍的诊断标准
（经许可转载自DSM-5）

A. 至少持续6个月的愤怒与易怒情绪、争论与挑衅行为或报复性行为，表现出下列症状中的4项或更多，并在与至少一个不是兄弟姐妹的人互动时表现出来。

愤怒与易怒情绪

  1. 常常发脾气；

  2. 经常很敏感或容易被别人惹恼；

  3. 经常生气和怨恨；

争论与挑衅行为

  4. 经常与权威人士争论，儿童或青少年经常与成人争吵；

  5. 经常主动违抗或拒绝遵守权威人士的要求或规则；

  6. 常常故意惹恼别人；

  7. 常常将自己的错误或不当行为归咎于他人；

报复

  8. 在过去6个月内至少有两次恶语伤人或报复的行为。

注：应根据这些行为的持续性和频率来区分在正常范围内的行为和症状性行为。对于5岁以下的儿童，除非另有说明，否则该行为应该常常发生，且持续时间至少有6个月。对于5岁或以上的人，除非另有说明，否则该行为应至少每周发生一次，且持续发生6个月。虽然这些频率标准提供了定义症状最低频率的指导，但我们也应考虑其他因素，如行为的频率和强度是否超出个人发展水平，或性别和文化的正常范围。

B. 行为障碍与个体或其直接社会环境（如家庭、群体中的同伴、工作同事）中的痛苦相关，或者对社会、教育、职业或其他重要功能领域产生负面影响。

C. 这些行为并不完全发生在精神病、药物使用、抑郁症或双相情感障碍的过程中，也不符合破坏性心境失调障碍的标准。

天才儿童的对抗行为

聪明的孩子在各个方面可能都比一些成人懂得更多，这并不稀奇。因此，天才儿童很可能与成人发生矛盾，他们会不停地、激烈地为自己的观点而与人争论。如前所述，天才儿童的人际判断力往往落后于他们的智力。而相比之下，实际的对立违抗性障碍并非真的与人顶撞，而是一种迫使自己去做与成人预期或要求相反的事情的冲动。

有天赋的儿童往往有更强烈的理想化倾向，他们会因为自己或他人未能实现这些理想而感到愤怒。他们的反抗行为往往集中在不公平和缺乏尊重的事情上，会在道德、伦理或社会问题上勇于争论，对传统提出挑战。他们的想法可能是黑白分明的，风格也可能是粗鲁或不屑一顾的，但在他们的那份固执的背后，驱动力往往是他们想要忠实于自己所崇拜和信仰的东西。

对立违抗性儿童和青少年的"叛逆"对象往往非常宽泛，如果你问他们在反对什么，他们似乎想的是："嗯，那得看你有什么了。" 对那些向他们提出要求、给他们带来不便或要求他们负责任的人或事，他们一般都要表示反对。但是有天赋的人，如果在社交中看到某个优雅的方式更有效，他们也会迅速改变之前自己的那些行为。这种认识为与他们的合作提供了一个切入点：家长、教师或辅导员应尽可能地尝试从侧面引导他们的反抗行为，不要被他们的行为所迷惑，一旦上钩，就会失去真正关注的焦点，会被权力斗争或次要行为所干扰。

天才儿童通常也会对同理心做出反应，例如暗示他们，利用智力来贬低或嘲笑他人像利用蛮力来伤害他人一样不可接受。潜藏在大多数天才儿童的对立行为和愤怒之下的感受是"没有人理解我"，而这正是他们愤怒的根源。

有天赋的儿童更愿意去了解社会的状况和世界的不平等，然而，由于他们的对抗行为，他们可能不会立即向与之进行权力斗争的人表露这种想法。不幸的是，由于他们是孩子，通常也缺乏洞察力或经验，所以他们无法有效地应对自己遇到的情况。如果我们这些成人再多一些耐心，努力不被权力斗争中的愤怒和争执所困扰，我们就可以避免造成更多的伤害，给有天赋的人一个"回旋余地"去解决问题，让他们运用自己的洞察力，整合自己的意识，同时维护自尊，避免受到更大的伤害。

不相容或冲突性特征

下面列出了一些行为特征，这些特征与高智商儿童或成人的对立违抗性障碍诊断不相容或相冲突。

· 反抗只针对某个特定环境（如学校）或某个特定人物；

· 不违抗大多数或所有成人；

· 最常见的愤怒与不公平或理想主义的问题有关；

· 在被允许的情况下，能有效地与成人辩论，或能以一种有理有据的方式辩论；

· 无意中惹恼或忽视他人，并且／或者没有意识到自己的行为；

· 能够关心他人的感受；

· 经常受到环境刺激（如噪声、光线等）的困扰，并会因此产生消极反应；

· 经常成为欺凌和嘲弄的对象；

· 经常因为过于敏感或太理想化而受到批评。

Ravi是一个10岁的男孩，在学校发生过用言语攻击他人的行为，他这么做主要是由于同伴嘲弄或是受挫。他偶尔也会因为在全神贯注地进行某项活动时被打断而大发雷霆。他曾因此被学校送回家，被关禁闭，被要求"面壁思过"，家人还曾尝试让他"用棍子打树"，因为这样做似乎有助于他冷静下来。

Ravi的父母对他的管教一直是相对稳定的，但他们也不情愿地承认，自己偶尔也会因为极度不满而打他的屁股，或者通过视而不见来回避冲突。他们说这个孩子一般都很有礼貌，而且他在学校以外的环境里与成人相处得也很好。经过深入询问，父母回忆起他在一年级时偷过橡皮擦和发夹之类的东西。

后来，Ravi因为用棒球棍追赶一个同学而被学校开除了，之后他被转介到儿科医生那里。他对追打同学这件事的解释虽然啰唆但逻辑清晰，其中涉及好几个问题，后来他说："我最后上课迟到就是因为我去拿饭盒时她（被追打的同学）把我锁在了外面！"他没有折磨或杀害动物的历史，事实上他非常喜欢狗或猫，经常把流浪狗带回家照顾；他也从未放过火；而且他的身体检查和脑电图都没有什么异常，药物筛查也是阴性。

Ravi被转介给当地的一位心理医生，这个闷闷不乐的男孩在治疗室里拿到一套乐高积木时突然敞开了心扉。在组装乐高的过程中，他对自己的行为表示后悔，但又说无法控制自己。他说他没有朋友，经常受到嘲笑，还被"恶搞"，他试图让自己不在乎但都失败了。他觉得自己不断受到侮辱和不公平的对待，在学校每天都要保持警惕。斯坦福−比奈测验显示，他的智商为160，视觉−空间得分也很高。如果不对Ravi的行为背景进行探讨，他就很容易被误诊为对立违抗性障碍，甚至是品行障碍。在了解了他的能力和悟性后，Ravi的心理医生提供了更有效的治疗干预。他将Ravi的天赋纳入干预措施，而不是仅仅关注外在的行为，这样能够让Ravi感到被理解，并让他有机会调整自己的行为，管理自己的情绪，控制自己的冲动。虽然像Ravi这样的儿童确实有可能需要通过药物治疗来帮助他们管理情绪，但适当的治疗干预，如寻找更合适的学校和同学，也是必要的。

后来，他进了一所中学的天才班级，并且交上了朋友——他的暴力行为也停止了。

破坏性心境失调障碍

尽管DSM-5将破坏性心境失调障碍列为抑郁症之一，但我们将其归入此章，因为这一诊断所需的核心特征是长期、严重、持久的烦躁，其特点是反复的脾气爆发——强度远远超出了当时的情境或被挑衅的程度。不过，它被列为抑郁症之一并不令人惊讶，因为抑郁症和愤怒之间有着密切的关系。一般来说，有烟的地方就有火，同样，有抑郁的地方就有愤怒。如上所述，许多问题都可能会导致天才儿童和成人感到抑郁和／或愤怒，而他们的敏感性和强烈性则可能会让他们做出看似与他人反应不相称的反应。诊断标准见表6。

表6 破坏性心境失调障碍的诊断标准
（经许可转载自DSM-5）

A. 出现严重的反复脾气爆发——表现在语言（如言语上的愤怒）、行为（如对他人身体或物品的攻击）上，其强度或持续时间与所处情境或所受的挑衅严重不成正比。
B. 脾气爆发的程度与发育水平不一致。
C. 脾气爆发的情况平均每周发生3次或更多。
D. 每次脾气爆发之间的大部分时间都持续保持着烦躁或愤怒的情绪，几乎每天都是如此，而且这种情况可以被他人（如父母、老师、同伴）观察到。
E. A～D四项标准已经存在了12个月或更长时间；并且在此期间，个体暂停出现上述症状的时间不曾连续超过3个月。
F. A～D四项标准至少在两种不同情境中（家里、学校里、与同伴在一起时）出现过，并且至少在其中一种环境中表现得很严重。
G. 首次诊断不应发生在6岁之前或18岁之后。
H. 根据观察史，A～E五项标准的发病年龄是10岁之前。
I. 从未出现过持续超过一天的显著期，在除外持续期外的时间里的表现符合躁狂或轻躁狂发作的全部症状标准——表现出符合其发育阶段特点的情绪高涨（如在非常积极的事件中或在符合其预期的背景下发生的、不应被视为躁狂或轻躁狂的症状）。
J. 这些行为并不完全发生在重度抑郁症发作期间，也不能用其他精神障碍（如自闭症谱系障碍、创伤后应激障碍、分离焦虑症、持续性抑郁症）来更好地解释。
K. 这些症状不可归因于某种生理作用或其他医学或神经系统疾病。

从根本上讲，与"破坏性心境失调障碍"诊断不相容或相悖的行为与"对立违抗性障碍"的行为相同。在与这种情绪障碍做斗争的个体一起工作时，关键是要关注其愤怒行为背后的幻灭和抑郁；不过同样重要的是需要考虑到天才儿童常见的判断力发育滞后——这种不同步的发展可表现为多年来的执行功能水平不佳。

品行障碍

DSM-5中认可的品行障碍分为两种类型。童年期发病类型的首次发病时间不早于10岁，通常见于有同伴关系障碍、对他人表现出身体攻击的男孩，而且他以前可能被诊断为对立违抗性障碍或注意力缺陷多动障碍。

青春期发病类型的人较少有攻击性行为，一般有较好的同辈关系，而且预后效果通常较好，但当他们与其他青少年在一起时更有可能表现出符合品行障碍指标的行为。

品行障碍通常由对立违抗性障碍发展而来——随着愤怒的累积，对愤怒的控制力减弱。对立违抗性障碍比较适合被理解为品行障碍的一种较温和的形式，而不是正常行为的延伸（Christophersen & Mortweet，2001）。导致品行障碍的愤怒是一种有节制的情绪，是多年来难以忍受的挫折和缺乏理解造成的。品行障碍患者在自己的行为影响到他人时通常缺乏利他主义的关注或同理心，而且可能缺乏内疚或悔恨的感觉，除非知道自己会受到惩罚。

在幼儿中，品行障碍的表现包括了对立违抗性障碍中出现的问题，此外还有对同伴和小动物的残忍行为——那些"弱者"是这些儿童最喜欢虐待的对象。如果这个过程没有被阻止，那么患有品行障碍的儿童会发展到公然侵犯他人的权利（偷窃、操纵、攻击他人、破坏财产，以及在成年后对约会对象进行性剥削）。这些儿童往往会参与"成人"犯罪，如偷车或抢劫——据报道，在美国只有3%～9%的青少年有这种行为。

某些行为，比如逃课，因为实在太过普遍，所以不会被过度关注——大多数孩子至少有过一次逃课经历。区分正常的不良行为、对立违抗性障碍或品行障碍的关键在于行为模式。对立性行为可能是品行障碍的一个方面；然而，除非存在破坏性行为，否则该行为模式不符合品行障碍的标准。

许多患有品行障碍的儿童都有过接受严厉的但前后不一致的惩罚经历，这种管教方式会增加人际关系的不信任和反社会行为的可能性。DSM-5中描述的两种类型的品行障碍（儿童期发病和青少年期发病）可以进一步分为轻度（如撒谎、逃学、未经许可外出）、中度（如偷窃、破坏）、重度（如身体虐待、破门而入、强迫发生性行为）。黑客侵入学校或企业电脑，或在网上传播病毒，是品行障碍的典型例子，这与天才青年的愤怒尤为相关。

值得注意的是，作弊没有被强调为对立违抗性障碍或品行障碍的特征，也许作弊在有天赋的儿童和青少年中也很普遍。报告显示，有80%～90%的学生尽管在其他方面表现良好，但他们承认在离开高中前至少有过一次作弊行为（Maupin，2014）。诊断标准见表7。

表7 品行障碍的诊断标准

（经许可转载自DSM-5）

A. 有反复和持续发作的行为，并且侵犯了他人的基本权利或违背了该年龄阶段基本的社会规范或规则，表现为在过去12个月内出现以下15项症状中的3项或更多，而且在过去6个月内至少出现了一项。

对人和动物的攻击性

1. 经常欺负、威胁或恐吓他人；

2. 经常挑起身体冲突；

3. 使用过可对他人造成严重身体伤害的"武器"（如球棒、砖头、碎瓶子、刀、枪）；

4. 曾对人进行过身体上的虐待；

5. 曾对动物实施虐待；

6. 在与受害者对峙时做出了抢夺的行为（如抢劫、抢钱包、武装抢劫）；

7. 曾强迫别人与之发生性行为；

毁坏财产

8. 故意纵火，试图造成严重损害；

9. 故意破坏他人的财产（除纵火外）；

欺诈或盗窃

10. 闯入他人的房屋、建筑或汽车；

11. 经常撒谎以获取物品或好处，或逃避义务（"欺诈"）；

12. 在没有直接面对受害者的情况下偷走价值不菲的物品（如在商店行窃但没有破门而入，伪造）；

严重违反规则的行为

13. 常常不顾父母的禁止在13岁之前就夜不归宿；

14. 在父母或监护人家中生活时，至少有两次离家出走并在外面过夜的经历，或有过一次较长时间的离家未归的经历；

15. 经常逃学，在13岁之前就开始逃学。

B. 行为障碍导致社会、学业或职业功能明显受损。

C. 个体年龄为18岁或更大，且不符合反社会型人格障碍的标准。

不相容或冲突性特征

以下是一些与高智商儿童的品行障碍诊断不相容或相冲突的行为。

· 对同龄人和成人进行言语恐吓，但不使用威胁手段；

· 故意破坏自己的财产（尤其是自己的成果）而不是他人的财产，这样做是出于对自己的挫败感，而不是对他人的不满；

· 偷窃对他人没有价值的物品；

· 主动或被动以某种理由回避去学校；

· 耍手段是为了避免不舒服的情况；

· 为获得更好的结果会在学校集体小组项目开展过程中控制他人；

· 不受同龄人欢迎；

· 喜欢动物；

· 只有在被挑衅时才会打架；

· 经常成为欺凌和嘲弄的对象；

· 对他人表现出同情，并会在自己造成对方痛苦时感到懊悔。

天才儿童也可能会表现出"伪品行障碍"，正如之前提到的"伪精神病患者"的概念一样。也就是说，此人可能会表现出标志着品行障碍的行为，但不具备真正的品行障碍患者所具有的特性和特征。伪品行障碍患者与品行障碍患者的主要不同点在于，不恰当的行为是其作为自我保护的盾牌——在适当的情境下，伪品行障碍患者在情感上更容易接近。

不论是伪品行障碍还是真的品行障碍的表现，或仅仅是天才儿童的特定反应，上述行为的问题都有必要得到解决，从而促进更积极的互动。如果天才儿童表现出上述的一些行为，我们就需要对其进行治疗，以免让这些行为发展成更具临床意义的问题。虽然天赋可以解释一些问题行为，但这并不能成为对他人造成负面影响的借口。

间歇性暴怒症

根据DSM-5，间歇性暴怒症的首次出现时间通常发生在青春期晚期到40岁之间，但我们还是看到有人将这一诊断结果应用在天才儿童身上。ICD-10中没有使用这个诊断类别。诊断标准见表8。

表8　间歇性暴怒症的主要诊断标准
（经许可转载自DSM-5）

A. 有反复发作的行为，明显地无法控制攻击性冲动，存在以下情况中的任何一种： 　1. 对他人进行口头攻击（如发脾气、咆哮、争吵或辱骂）或对财产、动物或他人的身体进行攻击，且平均每周发生两次，持续3个月；该攻击性行为不会导致财产的损害或破坏，也不会导致对动物或其他个人的身体伤害； 　2. 在12个月内，有三次行为爆发，包括损坏或破坏财产、对动物或其他个人的身体伤害的行为。
B. 在反复发作期间所表现出的攻击性程度明显超出其所受到的挑衅或任何社会心理压力能够诱发的攻击性的程度。
C. 反复出现的攻击性发作不是有预谋的（而是冲动的、基于愤怒的），也不是为了实现一些有形的目标（如金钱、权力、恐吓）。
D. 反复出现的攻击性发作会给个体带来明显的痛苦感受，或损害个体的职业与人际关系的功能，或导致与经济或法律有关的后果。
E. 年龄至少为6岁（或同等发育水平）。

反复出现的攻击性行为不能用其他精神障碍（如重度抑郁症、双相情感障碍、破坏性情绪调节障碍、精神病性障碍、反社会型人格障碍、边缘型人格障碍）来解释，也不能归因于其他医学状况（如头部创伤、阿尔茨海默病）或某种物质的生理作用（如滥用药物、药物治疗）。对于6~18岁的儿童来说，作为适应性障碍的一部分而发生的攻击性行为不应该被做出这种诊断。

不相容或冲突性特征

以下行为与高智商儿童的间歇性暴怒障碍诊断不相容或相互矛盾：

· 年龄小于14岁；

· 曾经出现过各种强烈的情绪，包括积极的情绪；

· 在发作的同一环境中，曾存在被持续的疏远、明确的挑衅或受挫的经历；

· 在各种情境中——包括在不会引发愤怒发作的情境中——都存在强烈的理想主义、正义感；

· 情绪爆发是为了达到一个有意义的目的而进行的操纵性尝试；

· 愤怒是为了捍卫另一个人或一个理想；

· 造成情绪爆发的事件背景是可以理解的；

· 经历着持续的睡眠剥夺或睡眠呼吸暂停；

· 如果时机适宜（如在发作期间或紧随其后的时间，在发作的地点），可以详细回忆起暴怒发作时的情节，并能够有逻辑地解释发怒的原因。

在14岁之前，孩子们有些冲动，会做出一些愚蠢的选择，并且在控制愤怒方面有些困难。这些都是正常的，也是我们保护他们的原因之一——以避免他们的错误决定可能会造成的不可逆的后果（比如驾驶或者去打仗）。正因如此，我们在做出可能影响他们未来选择的诊断之前要格外小心。

虽然有些年幼的孩子可能真的有暴怒症，但这类问题很少独立发生。通常，真正的暴怒症与明显的发育迟缓、产前药物接触、毒素、脑外伤或其他神经系统异常有关。对间歇性暴怒症的诊断需要进行非常仔细、彻底的评估，可能还应该包括与儿科神经病学专家的会诊。

自恋型人格障碍

自恋有两种形式：良性和恶性（Kernberg，1993）。[1]我们必须认识到，良性的、以自我为中心的自恋是一种正常的发育特征——尽管大多数青少年确实会有那么几年表现出自恋特征，但随着一个人的成长和成熟，婴儿时期的自恋会让位给同理心，最终变成无私。因此，自恋型人格障碍这一诊断不适用于任何年幼的儿童。在自恋这个方面，个体发育的进展、速度和程度各不相同。一些天才儿童由于异步发展特质，似乎会加快成熟的节奏，超越了自恋这个阶段；但对另一些天才儿童来说，异步发展特质似乎会减缓他们的同理心和无私精神的发展。我们注意到，天才儿童确实倾向于拥有"大自我"，即他们的思维往往是宏大的、广阔的，而且他们更专注于与他们相关的情境。此外，他们判断力的发展水平往往落后于他们的智力，因此他们较少能考虑到自己的行为可能对他人造成的负面后果。

将自恋型人格障碍放在愤怒诊断一章中看起来似乎很奇怪，然而，自恋型人格障碍患者对待他人的态度常常是轻蔑和傲慢的，他们似乎长期

---

① 自恋有许多不同的变体——健康的自恋、DSM所采用的明显夸大的版本、更为普遍的隐藏型自恋，以及与精神病有很大重叠的毁灭型自恋（预后最差的类型）。

处于愤怒状态中，如果受到挑战，他们确实很容易被激怒。[①]我们很少看到对天才儿童做出自恋型人格障碍的诊断，但经常看到对天才成人做出这样的诊断。

这并不是说我们从未见过傲慢的天才儿童。看起来，自恋作为一种严重的心理障碍，对社会造成的危害似乎比自我沉迷或傲慢自大所造成的危害更大。但我们认为这样的诊断结论可能是不正确的，因为自恋、自我中心的特征只能造成有限的损害，事实上，这可能只是一个人试图发展出来的一种不寻常或高级的技能或能力——为了应对他认为难以承受的环境。想想像史蒂夫·乔布斯或比尔·盖茨这样的人，他们最初也是看上去狂妄自大的，并且试图改变计算机世界；想想一个心脏外科医生愿意冒着病人心脏停跳的风险来拯救他的生命。为了实现高难度的目标，一个人必须无比自信，甚至傲慢。在实现目标的过程中，他必须对许多人和事视而不见——也许这会让他们为了追求未来目标的成功，而对所造成的可能影响缺乏同理心。对这些有天赋的人来说，优越感的根源在于他们在智商方面超乎常人。有些人把这样的自恋称为"健康的自恋"——一个人相信自己能够完成一项特别困难的任务，但不会毫无悔意地利用或贬低他人。

DSM-5确实指出："许多非常成功的人都表现出可能被认为是自恋的个性特征。只有当这些特征是僵化的、适应不良且持续存在的，并且会造成明显的功能障碍或主观痛苦时，它们才构成自恋型人格障碍。"诊断标准见表9。

---

① 在对边缘型人格障碍患者和自恋型人格障碍患者进行鉴别诊断时，我们往往会以其愤怒的表达方式为依据。边缘型人格障碍患者发怒时，怒火会炽热而强烈，但一般都比较浅薄、易变，而且很快就会消散。自恋型人格障碍患者的愤怒通常是冷酷的、蓄谋已久的、报复性的，尽管他们通常知道该如何用魅力来掩饰内心的愤怒。他们将魅力作为一种工具，并借此不断追求自恋的成就感和他人的钦佩。

表9   自恋型人格障碍的主要诊断标准
（经许可转载自DSM-5）

普遍存在一种需要他人赞扬且缺乏同理心的自大的心理模式——这种心理模式从成年早期开始就存在于各种情境中，表现出以下症状中的5项或更多。

　1. 对自我的重要性存在夸大（如夸大成就和才能，期望在没有相应成就的情况下就被视为高人一等）；

　2. 沉迷于对无限的成功、权力、辉煌、美丽或理想爱情的幻想中；

　3. 相信自己是"特别的"、独一无二的，只能被其他特定的或高层次的人（或机构）理解，或只能与他们交往；

　4. 需要过度的赞美；

　5. 有一种特权感（不合理地期望得到特别的优惠待遇或希望他人能够主动实现自己的期望）；

　6. 在交往中存在剥削关系（利用他人来达到自己的目的）；

　7. 缺乏共情，不愿意承认或认同他人的感受和需要；

　8. 经常嫉妒别人，或者认为别人在嫉妒自己；

　9. 表现出傲慢、清高的行为或态度。

　　患有自恋型人格障碍的个体会表现出上表中所列的症状，尽管很少有人会认同他们对自己的夸大看法。他们经常花大量的时间去幻想自己未来的成功，以及随之而来的赞美和好处，他们在内心会把自己与其他名人和成功人士相提并论。他们确信自己是出类拔萃、独一无二的，期待自己能被那些同样特别的或地位更高的人所理解，并且认为只有这些人才能和自己交往，只有这些人才能映照出他们的自我重要性；而对那些于他们光辉的自我形象毫无用处的人，他们几乎没有同理心或同情心。

　　然而，在他们要求过多赞美的背后，几乎无一例外地是他们相当脆弱的自尊心——他们的感情很容易因为批评或未能成功而被伤害，经常会感到被羞辱与被贬低、空虚与幻灭。如果天赋异禀的人付出有限的努力就能不断得到赞美，他就比较容易产生脆弱的自尊心。在这种情况下，由于缺乏挑战，个体难以养成良好的工作习惯，因此会产生一种虚假的自负。当真的需要大量努力才能获得成功时，这种虚假的自负感觉就会迅速瓦解，取而代之的是失败和受挫。这种失败感（自恋性伤害）常常会表现为愤怒，以便于保护他们极低的自尊和自我力量。他们往往会把错误向外投射，归咎于家庭、同龄人和机构。

恶性自恋的主要特点是人格结构脆弱，个人在最轻微的挑衅下也会爆发愤怒和／或暴力。自恋型人格障碍通常开始于儿童时期，并且会随着时间的推移而发展——在多数情况下，无论人们尝试采取何种专业干预措施，与之相关的特征都是难以改变的。

天才型自恋

如上所述，自恋也是许多健康的天才学生的基本要素之一。如果一个人的想法、发明、领导力等要对世界产生影响，这个人就必须要相信自己——这可以是一种健康的自恋。要发展自己的能力，使其能够对世界产生影响，就需要大量的时间和努力——一个人必须专注于发展这些能力，有时甚至需要全力以赴。如果一个人志存高远，那么他往往需要对自己有强烈的信念，并且足够专注。这也意味着他对其他责任、其他人的忽视。Lubinski和Benbow（2001）指出，如果一个人要发展特定的能力，使自己能够对某个领域产生重大影响，并"推动学科向前发展"，那么整整十年每周工作70个小时通常是一个必要的前提。Gladwell（2008）在Ericsson等人（1993）的研究基础上提出，想要在认知要求高的领域成为专家，至少需要一万个小时。如果没有自信心、在专业领域的大量投入以及长期的努力，成功的可能性就微乎其微。而一个努力的人如果专注于自己的工作，可能就会忽略其他人，并且看起来非常自我。

任何写过书、编制过拨款提案、设计过建筑或景观、创作过艺术作品或做过手术的人都知道，在准备与执行任务的过程中，需要有大量的时间投入和对自我充分的信念，还需要至少在一段时间内集中注意力有选择地忽略周围的人和事。正如Lubinski和Benbow（2001）所说："选择卓尔不群是有代价的……必须牺牲与同伴和家人的亲密关系，这是一个非常困难的选择。"周围的人可能会耐心地等待一段时间，但随后很可能会觉得这些人过于自我陶醉和自恋。例如，外科医生经常被认为很自恋，可考虑到这个职业是要在另一个人身上做手术，需要相信自己能够处理任何手术中可能发生的意外和危险，那么一定程度的自信也是必须的，而外科医生的这种超强的自信常常会被误解为傲慢。错误的归因往往导致我们认为这些人真的过于高傲，而他们也无法让那些根本不理解他们的人改变这种看法。

一位外科医生讲述了自己的经历。他小时候会在他父亲的肉店里剖开各种动物器官，对生物学和身体的运作方式非常着迷，但他很容易发脾气，而且经常被人误解，因为他看起来总是对别人漠不关心。他的家人对他过于自我且一门心思都在生物学上的情况感到很忧虑。尽管如此，他在学校仍是个明星学生，也确实有几个亲密的朋友，且他们的成绩都很优异。

几年后，在从医学院放假回家后，这位聪明的学生决定为家里的猫做绝育手术，事后他宣布手术很成功。然而，过了不久这只猫就死了。羞愧之余，他返校后努力补习外科知识。现在，他是一位备受尊敬的外科医生。每当回忆起那次的羞辱，他都心怀感激，感谢它让自己学到了重要的一课。

目前，他正经历着一些婚姻矛盾。妻子起初对他的能力和成就非常着迷，但现在总是感觉被忽视，她想得到他更多的关注——孩子们也是如此。尽管如此，她也看到丈夫通过开发几种新的外科技术而拯救了无数人的生命；而且当他愿意和她一起休假时，也表现得非常体贴和善解人意。

因此，虽然她有时会感受到他的自恋，但也看到了一个自信、关心他人并对自己的技能感到非常自豪的人。

虽然这些人并没有明确地将他们的成功与自恋联系起来，但有几本书描述了在进行重大项目时所表现出的自我关注。《杰出人物的摇篮：700多位知名人士的童年》（2004）一书就讲述了杰出人士如何常常表现出一心一意、全力以赴的专注，尽管这经常会严重影响他们与他人的关系。《聪明男孩：才华、男子气概和寻找意义》（2001）和《21世纪的聪明女孩：理解天才女生》（2014）同样描述了聪明的、强烈的、理想主义的男性和女性在努力发展他们的潜力时的内倾型自我关注。Plucker和Levy（2001）清楚地总结了这些问题，他们说："这些牺牲并不容易，特别是在维持关系、拥有家庭或保持理想的生活质量上出现问题时。我们都愿意相信，一个人只要努力工作，发展自己的才能，就肯定不会有什么负面影响，但事实并非如此。"

当然，确实有些人具有病态的自恋型人格，无论他是否有天赋，其人格都容易呈现出一种被羞耻感、嫉妒和优越感所围绕的组织结构，从而掩盖其潜在的缺陷感。病态自恋通常是一种掩盖内心空虚的补偿性傲慢（McWilliams，1994）。对这些自恋的人来说，获得他人眼中的声望超过了现实且有价值的目标。他们希望上名校，开豪车，而不考虑这是否与自己相匹配。自恋的人倾向于以二元论贬低其他选择——这个是"最好的"，那其他一切都是"非最好的"。一个"非最好"的结果对他们来说几乎是不可容忍的，这与完美主义者的体验相似。因此，一个有驱动力、有天赋的完美主义者也可能出现自恋，这会进一步导致有天赋者和自恋者之间人格结构的混淆。

不过，对自恋者来说，事情的表象要比事情的真相更重要；但有天赋的人更关心现实以及对他人和未来的影响。

具有天赋的非病理性自恋者，一般会寻求拓展和表达他们认为自己具有的能力和才华，而不理会别人的意见。他们有一种内在的、可能是与生俱来的、同时也是理想主义的（有时甚至是不切实际的）动力，去成为他们能够成为的一切，并努力实现自我（Daniels & Piechowski，2008；Lovecky，1986）。

有天赋的人通常会去寻求符合自身需要或环境需要的古怪办法，而不是那些最有可能给别人留下良好印象或提高他们地位的解决方案，自恋者则往往会选择那些能提高其地位而非能力的东西；有动力又有天赋的人会尽力展现他们所拥有的东西，而自恋型人格障碍患者则会努力隐藏自卑感和个人缺点。

有些家庭的教养方式会助长孩子不适当的自恋，例如从孩子小时候就要求其以后要从事高声望的职业，而很少考虑他们的才能和兴趣。一个年轻人在7岁时就被家人要求以后要成为一名医生，具体来说就是神经外科医生或心脏病专家。事实上，由于他失去了一个兄弟，他就被家人期望要完成两个领域的医师实习，成为一名"双博士"，以弥补家庭的损失。遗憾的是，后来这个家庭一直对家里只出了一个才华横溢的心理学家而有所不甘。父母的任务是发现自己的孩子是谁，并帮助他找到适合他自己的职业。有些家庭强调天才儿童的"特殊性"，这种做法不仅会给孩子带来压力，还会让他变得自恋。如果父母宣称他们的孩子是"超能力儿童"，来到这个世界上就是要一鸣惊人的，那么这可能会给一个年幼的孩子施加远超出其理解范围的期望。当这个孩子"理解"或"接受"他在宇宙中的特殊地位时，他可能就会开始认为自己比"别人好"，不需要遵守习俗或规则，并且会在早期表现出一些特殊的行为，以给周围人留下深刻印象，而这也滋长了他自恋的苗头。

患有自恋型人格障碍的人似乎经常会为周围的人"写剧本",当人们没有按照他的计划行事时,他就会做出糟糕的反应,而其他人的需要和愿望对他来说根本无关紧要。天才儿童及成人的模式则与之不同,因为天才儿童和成人通常会觉得只要跟随自己的节奏就好,而不会试图强迫周围的人成为他们"独角戏"的幕后人员。

被自己的天才孩子吓住的父母,可能无法为孩子的行为设定足够的界限。这些孩子可能会表现出自恋型人格障碍的行为和态度,并陷入他们与家庭共同发展出的病态人格当中,继而发现自己很难在世界上立足,而想要摆脱这种思维和行为模式可能是非常困难的。

当然,在受到带有轻视的批评时,或者在自己的成就没有得到尊重时,多数人都会受到专业人士所说的"自恋的伤害",并且通常会被激怒,表现出类似自恋的行为。对自己有很高期望的人——尤其是完美主义者——特别容易受到这样的伤害。"在身处有损其身份或自尊的情境中时,哪怕是一个不自恋的人,都可能会看起来傲慢或自卑、幻灭或空虚。医学院和心理治疗培训项目以让学生感觉自己像个无能无知的孩子而闻名,而这些学生可能在其他方面很成功。在这种情况下,诸如大吹大擂、固执己见、吹毛求疵或对导师的理想化等补偿性行为就在意料之中了。"(McWilliams,1994)。通过仔细审查当前的背景和当事人的历史,我们可以将这种由情境困难所引起的行为与自恋型人格障碍区分开来。如果这些问题行为没有在其他环境中反复出现,或者如果它们是因为新环境而发展出来的,那么诊断自恋型人格障碍是不合适的。

不相容或冲突性特征

以下行为与高智商儿童及成人的自恋型人格障碍诊断不相容或相冲突。

· 在一个或多个领域有真实的非比寻常的能力；

· 通常，只有在专注于自己擅长的领域时，才会出现超专注和忽视他人的情况；

· 对偶尔的粗心或无能持宽容态度，儿童会对他人的真诚表现出耐心；

· 对他人表现出同情心和同理心，对自己的成就能保持谦虚的态度；

· 似乎是在捍卫一种个人偏好，而不是为了追求声望；

· 在某些特定场合表现出自恋行为，但在其他场合不会这样；

· 相对来说，自恋行为是一种新出现的状况；

· 有积极和现实的自尊心，对自己的能力有强烈的信心；

· 自恋行为是因早期的依恋创伤而导致的。

小结

天才儿童的强烈性和敏感性可能会导致他们在家庭中不被理解，在学校中得不到适当的教育安排，从而产生挫败感，这种情况比比皆是，对那些高度具有天赋的儿童来说尤其如此，因为他们是少数群体（平均在一个30人的班中只有1个），他们的行为特征可能无法被其他人理解，甚至可能被批评。如果成人在家庭或职场中遭受努力不被理解、能力被否定或贬低、受到挫折等情况，他们也会做出类似的愤怒表现。重要的是，我们要记住，人际关系是养育健康的儿童、营造美满的婚姻、建立良好同伴关系和职场关系的重要组成部分，而接受天才人士全部的固有的怪癖将大大有助于实现理解和积极的互动。家长和心理健康专业人士应该避免落入天才儿童的"圈套"——远离只会导致关系紧张和愤怒的权力斗争。"既来之，则安之"这句俗语或许可以帮助家长避免那些麻烦的互动。

以上关于愤怒的诊断代表着非常严重的心理健康问题，我们不应掉以轻心。由了解天才特质的专业人员进行能力评估，对避免污名化的误诊有很大帮助。通过熟练的评估和适当的治疗，也许与天才有关的愤怒和对抗行为都可以得到控制，并大大减少。在接纳和理解的基础上培养正面的人际关系，并提供符合天才人士需要的教育机会，会最大限度地减少天才儿童的挫败感和愤怒反应。

第五章

观念障碍和焦虑障碍

另一类涉及天才儿童和成人的误诊主要涉及头脑中的理性生活——意识观念，焦虑与担忧。这两者通常是相互关联的，患有广泛性焦虑障碍、强迫症或强迫型人格障碍的患者会对自己的观念感到焦虑不安；在另一些情况中，患者可能会对人际关系感到焦虑不安，比如社交沟通障碍、分裂样人格障碍或分裂型人格障碍；还有一些人，比如阿斯伯格综合征（已纳入DSM-5的自闭症谱系障碍类别）患者，通常会有大量非情感性的知识化思维和观念，并且在特定的社交环境或意外情况下可能会明显感到不适和焦虑。

尽管有些人可能不同意，但我们仍将本章中的障碍归为一类，以便于关注与观念和／或焦虑相关的问题。我们相信这样可以提供最好的指导，让我们能够把具有一种或多种障碍的天才儿童及成人与没有这些障碍的天才儿童及成人区分开来，也使我们能够注意到超常的智力或其他能力可能是导致或维持某些障碍的因素之一。

正如前文所述，准确的诊断并不是一个简单的"非此即彼"的决定——患者要么有障碍，要么没有。有时天赋确实也与障碍有关，这种双重性在本章所讨论的诊断中尤为明显，因为其中涉及超常的智力和观念成分。天才儿童和成人当然可能患有这些障碍中的某一种，而且事实上，其中一些诊断似乎更有可能发生在有天赋的成人身上。

对现实的深刻理解、经验不足，以及情感成熟度的异步发展都会导致严重的不协调。大多数天才个体的强烈性、敏感性和敏锐的意识都会加剧对这种不协调的，甚至是过度的情感反应。天才儿童由于其智力的优势，而更为强烈地意识到理想与现实之间的不一致。然而，他们因缺乏经验而无法正确认识规则的重要性以及不道德与非法行为之间的区别，并且常常会为此感到焦虑和担忧。

【示例1】

一个患有阿斯伯格综合征的年轻人在同学家做客时突然跑进房间，看起来十分焦急，他要求同学的家长报警。经过进一步询问，这位家长得知年轻人看到其他孩子在欺负一只猫。虽然大人们不得不承认那些孩子的行为是不对的，但他们解释说这并没有到需要警察介入的程度。

这位年轻人的焦虑是对失去控制或对所见所闻失去信心的正常反应，也是对伪善的正常反应。他清楚地看到规则与理想往往与现实不一致。如果只是有选择性地遵守规则，那么孩子就没有办法知道他所处的环境会发生什么。这个年轻人对他所处环境中的不一致做出了反应。

【示例2】

我是一个天才少年的母亲，我的孩子在一岁半时被诊断患有严重的分离焦虑和抑郁症。当时我是一名住院医生，为了照顾他，我不得不离开我的岗位。我相信这种焦虑是由于他在极小的时候就意识到了死亡（在他的金鱼死后），他开始着迷于寻找一种方法来抵御想象中的我的死亡。他完全是自己从金鱼的死亡推断出我可能也会死亡的。

他的极端焦虑和强迫症持续了好几年，直到他6岁左右，我们去看了一位心理医生，试图找出解决办法。医生承认我们儿子的智力可能是导致严重焦虑的一个因素，但他似乎在慢慢地、循序渐进地自己解决这个问题。他先是创造出了一个想象中的朋友，这个朋友拥有一架飞机和一把特殊的枪，可以让死去的人活过来；然后他让我飞到某个地方，还会在我死之前用那把神奇的枪射击我。

他把几乎所有清醒的时间都花在思考和担忧上。后来，当他意识到他想象中的朋友无法真正阻止我的死亡时，他决定在我死后要另外指定一个母亲（甚至不是由我来选择）。那是他最后一次提到死亡的问题。

许多人都指责我，包括他以前的儿科医生、学前班老师和其他家庭成员，说我在某种程度上导致了他的严重焦虑。但老实说，我真的不认为是这样。

正如这些小故事所讲述的，即使是最成熟、最有学识的成人，也很难调节和应对分离、死亡、贫穷和战争等复杂的现实问题。年幼的天才儿童可能更需要避开这些现实问题，直到他们能够形成自己的观点。有天赋的孩子对许多事情都心存疑问，常常无法相信父母关于死去的宠物去了哪里的善意谎言；电视上的暴力行为会被他们铭记于心——我们很难通过逻辑向他们解释清楚；对于穷人，他们认为的解决方案简单又显而易见："为什么不让他们和我们住在一起呢？"对死亡的担忧可能表现为同情脆弱的虫子或抗拒食用肉类，这会导致行为的改变，比如吃素或在户外走路时小心翼翼。

这些观念什么时候才算超出天才儿童的正常发育阶段并达到诊断的临床意义呢？这是很难确定的。本章将重点介绍天才儿童和被诊断为某种障碍的儿童的想法之间的相似性与差异性，以及天赋与病态观念之间的相互作用。

强迫症

强迫症是一种常见的对天才儿童的误诊。我们知道强迫症和智力天赋之间确实有重叠之处——在智力受损的人身上，强迫症并不常见，因为这种障碍的根源在于思考能力——这是高智商的关键要素。但在将这种障碍应用于天才儿童时，我们需要谨慎行事。特别需要注意的是，根据DSM-5，强迫症很少开始于青春期或成年早期。一般来说，童年期思维的特点是僵化、非黑即白、强迫性和出人意料的，而普通儿童的特点在天才儿童中往往表现得很极端。由于DSM-5没有提到强迫症的行为特征与天赋特征的重叠，所以这些特征似乎很容易导致临床医生做出误诊。诊断标准见表10。

表10   强迫症的主要诊断标准
（经许可转载自DSM-5）

A. 有强迫性思维、强迫性行为，或两者兼有： **强迫性思维** 　1. 在障碍发作期间，脑中会持续性地反复出现一些想法、冲动或图像——这些似乎是侵入性的、不想要的，并且会在大多数人中引起明显的焦虑或痛苦； 　2. 个体试图忽略或压抑这些想法、冲动或图像，或用其他想法或行动（通过执行强迫性行为）来中和它们。 **强迫性行为** 　1. 由强迫观念驱使的重复性行为（如洗手、整理、检查）或心理活动（如祈祷、计数、默念单词），或必须按照严格的规则执行； 　2. 这些行为或心理活动旨在预防或减少痛苦，或避免某些可怕的事件或情况；然而，这些行为或心理活动要么与它们旨在中和或避免的东西没有现实的联系，要么就明显是过度的。
B. 强迫性思维或强迫性行为会耗费时间（如每天花费1小时以上），或在社交、职业或其他重要的功能领域造成临床上显著的困扰或损害。
C. 该强迫性症状不能归因于某种物质（如药物）的生理作用，或其他躯体疾病。
D. 没有其他精神障碍的症状能更好地解释该症状（如广泛性焦虑症中的过度担忧、身体畸形症中的外貌困扰、囤积症中的丢弃物品或断舍离的困难、拔毛障碍中的拔毛发、抓痕障碍中的皮肤搔抓、刻板动作障碍中的刻板动作、进食障碍中的仪式化进食、成瘾性障碍中的成瘾行为、疾病焦虑障碍中的对患有某种疾病的先占观念、性欲倒错障碍中的性冲动或性幻想、冲动控制障碍和品行障碍中的冲动、重度抑郁障碍中的内疚反刍、精神分裂症谱系障碍和其他精神病性障碍中的思维插入或妄想性的先占观念、自闭症谱系障碍中的重复性行为模式等）。

大多数孩子会把他们日常生活中的那些小习惯当成一种安慰，但通常只限于一天中的某些时间，而且往往是半游戏性的。孩子们可能会避免踩到路砖之间的裂缝，以免"弄伤了妈妈的背"，他们会担心自己的错误行为会造成伤害，这是儿童时代的"魔法思维"的一部分。孩子们通常相信圣诞老人和壁橱里的怪物，没有小毯子就不能睡觉，或者担心伤害毛绒玩具的感情。这样的信念在成人中可能是病态的，但在儿童中却是正常的阶段性发育特征。

年幼的孩子往往认为，事情应该根据他们所观察到的或被教导的方式进行。我们经常听到孩子说："不是这样做的！"或"妈妈不是这样做的！"他们认为对某项任务来说，有且只有一种做法。他们可能会僵化地坚持特定的常规，这也是其发育过程中的一个特征。随着儿童的成长，他们会逐渐走出这种魔法思维和僵化的行为模式，进入更现实的理解阶段。

患有强迫症的儿童与普通儿童的不同之处在于，其存在着严重的信念扭曲并且这已经影响了日常生活。他们的强迫性观念常常会导致焦虑，而他们的强迫性行为则是用来对抗和缓解他们所体验到的焦虑的。强迫症的仪式感和冲动可能会成为一种干扰其日常生活的全职活动。在诊断过程中，识别规范性行为是很重要的。一个是7岁的孩子认为做事只有一种方法，另一个是洗手数次并拒绝触碰其兄弟姐妹碰过的物品的孩子，此二者之间有很大的不同。

8岁的Ethan第一次进入心理医生的办公室时，他的手已经因为过度清洗而变得红肿粗糙，父母对他这个习惯忧虑不已。他不仅会频繁洗手，还拒绝触摸家人碰过的任何东西，因为他担心上面有细菌和疾病。无论家人如何对他进行安抚，或告诉他一些关于细菌的知识（这些方法能够帮助没有强迫症的天才儿童缓解担忧），都无法帮助Ethan摆脱这些纠结。他开始拒绝参与曾经感兴趣的活动，如游泳或参观儿童博物馆。

他的母亲曾读到一些天才儿童会有完美主义倾向，她想知道这是否也是Ethan面临的困难之一，因为他的父母曾经就是天才儿童，而且他已经通过学校的测验被认定为天才。最终评估表明，Ethan确实患有强迫症，因为Ethan总是反复思考只要他不洗手就可能会发生的可怕事件，并且通过执行某些仪式来防止可怕事件的发生。

Ethan接受了认知行为技术的治疗，包括轻微暴露和反应预防，虽然这些方法通常不用于这么小的孩子。Ethan智力的不平衡（超前）发展使他能够迅速从这些干预方法中受益，并学会如何管理那些使他感到恐惧并导致强迫性洗手的想法。

患有强迫症的儿童可能会因为他们算错了所经过的停车收费器的数量，而要在学校和家之间重新走一遍；在学校，他们可能需要按照特定的顺序来整理他们的作业或其他物品；有些人需要"对称"地完成一个动作的次数；有些人会一遍又一遍地重做作业以确保完整性，或者反复阅读课本中的句子段落以确保他们完全理解了所有的内容。这大大增加了完成家庭作业或考试的时间，并且很容易被归结为完美主义，从而导致漏诊。

有一个小男孩，如果他妈妈只触碰他的一侧肩膀，他就会很不舒服，感觉平衡被打破了，除非妈妈再触碰另一侧肩膀。他知道这很"傻"，所以对此缄口不提，只是躲避着妈妈的拥抱，因为他不能确定拥抱时她会不会让他"失去平衡"。

当然，有天赋的儿童和成人可能确实会有古怪的行为，过度兴奋特质会促使他们对某些刺激物，如气味、质地或声音做出强烈的反应。虽然这样的天才人士在压力之下会出现强迫性行为，但天才人士的这些奇特的、类强迫性的古怪行为与真正的强迫症行为有本质上的不同——前者通常是短暂的，或者是有天赋的人对自己"瞬间激情"的一种过度热忱。天才的高度专注的活动往往指向明确的目标，但强迫症患者的强迫性活动通常是毫无意义的，只是为了减少焦虑、使自己平静、试图否定或消除一些不合逻辑的令其恐惧的事件。他们程序化的强迫性行为甚至可以被看作"反创造力"的行为——旨在"消除"一种可能性，而不是探索或发展一种可能性。对强迫症患者来说，容忍所处情境的模糊性和不确定性是非常困难的，甚至是不可能的。强迫性行为的动机是恐惧和焦虑，而天才的类强迫性行为是出于对活动本身的热情、兴趣和享受。因此，"天才强迫性"行为与强迫症行为即使没有量上的差异，也有本质上的不同。①

强迫型人格障碍

在DSM-5中还有一种被称为强迫型人格障碍的基本人格结构：个体专注于秩序、精确性、完美主义，以及心理和人际控制，而牺牲了灵活性、开放性和效率。虽然在某些情况下，有序、高质量和控制感都是令人钦佩的特征，但在强迫型人格障碍患者中，这些特征却被推向了不健康的极端。强迫型人格障碍患者被描述为过于刻板、自律、有序、挑剔、固执、非黑即白、严苛、认真、节俭、不灵活，还常常对他人的违规行为和道德瑕疵耿耿于怀。这些似乎是一种天生的气质倾向或基本人格结构，它们与天赋的特征有重叠之处——强迫性人格障碍的病理行为与我们在某些

---

① 如需了解强迫症患者充满挑战的生活，请参阅Wortmann的《触发：强迫症回忆录》。

完美主义的天才儿童身上观察到的行为惊人地相似。这些行为都源于一种因缺乏对环境的控制而产生的焦虑感；但是二者之间也存在一些明显的差异，我们稍后会做出解释。诊断标准见表11。

表11　强迫型人格障碍的主要诊断标准

（经许可转载自DSM-5）

普遍具有一种心理活动模式，表现为以牺牲灵活性、开放性和效率为代价，对秩序、完美主义以及心理和人际控制的过度关注，这种表现开始于成年早期，并存在于各种情境中，在行为方面表现出以下症状中的4项或更多。

1. 专注于细节、规则、清单、秩序、组织或日程安排，以至于忽略了任务的重点；

2. 追求完美而干扰了任务的完成（例如，由于过于严格的标准没有得到满足而无法完成一个项目）；

3. 过分专注于工作和成绩（并非出于明显的经济需要），忽略了休闲活动和友谊；

4. 对道德、伦理或价值观的问题过于谨慎、一丝不苟和僵化（与文化或宗教认同无关）；

5. 不能丢弃破旧或无价值的物品，即使它们没有感情价值；

6. 不愿意委派任务给他人或与他人合作，除非他们能够完全按照他的方式去做；

7. 对自己和他人都很吝啬，存钱是为未来的灾难做准备；

8. 表现得僵化和固执。

强迫型人格障碍与天赋的关系

几十年来，临床医生一直认为，具有强迫症特征的人，其智商应高于平均水平，但在搜索文献时，我们并没有在相关研究中找到证据；而且很少有人尝试将强迫症与天赋的概念联系起来。然而这种联系应该不足为奇，尤其是一些研究（Neumeister，2015；Rogers & Silverman，1997）已注意到天才与完美主义者之间的关系。强迫症或强迫型人格障碍患者也是完美主义者，他们因为忧虑自己的不足和不完美，而产生了内疚或焦虑的感觉。ICD-10指出："他们会对自己的错误进行无情的自我批评。"天赋异禀者和强迫症或强迫型人格障碍患者都试图通过理智化和思考来缓解紧张，并通过对环境施加控制来管理他们的完美主义、焦虑和内疚。

上表中的第4项症状在天才成人中也很常见，而且会妨碍到他们的工作。很多天才儿童和成人会花大量时间去思考，他们是典型的理想主义者，关注公平、正义、标准和改善环境等问题（Rogers & Silverman，1997；Silverman，2002）。他们经常会思考自己可以成为什么样的人，或者世界应该是什么样的，并且能够想象出来，但同时他们能清楚地看到自己和世界与这一理想有多么遥远。

天才儿童在很小的时候就会有这种理想主义，那时他们逐渐意识到自己对环境的控制越来越强，也还没有遭遇并接受他们的个体局限性。他们中的许多人会产生一种个体责任感——当他们看到无家可归的人时，会感到不安；他们会被那些饥饿儿童的形象所困扰；一些天才儿童会辗转难眠，因为他们担心恐怖主义的袭击，更担忧世界各地正在受到伤害和死亡的人们。与许多患有强迫症和强迫型人格障碍的人相似，天才儿童会持续而过度地忧虑，并产生内疚感和责任感。一般来说，他们不大容易责备他人，但很容易自责。

几乎所有的儿童都有自我中心的倾向，认为自己是问题的原因或责任的根源，但聪明的儿童往往更容易责怪自己。安慰并不能减轻他们持续的、令人不安的想法，而这些想法常常伴随着痛苦。虽然天才儿童的这些行为模式令其家长感到苦恼，但并不一定表明天才儿童存在心理障碍；相反，这些模式恰恰可以反映出天赋的特征——他们长大后更有可能会发展成具有高度同情心的利他主义者。要对潜在障碍和日常行为进行区分，关键就是要衡量受损程度。如果轻微的困扰能够导致积极的个体内部变化（如增加同情心和利他主义），那么日常功能的损害程度可能远远低于对其做出"临床问题"或"障碍"的诊断的标准。

孩子们在面对一个新环境时感到焦虑，这是可以理解的——即使从其他人的角度来看，这些焦虑似乎过度了。我们很容易用自己的标准来确定他人的恐惧是否合理，然而事实上，在我们看来可能是平淡无奇的事情，在他人看来可能是很可怕的。举例来说，一个11岁的女孩正在慢慢学习独自待在家中，并因此感到极度焦虑，和她一起工作的心理学家曾是一名"钥匙儿童"，小时候经常自己在家中独处，于是最初他对这个孩子的焦虑感到非常费解，因为这个孩子生活在一个安全的社区里，周围的邻居都是她上幼儿园时就认识的；此外，她的父亲、母亲和继母都有手机，都在家附近工作。然而，"独自一人"对这个女孩来说是陌生的，所以也是可怕的。我们中的大多数人都是通过我们自己的童年视角来看待孩子的，于是我们自己的童年就成为衡量事情的正常标准——尽管这个标准非常主观。

同样重要的是，我们要认识到，焦虑是会传染的，孩子们经常从他们的父母那里被"传染"上焦虑。如，当孩子不小心跌倒时，他常常会环顾四周，从成人的反应来衡量他们应该有多担心摔跤这件事。如果看到忧心忡忡的父母，他们就会张开嘴巴开始哀号；相反，如果他们得到了安慰，他们就能轻松地甩掉这个小小的跌倒。成长的本质意味着逐渐远离父母，孩子们需要承受一些逐渐增加的挫折和焦虑，因为他们要学会容忍不确定性，学会管理压力。成人需要鼓励孩子循序渐进地迈向自主，而在这个过程中就包括这些小小的可控的挫折——可以从尝试系鞋带开始，"有需要才去帮忙"。孩子们在成长的过程中会面临选择和挑战，要应对可怕的情况，如果他们在童年时从未经历过任何具有挑战性和潜在焦虑的体验，那么他们就无法为成年后的独立做好准备。

一个强迫症患者因为担心或为了减少这种担心会进行某些仪式，而且他往往能够意识到他的想法或行为是过度的或不合理的，甚至可能是愚蠢的。拔毛症（强迫性拔毛）就是这样一种行为，患者总是会揉搓或拔掉自己的头发、眉毛或睫毛——甚至会达到拔秃了的程度。患者可能知道这种面对紧张时的习惯是没有什么益处的，但他似乎无法停止。

而天才人士与此相反,他们通常不会认为某些仪式是过度或不合理的,事实上,他们能够详细地描述为什么要这么做,以表明自己的想法和行为不仅合理而且在当时的情境下是理性且恰当的。从这个角度来说,其他人甚至能理解他的观点。如,飞行员会严格按照飞前检查程序一步一步地检查飞机,然后才允许乘客们登机,他们总是按照同样的顺序做这些事,绝不会心不在焉。大多数人都会觉得这样的规范令人安心。天赋异禀者的焦躁行为往往会指向积极的目的,而不是消极的无效行为或者某种自我苛责或赎罪。

强迫症以及强迫型人格障碍患者与天才的日常功能的受损程度是不同的。虽然他们在观念或行为上可能相似,但强迫症和强迫型人格障碍患者的日常功能受到了损害,无法正常行使;而天才人士则在积极寻求方法解决潜在的个人或社会问题——这些都是他产生担忧的根源。但是请注意,一部分天才人士当然会(而且确实会)经历强迫症或强迫型人格障碍,而且治疗对他们可能也相当有帮助。

目前,对于这类患者,最好的治疗方法是认知行为疗法,例如暴露与反应阻止法(exposure and response prevention)。通过这类方法,患者能够对自己的恐惧不再敏感,并且能够学会管理自己的想法和焦虑并使之为自己服务而不是困扰自己。

DSM-5还提出强迫症可能有遗传因素。当然,智力方面也有遗传因素,目前我们还不清楚这两者之间有多大关联。

进食障碍

DSM-5明确指出强迫症和强迫型人格障碍患者通常与完美主义和

进食障碍相关，而且有一些文献表明进食障碍与天赋有关（Neihart，1999）。Daily与Gomez（1979）的研究报告指出，在他们的进食障碍患者中，有90%的人智商分数为130或更高，Rowland（1970）则发现，超过30%的进食障碍患者的智商不低于120分。Blanz等人（1997）同样发现患有神经性厌食症和暴食症的青少年智商分数明显较高。然而，Touyz等人（1986）并没有发现高智商和进食障碍之间的相关性。一般来说，进食障碍患者会在青春期出现症状。虽然只有不到1%的人符合厌食症的全部标准，但年仅6岁的女孩也可能会表现出对自己的体重和身材的不满，并开始"节食"。最近一些研究发现，厌食症与未被诊断的自闭症谱系障碍之间存在相关性（Baron-Cohen et al.，2013；Dudova，Kocourkova & Koutek，2015）。

大约有1%的年轻女性符合暴食症的标准。虽然症状因人而异，但这种疾病是由某种社会观念驱动的。消瘦的形象与正常体重或肥胖身材的形象相比，会带来负面的身体意象（Groesz，Levine & Murnen，2002）。像大多数心理健康状况一样，进食障碍是遗传因素、社会因素和环境因素综合作用的结果。节食的人可能会发展成厌食症，但很难预测谁会患上这种疾病。它一旦出现，就很难治疗，而且预后很差（Steinhausen，2002；Zipfel Löwe，Reas，Deter & Herzog，2000）。

虽然进食障碍有时会被非专业人士简单地视为某种阶段性症状或自恋倾向，但事实上它是所有精神障碍中死亡率最高的疾病之一。利尿剂、催吐和限制性节食都会造成电解质紊乱，并进一步影响心脏的正常功能。与暴食症和厌食症相关的身体自我厌恶，也导致了很高的自杀率（Arcelus，Mitchell，Wales & Nielsen，2011；Kostro，Lerman & Attia，2014）。

患有厌食症的人往往也容易有完美主义倾向和强迫症，而且这些特质在厌食症出现之前就存在了，即使厌食症处于缓解阶段，它们仍然存在。患者通常认识不到自己的行为对健康的不利影响，且他们所持有的对自己的身体意象与其现实中瘦削的形象不一致。抑郁症、焦虑症、药物滥用、强迫症和人格障碍是伴随厌食症发生的常见情况。[①]

临床医生必须了解进食障碍患者——尤其是患有厌食症的高天赋女孩——的病因学差异；此外，临床医生也应考虑未确诊的自闭症谱系障碍和厌食症之间的联系。医生如果不了解并发疾病的可能性以及病因学差异，就会在进食障碍治疗中屡战屡败。例如，患者抱怨食物让他们感到恶心的行为往往会被视为挑衅，而事实可能是他们的身体确实无法代谢补充剂的营养成分，或存在食物过敏的情况——这种情况在高度和极度具有天赋的人群中是经常发生的。同样地，如果患者坚称自己并不想减肥，那么他很可能会被认为是否认事实——人们不愿理智地尊重患者对自己的忧虑。帮助这些患者了解他们性格中与天赋和自闭症谱系障碍相关的部分，可能会很好地促使他们了解自己的一些与众不同的感受，并且认清哪些行为只是怪癖，哪些行为是要尝试做出改变的。

进食障碍往往会成为伴随终生的疾病，其特点是反复发作。对年轻人进行早期积极干预（即使需要住院治疗）是效果最好的方法之一（Robinson，2009）。

自闭症谱系障碍和阿斯伯格综合征

目前，阿斯伯格综合征已被从DSM-5中删除，但仍包括在ICD-10

---

① 一些"饥饿引起的生物变化"可能会导致体重进一步意外下降，请参阅Herpertz–Dahlman的《人类饥饿生物学》。

中，仍是公众广泛使用的一个术语。在DSM-5中，该诊断被归入自闭症谱系障碍中，覆盖了从个体功能低下者（DSM-5中的"需要非常大的支持"的人）到高功能者（"需要支持"的人）。诊断要求具体说明个体是否有伴随智力或语言障碍，以进一步划分功能水平。

近年来，自闭症谱系障碍受到越来越多的关注，诊断数量也在增加。截至2015年，美国每50名儿童中就有1名自闭症谱系障碍患者被确诊。

80多年前，奥地利儿科医生Asperger（1944）首次阐述了一种儿童智力和语言发育正常，但社交和行为存在缺陷的精神疾病，即阿斯伯格综合征，但当时几乎没有引起人们的兴趣，直到1981年英国的Lorna Wing发表了类似的研究，才激起广泛的兴趣和研究热情。尽管阿斯伯格综合征现在被归入自闭症谱系障碍，但对于阿斯伯格综合征是一种独立病症还是自闭症的一个变体，仍存在一些分歧。从历史上来看，专家们对其特征的定义存在很大的差异（Lovecky，2004）。多年来，科学家和临床医生一直在争论"高功能自闭症"和阿斯伯格综合征之间是否有区别。尽管DSM-5认为这些疾病非常相似，可以归入同一类别，但许多在工作中接触过这些患者的专业人士对这一结论感到沮丧——争论仍在继续。

尽管存在争议，但在过去15年里，阿斯伯格综合征的诊断出现得越来越频繁了，它现在常被用来描述之前被称为"高功能自闭症"的疾病。ICD-10将阿斯伯格综合征患者描述为"……具有典型自闭症的异常互动，以及受限的、刻板的、重复性兴趣与活动。这种疾病与自闭症的区别主要在于，在语言或认知发展方面没有普遍的延迟或迟缓，大多数患者智力正常，但往往明显更笨拙"。

大多数自闭症患者在智力、交流以及思考和学习能力方面都表现出明显的障碍，但阿斯伯格综合征患者通常不存在这些问题。虽然这些人的各项能力之间常常存在显著的不平衡，但他们在智力测验中却可能得分很高——有些人的智商超过140分，并且在语言任务和高度依赖记忆力的测验中表现尤为出色。他们在强调记忆力的结构化程度比较高的学术课程上更容易发挥优势，特别是当课程内容针对其局限性进行调整后。他们往往可以逻辑清晰地陈述自己的观点并提供信息，但可能过于具体化和学究气。如果他们被认定为天才，他们可能会得到特殊的照顾，比如更为个性化的指导。这将有助于他们表现得更出色。

　　遗憾的是，不了解情况的临床医生往往会出于善意而给出现社交笨拙、难以理解人际暗示或在社交场合显得冷漠的人贴上阿斯伯格综合征的标签。实际上，阿斯伯格综合征对患者来说是一种严重的损害，而对那些仅仅在社交场合表现得笨拙、古怪或感到不适的人来说，这并不是一个合适的标签。可是这些在社交场合有困难的人太容易一上来就被诊断为阿斯伯格综合征了。阿斯伯格综合征患者确实在理解和回应社交暗示方面有困难，此外，他们在理解社交场合和换位思考方面的能力本身就特别有限——这种障碍的严重程度远远超出了一个古怪的天才偶尔出现的社交笨拙。我们对阿斯伯格综合征诊断的主要担心之一是，这种非常严重的诊断会被随意乱用。在确认这一诊断时，我们应牢记"严重性""持续性""显著性"这三个关键词。

　　自闭症谱系障碍患者在处理人际关系方面存在极大的困难，他们缺乏同理心，也没有能力理解和解释社交暗示及其中的细微差别。[1]他们对人类行为是由个体的思想、意图和情绪相互作用而产生的这一情况的认知有限，而这可能会导致他们的意识与他们看到的客观现实不符

---

① 阿斯伯格综合征患者在韵律方面存在识别障碍，也就是说，他们很难通过语气或音调的调节来理解所传达的信息，他们还难以理解人际交往中面部表情、手势或姿势所暗示的微妙信息。

（Goldstein，Naglieri & Ozonoff，2009）。这种识别他人感知和感受的认知能力又被称为心智理论（Theory of Mind）。心智理论的缺乏是自闭症谱系障碍（包括阿斯伯格综合征）的核心障碍，会导致对社交情境的误读。尽管有证据表明，高功能自闭症谱系障碍患者可以通过基本测验并显示他们具有心智理论，但在日常互动中仍会遇到困难。缺乏心智理论导致了人际交往的困难，并且抑制了共情能力的发展。

阿斯伯格综合征患者非常注重规则和结构性，他们通常对仪式很着迷，有时显著达到了痴迷或强迫的程度，①这也会影响其人际关系。他们的兴趣往往很玄奥，甚至对我们大多数人来说是无聊的。例如，一个患有阿斯伯格综合征的孩子痴迷于深口炸锅，因此执意要参观快餐店的厨房，想知道他们用的炸锅是哪种型号的，他清楚每家炸锅制造商的历史以及工厂的地理位置；而另一个孩子对洗衣机有着同样的痴迷。这样的热情与那些聪明的孩子沉迷于电子游戏《龙与地下城》或是醉心于科幻小说有着本质上的不同，后者很容易找到一群志同道合的朋友，而痴迷于炸锅的孩子很少能找到和他具有相同爱好的人。不过，有时候这种人能够找到一种方法来安置自己的这种痴迷。例如，一个对氡气了如指掌的人，开展了关于氡气的危害的科普宣讲，并在他人买房、验房时为其提供评估房屋氡气含量的服务——在这个过程中，他可以连着几个小时与客户分享关于氡气的信息，有时远远超过人们的期待或需要。

患有阿斯伯格综合征的患者更容易与具体事物而不是抽象事物相联系，因此他们很难从一种情境推广到另一种情境。他们学习的主要形式

---

① 在阿斯伯格综合征患者中，行为看起来像强迫症和强迫型行为障碍的人通常与真正患有强迫症或强迫型人格障碍的人不同，因为对于前者来说，不重复这些行为并不会对他们造成巨大的痛苦。类似强迫症的行为给他们提供了相似的安慰，也确实减少了焦虑，但他们这样做并不是为了避免悲剧或摆脱痛苦的想法。

是记忆事实，但在没有具体指导或帮助的情况下，他们很难以有意义和创造力的方式去应用它们。他们无法理解抽象概念，也很难理解语言中的隐喻，因为他们只会按字面意思理解语句。诸如"在我的另一种人生中……"或"白费力气"之类的日常交流用语对他们来说会相当难以理解；当他们听到"浇花"时，他们会觉得应该把人造花和真的花一起浇了。他们思维方式的一一对应性、具体性让他们显得与众人格格不入，也许正是这一点使得他们看起来缺乏共情能力。

Collin被安排在芝加哥市中心的一个办公室接受测验。他是一个12岁的男孩，被怀疑患有阿斯伯格综合征。他说话的声音没有什么起伏，但在单词拼写方面非常有天赋，还喜欢研究芝加哥L线列车的时刻表，但他不喜欢坐火车，因为那种噪声和动静让他的感官系统难以承受。他在学校里不善于与人相处，同龄人都觉得他格格不入。他知道自己很聪明，但不明白为什么同龄人会取笑他，而不是为他的聪明感到高兴。"他们不理解我，因为我太聪明了，可这实在是没道理。"他说。他有时甚至没有意识到别人在嘲弄他。

Collin的父亲说，Collin很快就学会了弹吉他，而且技术还不错；但他也指出，Collin的演奏实在毫无情感可言，也就是说他的演奏不能把握歌曲的灵魂，无法表达情感。Collin认为他的同龄人不会欣赏他用吉他演奏蓝调音乐的技能。他说："我的回忆更重要，也更有趣。"

在去心理医生的办公室的路上，父母鼓励Collin抬头看看眼前壮观的建筑。Collin却只能低头看着人行道，因为往上看会让他感到不堪重负。评估显示Collin缺乏与他人的联结，而且他的共情能力有限，不能概括事物。最终医生确认Collin是双重异常儿童，是一个患有阿斯伯格综合征的天才。

　　难以应对变化是阿斯伯格综合征患者的具体表现。一位研究阿斯伯格综合征的澳大利亚研究者描述说,他必须在每周的同一时间为该类患者安排预约,因为院子里不同的光影模式都会使他们迷失方向,找不到他的办公室。对于阿斯伯格综合征患者来说,没有任何差异是微不足道的,任何差异都意味着一种新情况(Snyder,2004)。

　　评估孩子的同理心和换位思考能力是确定阿斯伯格综合征诊断的关键步骤,而不能只注意到孩子的社交能力低下。在学校里,患有阿斯伯格综合征的孩子的社交意识不佳妨碍了他们与同伴关系的发展,导致他们经常被认为是古怪的或与众不同的,可这类孩子自己可能根本无法意识到这些差异。由于他们的思维方式非常具体、直白和严肃,同龄人可能会取笑、嘲弄、讥讽他们,或捉弄他们。患有阿斯伯格综合征的孩子往往会成为校园霸凌的最佳受害者(Klin et al.,2000)。尽管患有阿斯伯格综合征的儿童具有较高的语言能力,但他们的运动技能常常显著落后于同龄人,因此同学们可能会嘲笑他们笨拙,叫他们"呆子"。据估计,有50%~90%的阿斯伯格综合征患儿在运动方面表现得很笨拙(Neihart,2000)。

　　Juan是一名12岁的天才学生,他被诊断出患有阿斯伯格综合征。他在常规学校读六年级,并且正在努力适应向中学过渡的那些新规矩——每上完一小时课就要换一次教室,铃声一响,走廊就变得非常嘈杂,这让他非常烦躁。日常生活中的任何变化,比如集体活动或意外的会面都会让他压力倍增,无法应对。Juan常常需要用很长时间才能减缓噪声和其他同学给他带来的压力。

　　经过评估,Juan的智商在130分以上,不过精细动作方面的障碍降低了他在纸笔测验部分的成绩,另外他在处理社交判断力方面的项目上得分很低。Juan的行为表现得与同龄人情感脱节；他甚至认识不到母亲在他生命中的重要性；他也意识不到自己的行为对别人有什么影响——包括他母亲在内的很多人对他来说更像是物品而不是人。总的来说，他是个自我中心的孩子，这一点与小学生非常相似。在智力方面，Juan远远高于其他同龄人；但在情感和社交方面，他却远远低于其他同龄人。这种极端不同步的发展在患有阿斯伯格综合征的天才儿童中并不罕见。

阿斯伯格综合征所带来的思维方式差异和人际交往障碍也会影响到学业。由于难以从一个情境推演到另一个情境，所以抽象任务对他们而言会很难完成。由于不能站在他人角度看问题，所以他们很难客观地写出一篇议论文。他们可能会问："难道不是每个人都这样看吗？"他们可能会想："谁会在乎某某的想法，反正我不在乎！"在这种情况下，这些孩子需要通过必要的指导来识别他人的情绪和观点，以及自己的行为对他人的影响——对他们来说，这些往往只能通过智力手段来实现，他们似乎缺乏人际交往中的直觉。

虽然一些天才儿童最初也会在这些困难中挣扎，但随着时间推移，他们改变的过程与患有阿斯伯格综合征的儿童有所不同。以某个高中二年级学生为例，他在高阶英语课的文本分析中遇到了困难。他尝试去理解文本的细微差别、主次情节和人物动机，可他对这些文学作品实在不感兴趣，结果第一学期的成绩不好。与患有阿斯伯格综合征的学生相比，这名天才学生在接受单独指导后（如学习如何解释段落和理解写作动机），就逐渐能够利用他的能力和社会常识了，并且在接下来的学期中表现得非常好。但是，对于患有阿斯伯格综合征的天才学生而言，这种教学尝试可能是不够的，因为他无法像没有这种障碍的学生那样轻松地应用社会规则和知识，或从不同的文章中进行概括和总结。

非裔美国儿童及其亲属在自闭症研究中显著受到低估。这种情况就是所谓的"被隐形的黑人自闭症"。出于无知和偏见，患有阿斯伯格综合征或自闭症谱系障碍的非裔美国人经常被误诊，并被贴上诸如多动症，甚至是智力发育迟缓的标签，有时还会被动接受不适当的药物治疗。

尽管阿斯伯格综合征在DSM-5中已经被删除了具体诊断标准，并被归入了自闭症谱系障碍，但它仍被ICD-10，以及许多卫生保健和教育专业人员（针对儿童）使用。根据DSM-4-TR，阿斯伯格综合征的主要诊断标准如表12所示；表13是DSM-5中自闭症谱系障碍的诊断标准。

表12　阿斯伯格综合征的主要诊断标准
（经许可转载自DSM-4-TR）

A. 在社会交往中出现障碍，表现出以下症状中的2项或更多。 　1. 在使用多种非语言行为（如目光、面部表情、肢体语言）来调节社会互动方面有明显的障碍； 　2. 未能建立起适合年龄发育水平的同伴关系； 　3. 难以自发地与他人分享快乐、兴趣或成就（如不愿向他人展示、或介绍自己感兴趣的物品）； 　4. 缺乏社交或情感互动。
B. 存在行为、兴趣和活动方面的限制性重复和刻板模式，表现出以下症状中的1项或更多。 　1. 专注于一种或多种刻板和受限的兴趣模式，且强度或关注点都不正常； 　2. 显著僵化地遵守特定的规则或执行非功能性的仪式； 　3. 运动方式刻板而重复（如反复拍手或扭动手指，或重复做复杂的全身运动）； 　4. 持续专注于物体的某一部分。
C. 导致社交、职业或其他重要功能的临床上的明显损害。
D. 在语言方面没有临床上的明显延迟（例如能在2岁前使用单个单词，在3岁前使用交际短语）。
E. 在认知发展或与年龄相适应的自助技能的发展，以及适应性行为（除社交外）和对童年环境的好奇心方面，没有临床上的明显延迟。
F. 不符合其他特定的广泛性发展障碍或精神分裂症的标准。

表13 自闭症谱系障碍的主要诊断标准

（经许可转载自DSM-5）

A. 在多种情境下持续存在社交沟通与互动方面的障碍，曾经或现在出现诸如下列情况（示例仅供参考，非全部情况）中的至少1项。

　　1. 在社交、情感互动方面有障碍（如社交方式不正常、无法进行正常的交谈、没有兴趣分享情感或情绪、无法发起互动或回应互动）；

　　2. 在互动中有非语言交际行为方面的障碍（如语言交流与非语言交流不协调、眼神接触和肢体语言异常、理解和使用手势时存在困难、缺乏面部表情和非语言交流）；

　　3. 在发展、维持和理解关系方面存在障碍（如难以调整行为去适应不同的社交环境、难以分享、难以一起玩游戏或交友、对同龄人缺乏兴趣）。

B. 存在行为、兴趣或活动方面的限制性、重复性模式，曾经或现在表现出诸如下列情况（示例仅供参考，非全部情况）中的2项或更多。

　　1. 做出刻板或重复性的运动（如简单的躯体刻板运动、翻转物体），或重复性地使用特定的物体和语言（如摆放玩具、学他人讲话）；

　　2. 固执地千篇一律，僵化地死守规则，坚持语言或非语言的仪式化模式（如对微小变化极度烦躁、转换困难、僵化的思维模式、问候的仪式化、每天要走同样的路线或吃同样的食物）；

　　3. 具有高度受限的固定的兴趣，且强度或关注点不正常（如对不寻常物体的强烈依恋或先占观念、兴趣范围过于狭窄、固执的痴迷）；

　　4. 对感官输入反应过度或反应不足，或对环境的感官方面有超乎寻常的兴趣（如明显漠视疼痛或温度的变化，对特定的声音或质地的不良反应，过度嗅闻或触摸物体，对光线或运动的视觉迷恋）。

C. 障碍必须发生在早期发育阶段（但可能直到社交需求超过能力极限时才会完全表现出来，或者可能会在后期被学习策略所掩盖）。

D. 障碍对社交、职业或其他当前的重要领域，或对功能造成了临床上的显著损害。

E. 这些症状并不能用智力障碍（智力发育迟缓）或全面发育迟缓来解释。智力障碍和自闭症谱系障碍经常同时发生，如果要做出合并诊断，那么社交沟通能力应低于预期的一般发育水平。

　　注：凡是在DSM-4中被确诊为自闭症、阿斯伯格综合征或其他未指明的广泛性发育障碍的个体，都应被诊断为自闭症谱系障碍。对那些在社会交流方面有明显障碍但其症状不符合自闭症谱系障碍标准的人，我们应进行社会（语用）沟通障碍的评估。

阿斯伯格综合征与天才行为的相似之处

由于阿斯伯格综合征患者的智力处于平均水平或高于平均水平，因此阿斯伯格综合征和天赋之间看似存在某种关系。阿斯伯格综合征患者和天才在行为上有相似之处（Amend，2003；Little，2002；Neihart，2000），一些研究人员（Grandin，1996；Ledgin，2000；Ledgin & Grandin，2002）认为阿斯伯格综合征与天赋之间可能存在相关性，他们认为许多知名的历史人物，如杰斐逊、莫扎特、爱因斯坦等，都患有阿斯伯格综合征。但是请不要忘记阿斯伯格综合征的损害性特质，再想想这些知名人士的巨大创造力和成就，因此可以推断他们不太可能真的患有阿斯伯格综合征，或者即使他们真的是阿斯伯格综合征患者，其受损程度也是非常轻微的。

此外，许多声称被诊断为阿斯伯格综合征且显著具有天赋的人也撰写过关于阿斯伯格综合征的书籍，如Elder Robinson的《看着我的眼睛：我与阿斯伯格综合征》，以及David Finch的《最佳实践日志：婚姻、阿斯伯格综合征和一个想成为贤夫的男人》。虽然他们描述的受损程度确实不容忽视，但他们所经历的一些困难读起来更像是有天赋的人在努力争取被接受和被理解的故事。当然，我们并不是根据听到的逸闻来质疑这些诊断——我们只是争取尽量减少糟糕的诊断技术。然而，很明显，这些人已经利用他们的天赋优势，克服或至少处理了阿斯伯格综合征的巨大挑战。也许最突出的例子是坦普·葛兰汀，她本人是一位阿斯伯格综合征的代言人。对这些人最好的描述其实是双重异常——既有天赋又遭受着阿斯伯格综合征的损害性影响。

无论是否患有阿斯伯格综合征，天才人士确实都与阿斯伯格综合征患者有相似之处：两者都有出色的记忆力和流利的口头表达能力，他们说起话来很可能会滔滔不绝，还会不停地发问，且两者说话的方式都过于学究气——可能从很小的时候起就这样了。这两个群体都专注于一种或多种特定兴趣，追寻有关该兴趣的大量事实性知识，但阿斯伯格综合征患者可能从不会将这些事实转化为超越其本身的有意义的东西，即无法获得抽象层面的意义。这两类人通常都很关注公平和正义，但对阿斯伯格综合征患者来说，这种关注不会那么情绪化，而更多的是逻辑的延伸。

患有阿斯伯格综合征的儿童和没有阿斯伯格综合征的天才儿童都经常会有注意力问题，因为他们只想关注他们想关注的东西。由于他们不习惯提前思考，所以不容易适应变化；而且他们常常会抵制转移他们注意力的尝试。这两类人常常会表现出不寻常的或古怪的幽默感，并且常常对噪声、光线、气味、质地等方面的刺激表现出过度敏感（过度兴奋）。患有阿斯伯格综合征的儿童几乎总会被成人和同龄人视为怪异的、与众不同的，而没有阿斯伯格综合征的天才儿童也可能被老师和同伴视为是古怪和与众不同的，但这可能是由发展不同步、教育适应性差、显著的内倾性、社交不适或其他因素造成的。

对患有阿斯伯格综合征的天才儿童而言，异步发展可能会表现得尤其强烈，从而导致他们的行为看起来特别古怪和令人困惑。这种异步发展的现象在天才和阿斯伯格综合征患者中都表现得很明显，如果一个异步发展的天才人士同时患有阿斯伯格综合征，那么其行为就会发展得相当极端。阿斯伯格综合征患者在社会功能方面的表现可能比其年龄低3～5岁，同时他们会表现出与年龄相符的认知能力和语言技能；而双重异常的个体在社会发展方面可能会表现出同样的延迟，但其认知能力可能会表现得比其年龄高5～7岁。因此，对于患有阿斯伯格综合征的天才来说，其异步发展的年龄差最多能够达到12岁。为了更好地理解这一点，我们可以试想一个17岁的孩子完成不了一个5岁儿童能做的事情，这种功能水平上相差12岁的异常情况令人瞠目，而且会对孩子的日常生活造成严重影响。这个孩子看起来像是只有10岁，其思维却像17岁的水平，但在某些情境下其社会功能又像5岁的水平。对于极度有天赋的人来说，异步发展的程度一开始就非常严重，而当自闭症谱系障碍也存在时，这种绝对年龄差就会更大，并且会让诊断变得复杂而混乱。

我们要再次指出，人格特征存在于一个谱系之上，只有当这些特征明显干扰了正常功能时，它们才适合被诊断为病态的；而正常功能又取决于个人特征和环境之间的相互作用。

差异化特征

对某些天才儿童和阿斯伯格综合征儿童进行区分可能很困难。[1]事实上，阿斯伯格综合征的行为特征可能存在一种渐进的过程，而不是一个离散的类别。也就是说，阿斯伯格综合征的行为特征越来越多地表现出来，才最终导致了阿斯伯格综合征的诊断结论。此外，患有阿斯伯格综合征的儿童也可能患有多动症或强迫症。这也会使诊断情况变得不确定（Klin，2000；Lovecky，2004）。

做出正确的诊断是很重要的。如果患有阿斯伯格综合征的儿童仅仅

---

① 多年来，人们曾多次尝试通过观察评定量表来测量阿斯伯格综合征的行为。例如澳大利亚阿斯伯格综合征评定量表（Garnett & Attwood，1998）要求家长或教育工作者对孩子从24个行为维度进行评分，从"很少"到"经常"不等；吉利安阿斯伯格综合征评定量表（Gilliam，2001）和儿童自闭症评级量表（Schopler，Reichler & Renner，1998）也采用了类似的方法。Campbell（2005）对五种常用的评级量表进行了比较。Goldstein和Naglieri的自闭症谱系评定量表出版之初是与DSM-4-TR保持一致的，现在已更新版本并与DSM-5标准保持一致，该评定量表有适用于2～18岁儿童的版本，家长和教师或看护人可以用李克特五点量表对儿童进行评定。自闭症诊断观察表（第2版）可用于评估儿童和成人。训练有素的评估人员需要与受测者互动30～45分钟，并观察其社交和沟通行为。对自闭症谱系障碍进行诊断时不应该使用单一的工具，多种诊断工具可以辅助诊断过程，以区分真正的自闭症谱系障碍患者和有天赋的个体。

被认为是个古怪、乖僻的天才儿童，那么他们无法被诊断出患有阿斯伯格综合征，也不可能接受有所助益的治疗（Neihart，2000）。而一个有天赋的儿童——通常未能接受到恰当的教育机会——如果被错误地贴上阿斯伯格综合征的标签，那么他可能会被迫接受毫无帮助的非必要的干预，因而更不可能获得最有帮助的教育机会了。

Amend等人（2008）开发了一个名为"天才—阿斯伯格综合征检测量表"的工具，并对二者的差异进行了评估。这份转介前检测量表在2009年秋季的《今日天才儿童》杂志上有详细描述，它旨在帮助从事天才学生工作的人在对儿童进行转介并对他做那些不必要的评估之前先了解并检测阿斯伯格综合征的一些特征。如果根据这份量表中的描述来看，孩子的特征更符合天才儿童的特征，那么解决问题的方法应该是针对天赋给予适当的干预和教育改善，而不是去进行阿斯伯格综合征的评估。如果孩子的特征显示出与潜在的阿斯伯格综合征相一致的迹象，那么他应当接受全面彻底的评估。这份量表旨在帮助从事天才儿童工作的人员去了解一些差异化特征。

有三个关键因素看上去能够帮助人们准确区分天才、阿斯伯格综合征患者和双重异常的特殊个体。第一个关键因素是观察孩子与其他智力水平相当的孩子在一起时的行为。真正的阿斯伯格综合征患儿缺乏同理心，会在广大同龄人中持续地表现出社交不适应——他们可能会打断别人说话，即使别人不感兴趣，也会表现得"好为人师"。而被误诊为阿斯伯格综合征的儿童，会与某些同龄人相处得很好，并且享受令人满意的社交互动。没有阿斯伯格综合征的年龄较大的儿童也能够意识到别人对他们不感兴趣，而且在大多数情况下会适当地减少自己的社交尝试，除非当时的热情太过炽烈，导致他们对别人的兴趣的感知出现短暂的偏差。

第二个关键因素是观察孩子对他人如何看待自己及自己的行为的

看法和判断。天才儿童通常对社交情境有良好的直觉和洞察力，并且知道别人是如何看待他们的；而患有阿斯伯格综合征的儿童则截然相反（Neihart，2000）。例如，天才儿童常常难以平衡成就感的需要和归属感的需要，并且能够敏锐地意识到自己该怎样做出选择以及这会给结果带来什么影响。[①]一般来说，没有阿斯伯格综合征的天才儿童至少能够意识到他们无法融入社会，并常常会为此感到苦恼。当然，一些天才儿童，特别是来自非传统家庭的天才儿童，可能并不会特别在意别人如何看待他们。这进一步干扰了对患有阿斯伯格综合征的天才儿童的诊断。一个内倾型的天才儿童即便找到了朋友，且在社交方面获得了一定的满足感，他在理智上仍会意识到自己与大多数同龄人是不同的——尽管这并没有特别让他困扰。而这种识别他人感知和感受的能力，即心智理论，在阿斯伯格综合征患者身上通常是缺乏的。

　　第三个关键因素是通过观察异步发展水平来区分患有阿斯伯格综合征的天赋人士和单纯的阿斯伯格综合征患者。正如本书所描述的，异步发展在天赋个体身上很常见，其能力的发展水平从略低于其年龄到远高于其年龄都有可能。对于患有阿斯伯格综合征的天才人士来说，这种不同步的程度是更加严重的，其功能水平可能远低于其实际年龄也可能远高于其实际年龄。一个天赋异禀的12岁儿童可以像青年人一样思考，并能够参加大学水平的课程，这是非常引人瞩目的。但是，这样一个12岁的儿童如果是双重异常患者，那么他往往会在社交方面发展有明显的延迟——他可能会拒绝洗澡，甚至会像小孩子拥抱同龄人那样想拥抱他的大学同学，这也很惹人注目。异步发展的水平有助于确定其行为干扰的程度，提高诊断标准的合理性。

[①]　请参阅M. Neihart的《聪明孩子的巅峰表现：确保教学成功的策略和技巧》和A. Mahoney的《天才身份形成模式对成年的影响》。

除了这三个关键因素之外，特定的行为也可以将天才儿童与患有阿斯伯格综合征的儿童和双重异常儿童区分开来。患有阿斯伯格综合征的儿童倾向于用一种古板的、单调的腔调来谈论他们的兴趣爱好，这样的孩子无法解释为什么他们会对炸锅或洗衣机有那么深厚且持久的爱，也无法通过自己的描述引起人们的兴趣，他们说话时丝毫不顾及对方的反应。相比之下，天才儿童的兴趣对许多（甚至是大多数）成人来说可能也是无聊的，但他们会对某些小众文化感兴趣，比如收藏《星球大战》的纪念品——在这些情况下，将其诊断为阿斯伯格综合征的可能性就比较低。此外，如果孩子能够向他人传达他在其爱好中发现的一些乐趣，并主动寻求与他人分享，那么将其诊断为阿斯伯格综合征的可能性就会更小。例如，一个读小学四年级的高度具有天赋的听觉–顺序思考者会对飞机充满热情，并且能够讲出当地机场所有飞机的飞行时间表，还能说出所有航空公司的名字及其使用的飞机类型、机组人员数量，有效载荷等，以及机场跑道需要如何改进；但是他可能对飞机为什么或如何能够在高空飞行毫无兴趣。对其他四年级学生来说，他所感兴趣的信息是相当无聊的，看起来和日常生活毫无关系，也没有什么实际用处。如果这个孩子根本读不懂社交场合中别人的非语言暗示，丝毫感受不到他人对他的这一爱好的厌烦，也找不到其他可以与他人分享的话题，那么这个孩子很有可能正在经受着阿斯伯格综合征的折磨。

另外，有些天才儿童具有上述情境下儿童的某些特点，但并非全部。如性格内向、对数学和计算机的狂热等可能会让一个不了解情况的临床医生将天才儿童或成人误诊为患有阿斯伯格综合征。阿斯伯格综合征患者和内向的人都有内倾特点，但内向的人会意识到自己应当根据情况的需要而努力改变关注点，并且有能力做出改变。Susan Cain（2013）在其著作《安静：在一个喋喋不休世界里的内向者力量》中很好地解释了这种现象。内向的人可以表现出对问题的洞察力，而且可以在接触到兴趣相投的人时表现出良好的社交能力。

　　试想一个小学三年级的天才儿童，她对数字谜题和字谜游戏充满热情，喜欢这类游戏中的精确性。在闲暇时间，她喜欢阅读，喜欢在互联网上与他人交流这个爱好，而她的同龄人却无法理解她的这个爱好。这位天才儿童因为其他三年级的孩子看起来如此不成熟而感到困扰。那么，是这名天才儿童缺乏同理心吗？不，这其实更多是缺乏容忍度。聪明孩子可能对那些无法与之分享快速思维过程的人没有什么容忍力——很久以前这种表现就被称为"忍不了笨蛋"症。①当这个孩子参加高中数学俱乐部聚会时，她显而易见地与那里的同龄人有正常的社会交往，能够表现出同理心、互惠性和情感性。如果问题主要是缺乏宽容而不是缺乏同理心，那么其被诊断为阿斯伯格综合征的可能性也会大大降低。

　　在大多数环境中，天才儿童往往会对他人表现出显著的同情和理解，特别是对那些不幸的人或受到伤害的人。②虽然患有阿斯伯格综合征的青少年也可能会在理智上意识到他人的不舒服，甚至能够对受伤的人表现出一些同情，但他们往往不懂得该如何安慰需要帮助的人。

---

①　Hollingworth（1942）指出，天才儿童的一项重要任务是要"学会欣然忍受笨蛋"。

②　以"9·11事件"为例，典型的患有阿斯伯格综合征的儿童很难理解当天发生的事件对许多人的个人影响。他们可能对事件感到困惑，但很可能不会对受害者及其家人表现出太多的同情或关心。相反，许多天才儿童受到这场悲剧的深刻影响，主要是因为他们的同理心和对他人的深切关怀。他们了解事件，探索事件发生的过程，思考这些事件意味着什么——对于他们自己，对于美国人，以及对于全世界人民。而一些患有阿斯伯格综合征的天才儿童具有认知理解能力，但没有情感框架，他们发现自己的反应在某些情况下造成了困难。例如，一名儿童指出，把飞机飞到更陡的角度，会是更好的策略。虽然这可能是一个有效的、符合逻辑的论点，但它缺乏对因倒塌而遭受痛苦的其他人的情感理解。缺乏这种与他人的情感联系，以及对自己的行为对他人的影响缺乏洞察力，是阿斯伯格综合征患者的特征。

9岁的Baxter在儿科诊所的等候室里等待接受阿斯伯格综合征的评估。像往常一样，只要等候室有新的期刊，他就会全神贯注地沉浸在阅读中。当医生走过来问候他时，他几乎没有抬头看一眼，并喃喃地说了一句谁也听不懂的回答。后来，当与儿科医生和他的父母见面时，问他们的第一件事是，这种对问候的反应对他来说是否典型。他们解释说，他在读书的时候经常这样。于是他就被诊断为阿斯伯格综合征，但我们现在认为这是不准确的。

情境特异性

最重要的一点是，我们要确定问题行为是只存在于某些特定的情境下，还是普遍存在。例如，当一个孩子只在某些情况下缺乏同理心但在其他情况下表现正常时，阿斯伯格综合征的诊断可能性就会大大降低。不同情况下的障碍程度也可以作为诊断的参考。患有阿斯伯格综合征的儿童在没有特定训练的情况下，很难读懂社交暗示；除非为其提供一些指导和方法，否则他们也不太能够表达同理心，而往往只能依赖理性和智力去理解对方；他们在社交场合的焦虑可能非常严重，特别是当发生意外情况时。

没有阿斯伯格综合征的天才儿童通常会表现出一些类似的特征，如表现出具体化、线性、严肃和听觉-顺序的思维风格，以及在某些社交场合感到不适。他们可能在特定情境下会表现出焦虑，但不会在所有环境中都表现出焦虑。在与其他有共同兴趣的人交往时，他们就会表现得不那么焦虑，并且会表现出充分的对话与互动，在具有同理心的同时有很强的抽象思维能力。

在与患有阿斯伯格综合征的儿童一起工作时，尽管他们的智力通常很高，但我们必须将其每个社交行为分解成更小的组成部分。例如，我们可能有必要用身体告诉孩子，交谈时的社交距离应该是多少，或者明确指出直视交谈对象的脸是很重要的——但要记住这样做可能会增加其焦虑。社交技能的指导必须详细而具体，而且往往要针对几种不同类型的情境反复让儿童进行练习，因为患有阿斯伯格综合征的儿童很难将知识和技能从一种环境推演到另一种环境。这些儿童往往只会依靠死记硬背来掌握社交"规则"。有时指导也无济于事，因为他们缺乏改善社交技能的动机，缺乏洞察力，而且认为这些行为（如直视别人的眼睛）让他非常不舒服。焦虑的增加也使他们更难以展示通过训练获得的有限技能。其中一些患者可能有一些洞察力。例如，一个高度具有天赋的孩子有时会意识到他的社交尴尬，然后会运用智力自行研究社交互动方式，并练习各种社交策略。如果他的自学干预有效，那么即使他仍然需要咨询也不用像洞察力较差的人那样需要普遍的结构化训练。

内向、焦虑，还是阿斯伯格综合征?

内向的天才儿童特别容易被认为患有阿斯伯格综合征；然而，与阿斯伯格综合征患者不同的是，内向的天才儿童在与他人相处融洽后，很少（如果有的话）会表现出阿斯伯格综合征的行为。极度害羞或内向的天才儿童的父母会在治疗室讲述他们的朋友如何认为这个害羞的孩子就是个"木头人"，因为没人意识到孩子在试图与成人交谈时所经历的焦虑。充满焦虑的天才儿童甚至一想到要与他人互动就会变得呆滞，在某些情境下看起来完全就像患有阿斯伯格综合征的儿童。在家里是个"玩笑大王"，在社交场合却像被冻住了一样，这让周围的人对其社交技能和互动能力产生了怀疑。在转介评估中，医生只有对其情境特异性进行检查才能排除某些障碍，并找到需要解决的困难的根源——焦虑和内向。

许多内向的孩子在社交技能方面有困难，父母如果给他们陈述一些决策的具体过程，就会对他们有所帮助。例如，成人在为某人选择礼物时，可以看着备选礼物大声说出这些问题——什么样的礼物可能会被拒绝，为什么？哪些礼物是合适的？是否有固定的预算？为什么要包装礼物，哪怕包装纸最终要被扔掉？是否会收到感谢卡，如果会，为什么？——的答案。内向的天才儿童将比患有阿斯伯格综合征的儿童更快更有效地吸收这些信息。如果没有阿斯伯格综合征的儿童只是缺乏社交技能，那么他们通常会热切地响应这些建议和策略，以提升自己在同龄人中的接纳度。

不相容或冲突性特征

以下是一些与高智商儿童的自闭症谱系障碍或阿斯伯格综合征的诊断不相容或相冲突的行为特征。

·与那些志趣相投的人关系相对正常；

·知识面广，兴趣浓厚，但没有其他与阿斯伯格综合征有关的行为；

·乐于接受抽象概念、非结构化的情境和创新活动；

·在与有共同兴趣的人互动时，能够对非语言暗示做出反应；

·任何非典型的动作举止基本上都在意识控制之下，或者做出奇怪的动作举止与压力或精力过剩有关；

·表现出与年龄相符的或更高的运动发展水平和协调能力，或身体灵活性；

·对他人的情绪和人际关系有洞察力；

·表现出具有心智理论；

·情感一般能够与主题或内容相适应；

·能在许多场合表现出同情与共情，并知道如何安慰他人；

·语言模式和幽默感更像成人；

·理解并使用涉及互动的幽默，而不是单方面的幽默或文字游戏；

·具有明显的自我意识，并理解自己的行为对他人的影响；

·能够意识到别人如何看待自己；

·能容忍日常生活中的突发变化，或只是被动地抵抗这些变化；

·可以轻松理解隐喻或成语的含义；

·注意力不集中或分心是由环境中某件事或某种行为引起的，而不是源自单纯的思想活动。

社交（语用）沟通障碍

DSM-5在取消阿斯伯格综合征类别的同时，创建了一个新的类别，即社会（语用）沟通障碍，其许多特征与阿斯伯格综合征相似。尽管这种新的诊断并没有被归入自闭症中，而是被视为一种沟通障碍，但关于它的许多误诊和双重诊断问题都与阿斯伯格综合征相同。

表14　社交（语用）沟通障碍的主要诊断标准
（经许可转载自DSM-5）

A. 在社交使用语言和非语言交流方面持续存在困难，表现为以下所有情况： 　1. 在以社交为目的的交流方面存在障碍，如无法以适合社交环境的方式打招呼或分享信息； 　2. 改变交流方式以适应环境或听众需要的能力受损，如无法理解在教室和在操场上说话的方式应有所不同，对孩子说话和对成人说话的方式应有所不同，以及日常讲话时应避免使用过于正式的语言； 　3. 难以遵守谈话和讲述的规则，如你来我往的轮流对话、被误解时重新组织语言、使用语言和非语言信号来调节互动； 　4. 难以理解没有明确说明的内容（如推论）和语言的非字面含义或模棱两可的含义，如无法理解成语、幽默、隐喻等的深层含义。
B. 因障碍导致在有效沟通、社会参与、社会关系、学习成绩或职业表现方面的功能单独或合并受限。

C. 症状的发作是在早期发育期阶段，但障碍可能直到社会交流需求超过有限的能力时才会完全表现出来。
D. 这些症状不能归因于其他医学或神经系统疾病，以及词语结构和语法方面的能力低下，也不能用自闭症谱系障碍、智力障碍（智力发育迟缓）、全面发育迟缓或其他精神障碍来做出合理解释。

患有社交沟通障碍的个体尽管在词语知识和语法方面相对具有优势，但是在语境中理解及使用语言和（或）遵守语言的社会规则方面存在困难（儿童必须不小于4岁，才能让语言技能得到合理的发展）。他们的语用障碍使其在以社交为目的来使用语言、恰当匹配社交语境、遵循交流语境规则（如你来我往的对话顺序）、理解文字（如笑话、成语）的非字面语言含义，以及将语言与非语言交流行为进行整合等方面存在困难（Swineford，Thurm，Baird，Wetherby & Swedo，2014）。

尽管他们在社会交流的语用学方面确实遇到了特定的挑战，但这种障碍并没有表现出认知困难。他们似乎只是无法使用语言或非语言暗示或根据需要改变交流方式，并因此出现社交困难。例如，无论是与儿童还是与成人交谈，无论是在教室里还是在操场上，患有社交沟通障碍的儿童可能都会以同样的方式说话，而且通常无法让自己的言语行为与社交情境相匹配。[①]

需要注意的是，社交（语用）沟通障碍的标准与自闭症有本质区别——尽管二者存在一些相似之处，但社交（语用）沟通障碍并不等同于"轻度自闭症"。社交（语用）沟通障碍患者和自闭症谱系障碍患者都有社交沟通技能方面的问题，然而，患有社交（语用）沟通障碍的人

---

① 这些儿童中的许多人以前被简单地归类为"未指定的广泛性发育障碍"，因为他们不符合DSM-4-TR中自闭症、阿斯伯格综合征或该类别中其他特定诊断的全部标准。

士通常不会表现出兴趣受限、重复性行为、固执刻板或感官异常等情况（Swineford，Thurm，Baird，Wetherby & Swedo，2014）。

尽管我们强调了这两种诊断之间的差异，但两者确实容易发生混淆，或者至少在区别上缺乏明确性。我们不确定社交（语用）沟通障碍这一新类别是否会包含之前被诊断为阿斯伯格综合征的疾病。DSM-5明确指出，这一诊断可用于那些有社交困难的个体——他们符合过去阿斯伯格综合征的标准，但不符合DSM-5中自闭症谱系障碍中新的严格标准。[①]

不相容或冲突性特征

鉴于这个诊断类型是新分出来的，而且DSM-5中提供的信息相对有限，因此误诊的可能性很大。那些沟通方式有些古怪的天赋异禀者最有可能被诊断为此种障碍。高智商儿童的行为特征与社会沟通障碍诊断标准的不相容或相冲突之处，与区分自闭症谱系障碍或阿斯伯格综合征的描述基本相同（详见上一节）。

分裂样人格障碍

患有分裂样人格障碍的个体的特点是"普遍性的社交关系疏离和人际情感受限"。他们缺乏对亲密关系或与他人密切接触的渴望，喜欢独自消磨时间，而不是与其他人在一起。他们的活动或爱好往往是孤独的，因此别人常常把他们看作"独行侠"。他们更喜欢机械或抽象的任务，如电子游戏或数学游戏，而且他们往往对别人的认可或批评漠不关心。他们

---

① 据估计，先前根据DSM-4-TR被诊断为阿斯伯格综合征的人中，有超过15%的人与DSM-5中自闭症谱系障碍的标准不相符，因此其中一些人将被归类为社交（语用）沟通障碍。

通常很少有亲密的朋友，也很少与他人分享个人信息，尽管他们可能会保持着一种单一的亲密关系。有证据表明，患有分裂样人格障碍的人具有先天的气质差异（Brazelton，1982）。在婴儿时期，他们在被拥抱时往往会退缩或僵住。与其他孩子相比，他们通常看起来好像更生涩、更敏感，更容易因感官和社会需求的刺激而做出过度的反应。这些孩子通过沉浸于幻想和自我隔离来退缩到世界的角落。成年后，他们往往喜欢上夜班或从事孤独的职业，这样就可以一个人静静地思考。这种行为模式也可能是敏感、内向的天才个体，或其他有反应性依恋障碍的被收养儿童的应对机制——我们必须排除这些情况。

患有分裂样人格障碍的人往往看起来"平淡如水，缺乏感情，清心寡欲"（McWilliams，1994）。他们对食物不感兴趣，认为时尚无关紧要，并且会对别人因暗恋失败而心碎感到困惑。许多青少年常去的聚会场所，如商场或电影院，对他们来说都是无趣的。他们就像在实验室中观察标本一样客观看待一切。一个人把这种经历描述为"像个躲在玻璃后面的僵尸"（Sass，1992）。这种人格特征更有可能与精神分裂症有关——在有精神分裂症病史的家庭中更为常见。

表15　分裂样人格障碍的主要诊断标准
（经许可转载自DSM-5）

具有一种普遍的社交疏离模式，在人际关系中表达情感的范围受限，症状表现从成年早期开始出现，且在各种环境中都会出现，表现出以下症状中的4项或更多。
1. 既不渴望也不享受亲密关系，例如成为家庭一员；
2. 几乎总是选择孤独的活动；
3. 对与另一个人发生性行为几乎没有兴趣；
4. 很少或没有兴趣参与任何活动；
5. 除了直系亲属外，缺乏亲密的朋友或知己；
6. 对他人的赞美或批评表现得漠不关心；
7. 在情感上表现得冷淡、疏离，情绪很少有波动。

与天才的相似之处

一些天才显著具有内向性，尤其是对人际关系感到焦虑时——这很容易导致分裂样人格障碍的误诊。有天赋的儿童或成人喜欢与人相处，但也会感到与他人在一起时很累，这种情况并不少见。这些人会寻求独处的时间，直到他们恢复精力。同样，天才人士经常会避开肤浅的社会交往，因为他们觉得这些关系平庸而无趣。

享受孤独的知识性追求（这在许多成功的天才人士中很常见），或因没有真正的同伴而自我孤立，但并不意味着这个人就患有分裂样人格障碍。真正患有分裂样人格障碍的个体无法接受他人的陪伴，只能保持孤独；相反，没有分裂样人格障碍的天才儿童或成人却完全可以与人正常交往，并且能够在适当的场合做出适当的选择。如果一个人没有或很少有朋友，我们不应自动假设其患有分裂样人格障碍。一些天才儿童和成人不善于与他人相处，因此可能会避免与他人的互动。虽然这确实是一个问题，但不一定就是分裂样人格障碍的指标。

重要的是，我们要认识到人格障碍与正常的人格类型是连续统一的，它们本质上并不是病态的，判断是否是病态的关键在于其僵化程度，以及对日常生活造成妨碍的程度。如果这些行为没有持续地影响到工作、学习、友谊、家庭和爱情关系以及基本的自我照顾，它们就很少能成为问题；只有在极端情况下，当僵化的行为干扰了基本生活时，它们才可以被诊断为人格障碍。

本书的读者可能会在自己的人格中发现"分裂"的元素，或者可能会对与这种（或其他）人格障碍相关的困境产生熟悉感或共鸣。这并不奇怪。当我们感到压力太大而不堪重负时，我们往往会在"正常—病态"的连续范围内移动，并以一致的方式"崩溃"。在压力下，那些倾向于孤立自己的人会躲藏起来，那些寻求他人安慰的人会变得具有依赖性，而那些倾向于悲观的人则容易陷入抑郁。认识到我们的人格"结构"能够让我们更好地预测我们无法忍受的情况，创造缓解自己痛苦的方法，并制订应对计划。

DSM-5没有提及在诊断分裂样人格障碍时需要考虑天赋特征，虽然有些特征可能看起来与这种障碍的症状很相似。极具天赋的人通常认为自己更内向，更不善于社交，更压抑（Dauber & Benbow，1990）。Altaras-Dimitrijevic（2012）、Silverman（1993）和Winner（1997）同样指出，天才儿童和成人，特别是具有较高天赋者与普通人相比往往是偏内向而非外向的。内向的人倾向于用独处的时间"充电"，而外向的人则通过与人相处获得情感上的滋养和补充。具有天赋的内向者，虽然在某些时候也具有强烈的热情，但在许多时候——特别是当话题对他们来说平淡无味、毫无乐趣的时候——还是会让人看起来很冷漠或不投入。这导致其他人猜测他们有分裂样人格障碍的倾向。

想要花大量时间独处似乎不仅是许多天才的特征，也是日后在成年期取得成就的一个重要指标。Kerr（1997；2014）在对杰出女性的研究中发现，这些女性大多在童年时期花大量时间独处，通常是把时间用来阅读。她的结论是，这种独处是她们后来获得尊重和声誉的重要先决条件。其他资料显示，男女都有类似的情况（Goertzel & Hanson，2004；Piirto，2004）。Kerr亦发现，与通常对批评或赞美没有反应的分裂样患者不同，天才女孩往往对非常微妙的社交暗示相当敏感，她们的反应往往是退缩和／或在与他人的关系中变得"浑身是刺"。

不相容或冲突性特征

以下特征可以帮助我们区分分裂样人格障碍患者和没有这种障碍的天才人士。如果发现患者身上存在这些特征，我们至少应对其分裂样人格障碍的诊断结果提出怀疑。不过，如前所述，我们希望提醒专业人士，这两者并不互相排斥——天赋异禀的人同样可以患有分裂样人格障碍，或本书中提到的任何其他障碍。

· 在家庭之外有几个亲密的朋友或熟人，而且这些友谊往往非常深厚；

· 能够表达对人际关系和亲密朋友的渴望，但缺乏发展或维持友谊的技能（在这种情况下应考虑其他障碍）；

· 情感（情绪）的类型和强度适合大多数情境，但若觉得自己的观点不被他人接受，可能就会减少情绪表达；

· 明显能够体验到快乐，有时也会寻求加入有他人参与的愉快活动和环境；

· 积极寻找志趣相投的同伴，而且似乎与他们相处得很融洽；

· 对他人的表扬或批评反应明显，会在行为上表现出受到他人反应的影响；

· 曾经历过自己的智力或好奇心不受欢迎或不被认同，因此在某些社交场合变得胆怯；

· 不恰当的行为是独立和反叛的表现，而非缺乏意识或关心；

· 在他们人生的重要阶段表现出上述任何一种情况（人格障碍的迹象并不总是持续或普遍存在的）。

需要注意的是，许多分裂样人格障碍的迹象和症状可能存在于一个内向和抑郁的个体身上，而身处不适宜环境中的天才个体更可能存在抑郁症，因此区分长期的慢性抑郁症与分裂样人格障碍也很重要。

分裂型人格障碍

根据DSM-5，患有这种障碍的人一般会表现得对社会和人际交往非常不适应，性格古怪，并且会通过认知或知觉扭曲表现出一些不寻常的思维模式；必要时他们会与他人互动，但更喜欢独来独往，因为觉得自己与众不同、不合群。这些人往往认为自己有特殊的天赋或能力——如在事件发生前就能感知或读懂别人的想法；而且他们对批评，无论是公开表明的还是暗示性的，都相当敏感。他们的怪癖可能表现为不寻常的行为模式或着装风格，或不修边幅、不遵守社交习惯。例如，一位带着有天赋的儿子去做评估的母亲说，她儿子总是要穿一些黄色的衣服，最好完全都是黄色的。

分裂型人格障碍有时被称为"轻度精神分裂症"，因为它可能是精神分裂症人格的先兆。在这类患者中，迷信或不寻常、非理性的信念很常见。大多数儿童，包括有天赋的儿童，都有陷入迷信的时期，但他们的生活并没有受到迷信的限制。患有分裂型人格障碍的年轻人似乎生活在一个神秘的世界里，那里充满了与他们个人有关的复杂、奇怪甚至是神奇的事件。比如，他们可能会试图说服你，印在20块钞票上的条形码可以让政府监视你的行踪；而且他们可能会认为，每台自动取款机和超级市场的扫描仪都能检测到条形码并向政府发送信号。如果让他们写一个故事，他们通常可能会写成一个漫无边际、支离破碎且离题万里的宣言。

表16　分裂型人格障碍的主要诊断标准
（经许可转载自DSM-4-TR）

存在一种普遍的社会和人际关系障碍模式，其特点是对亲密关系的严重不适和建立亲密关系能力受限，以及认知或感知的扭曲和行为怪异，这些症状从成年早期开始出现，可在各种情境下存在，表现出以下症状中的5项或更多。

1. 具有牵连观念（不包括关系妄想）；

2. 具有影响行为并与亚文化规范不一致的奇怪信念或魔幻思维（如迷信，相信千里眼、心灵感应或"第六感"；儿童和青少年表现为具有怪异的幻想或先占观念）；

3. 具有不寻常的知觉体验，包括躯体错觉；

4. 思维和言语异常（如，含糊不清的语言、绕弯子、隐喻、过度阐述或刻板的语言）；

5. 多疑或偏执；

6. 具有不恰当或受限制的情感；

7. 行为或外表怪异、奇特；

8. 除直系亲属外，缺乏亲密的朋友或知己；

9. 社交焦虑过度且不会随着熟悉程度的提高而减少；这种焦虑往往源于偏执的恐惧，而不是对自我的否定判断。

与天才的相似之处

区分分裂型人格障碍患者和天才儿童可能很困难，特别是因为DSM-5指出，分裂型人格障碍是一种相当常见的疾病（占总人口的3%～4%），并且可能在童年或青少年时期出现，其典型表现为孤独、不良的同伴关系、社交焦虑、学业成绩不佳、过度敏感、奇特的想法和语言，以及不寻常的、怪诞的幻想。这个清单中的行为与天才儿童——特别是和那些经常被称为"书呆子"的天才儿童——行为的相似之处是显而易见的，而对两者进行区分的关键在于考察普遍性和受损程度。

大部分天才儿童和成人比他们的同龄人更敏感，甚至可以说极度敏感，而且天才儿童和成人在性格上都有着复杂而强烈的幻想风格。如前所述，约有一半的天才儿童在学前期会有一个或多个想象中的玩伴，并会围绕着他们构建一个复杂的幻想生活。许多天才儿童和成人同样倾向于拟人化——把人类的特性和感觉投注在无生命的物体上，尤其是当他们有过度兴奋的想象力时。他们中的许多人都会有这样的感觉和信念：自己能感觉到别人在想什么或要做什么；他们认为自己是"共情者"，但也对别人可能的评价和拒绝非常敏感。这方面的极端代表就是所谓的"靛蓝儿童"①。他们的父母相信自己的孩子是转世的天使或类似的存在，具有显而易见的独特的蓝色光环，他们的智慧超越了他们的年龄水平，是宇宙中和谐力量的结果（Day & Gale，2004）。虽然有些人可能会说，这正好反映了分裂症思维，但另一些人则认为这只是一种小众的亚文化信仰。DSM-5确实指出了在诊断过程中要考虑"普遍存在的文化决定性特征的重要性，特别是那些关于宗教的信仰和仪式，在不知情的外人看来，它们（如巫术、读心术、第六感、邪恶的目光，与健康和疾病有关的魔幻想法等）可能是精神分裂的表现"。

前面也提到，许多天才人士如果缺乏智力上旗鼓相当的同伴，就很有可能退缩到阅读或其他独处活动中。除非人们对天才儿童有充分的认识，并真正花时间了解天才人士的动机、认知框架和情绪强度，否则天才儿童和成人的敏感性再加上他们古怪的行为和隐忍、内向的风格，会使他们看起来与患有分裂型人格障碍的人非常相似。具有创造力天赋的人特别容易被误诊，因为他们不仅会在极富创造力的阶段经常远离他人，而且会表现出不同寻常的思维过程。Rothenberg（1990）发现，有创造天赋的作家在思维过程中会表现出不同寻常的逻辑性与概念化，Neihart（1999）和Piirto（2004）通过一些临床研究指出，躁狂症、精神病和极具创造力的人的思维过程有相似之处。

---

① "靛蓝儿童"是指被视为拥有某种特殊意志力或超自然能力的儿童（少年及青少年）。此概念首次发表于《靛蓝儿童：神奇儿童的降临》。——译者注

正如我们先前指出的，这并不是说天才人士就不会患有分裂型人格障碍等病症。事实上，有人认为，双相情感障碍、抑郁症、甚至自杀等问题在富有创造力的天才人士中更为普遍（Neihart，1999；Nelson & Rawlings，2010；Piirto，2004）。[①]不论如何，在诊断和治疗的时候，我们都应该考虑到天赋因素，以及天赋的相关特征。

不相容或冲突性特征

在诊断过程中应当考虑的差异化特征包括以下内容。

·情绪（情感）水平能适应大多数情境——尽管可能会在自己认为不被他人接受的情况下减少情感表达；

·普遍没有多疑或偏执的思维；

·寻求志同道合的同龄人，且似乎能与之融洽相处；

·学业成绩不佳的情况并非一成不变，如果喜欢某个科目或某个老师，成绩就会很好；

·他们不寻常的思维在受过良好教育的成人眼里不是奇怪的，而是有深度和有创造力的；

·曾经有过自己的创造力或求知欲不被欢迎或不被认可的经历；

·不当的言行或打扮是独立和反叛的表现，而非因为缺乏意识或关心。

---

① 然而，也有人对暗示这种联系的研究提出了尖锐批评，如Schlesinger（2012）。

回避型人格障碍

患有回避型人格障碍的人会避免可能涉及批评、否定或拒绝的情境。由于担心和感觉到自己的不足，他们容易变得害羞、沉默寡言和郁郁寡欢，会避免亲密的人际关系，除非对方能够不加批判地接受他的一切。尽管他们可能极度渴望亲密关系，但他们害怕被拒绝，对负面的评价过于敏感。他们会因为可能到来的失败而拒绝承担责任，他们对拒绝的过度敏感也会导致与他人的隔离。

恐惧和他人的嘲笑可能会确认或加剧已经存在的自我怀疑。DSM-5表明，有2.4%的普通人患有回避型人格障碍。

表17   回避型人格障碍的主要诊断标准
（经许可转载自DSM-5）

表现为社交抑制，具有能力不足感并对负面评价过度敏感，这些症状从成年早期开始出现，可在各种情境下存在，表现出以下症状中的4项或更多。
1. 由于担心受到批评、不认可或拒绝而回避涉及人际接触较多的职业和活动；
2. 除非确定自己被喜欢，否则不愿意与人交往；
3. 在亲密关系中表现得很克制，因为害怕被羞辱或嘲弄；
4. 因为担心会在社交场合被批评或拒绝而感到惴惴不安；
5. 在新的人际交往环境中，由于担心自己能力不足而感受到压抑；
6. 认为自己没有社交能力，缺乏个人吸引力或比别人差；
7. 非常不愿意承担风险或参与任何新的活动，因为担心结果可能会令人尴尬。

与天才的相似之处

如前所述，大部分高天赋儿童和成人在气质上倾向于内向，而普通人群中的大部分儿童则不是这样（Burrus & Kaenzig，1999；Dauber & Benbow，1990；Gallagher，1990；Hoehn & Birely，1988；Silverman，1993）。天赋异禀的人在许多方面也相当敏感（Daniels & Piechowski，

2008；Lind，1999）。他们往往非常注重自我评价，担心自己无法达到心目中的标准。他们可能会表现出习得性回避行为，这种模式可能类似于回避型人格障碍，但这并不奇怪。

有天赋的孩子常常发现自己不仅总是被别人评价，甚至还总是被欺负，因为他们的个人特征会被同伴，甚至是老师反复戏弄、奚落、嘲笑（Schuler，2002）。正如Cross（2001）所指出的，美国的公立学校经常呈现出一种反智的环境，强调社交技能和社会秩序而非学术能力，因此，许多公立学校并不欢迎那些成绩优异或具有高智商与创造力的孩子。

如果在这样的环境中生活8～10年，那么这些天才儿童长大后很容易变成回避型人格。如果缺乏强烈的自我意识，一个有成就的天才在这样的环境中可能就会开始怀疑自己；并且随着自我怀疑的增加，其对自己能力的质疑也随之出现。冒名顶替综合征所描述的就是不接受自己的成功，进而开始自我怀疑的心理现象。虽然我们没有发现任何研究将天才与冒名顶替综合征联系起来，但许多天才个体在面对挑战时会怀疑自己，或者担心"被发现"自己不如他们认为的那样优秀。许多天才儿童和成人由于格外敏感，而会强烈地自我苛责，不愿意冒险，特别是当他们认为自己可能会得到负面评价时。一个天赋异禀的完美主义者会认为任何不完美的事情都是失败的，可能会因担心事情不能做得"绝对完美"而避免承担风险。这些人可以看到可能产生的正面结果，也能清楚地看到可能产生的负面结果。如果他们的家人经常贬低或者苛责他们的努力，那么天才儿童和成人往往会变得对批评异常敏感。如果他们认为别人可能会对他们做出负面评价，那么他们宁愿不尝试挑战，回避人际关系。

大量研究（Neihart，Reis，Robinson & Moon，2002）表明，天才人士与完美主义者之间存在联系，那些被完美主义所困扰的天才儿童会表现得像患有回避型人格障碍一样。二者之间的一个主要区别是，回避型人格障碍患者害怕来自外部的批评，而完美主义的天才人士则更多地为了避免未能达到自己要求的高度、或可能不切实际的内部期望而产生的内心痛苦。对于未经训练的观察者来说，这两种类别的人在外表上看起来似乎是一样的，但是他们应对困难的途径却大相径庭。

天赋异禀的儿童往往在早期就能轻松地获得许多成功的经验。由于他们没有学会应对失败，其中有些人会变得相当害怕失败。如果一个天才人士从未在某个领域遇到过和他一样有能力或比他更有能力的同龄人或成人（家庭成员除外），他可能就会认为自己是最聪明或最博学的。如果他完完全全地认可这个想法，那么任何失败或另一个人做得更好的证据都会威胁到他的核心认知。"如果我不是那个永远正确、永远最好的人，那我又是谁？"从某种意义上来说，他们形成了Dweck（2007）所说的固定思维模式——如果一个人相信自己是聪明的，且这事实永远不会改变，那么任何负面或矛盾的信息都会削弱其身份认同。

当然，随着年龄增长，这些天才人士自然会遇到越来越多有更多经验、技巧或能力的人。由于他们的整个身份认同都是与成为最好的人联系在一起的，因此天才人士可能会选择避免挑战，而不是尝试挑战。Dweck（2007）的研究证实了这一点——具有固定思维模式的个体更有可能避免挑战性的任务，以维护他们的"聪明"形象，以免暴露他们可能不如自己或他人所认为的那样聪明。孩子接触到能力相当或更强的人的年龄越小，他就越容易避免或战胜这种不切实际的自我观念。虽然一开始可能会很痛苦，但他们最终会获得解脱，发现自己不必维持一个不可能的标准；并且会意识到：失败会带来许多新的机会，而那些害怕失败的人则会失去这些机会。①

虽然DSM-5表明回避型人格障碍的发病率约为2.4%，但它指出"……在儿童和青少年中使用这种诊断时应非常谨慎，对他们来说，害羞和回避的行为可能也是一种正常的发育"。对于一些有这种表现的人来说，社交恐惧症可能是一个更合适的诊断。

不相容或冲突性特征

DSM-5中并没有提及天才人士的回避型人格障碍发病率较高，但鉴于上述内容，这种推测似乎也是合理的。DSM-5确实指出，回避行为往往开始于婴儿或儿童期，表现为害羞、孤立、害怕陌生人和新环境；但大多数人随着年龄增长，往往会逐渐摆脱害羞。以下内容有助于区分回避型人格障碍和一个敏感的、习得性回避的天才人士。

要区分天才和回避型人格障碍，就有必要追踪回避行为的发展情况。如果孩子在入学前就总是感到害羞、害怕陌生人和孤立无援，那么问题可能更多地涉及回避行为，而不是天赋；如果孩子同时存在惊恐障碍或广泛的社交恐惧症，那么他患有回避型人格障碍的可能性就大大提升了。但是。没有惊恐障碍或广泛的社交恐惧症并不一定就能否定回避型人格障碍诊断。

如果孩子早期就有一些回避行为，而随着其年龄增长，孤立感和回避行为逐渐增加，那么我们应慎重考虑回避型人格障碍的诊断，以减低

---

① 学校和家长过分强调标准化考试和考前准备，这往往剥夺了让学生尝试失败的风险，以及在没有惩罚的情况下重新振作起来的机会。在某些地区，这种情况早在学前教育阶段就开始了。完美主义和对失败的恐惧往往是由于内倾性，而学校经历通常并不能促进学生对失败的健康态度。有兴趣可以阅读Wendy Mogel的《膝盖脱皮的祝福》、Brene Brown的《大胆尝试》、Paul Tough的《儿童如何成功》和Jessica Lahey的《失败的礼物》。

误诊的可能性，因为回避行为的激增可能是由于感到无法适应同龄人、学校或其他环境。如果症状的出现与进入幼儿园或学校的时间相吻合，那么可能意味着这些问题行为不是孩子的内在因素引起的，而是其对环境的反应。天才儿童很早就开始了元认知，并且能够意识到自己的思维和感觉与同龄人有本质上的不同。这种现象被称为"异化"。事实上，有些孩子会认为自己是外星人。

如果一个人的智力活动曾经受到过批评（如"你总是在质疑事情！""你太敏感了！""你太兴奋了！""你太好奇了！"等），并由此产生的回避行为，那么对其做出的回避型人格障碍的诊断是值得商榷的。另外，个体所处环境多年来在增加回避行为方面的作用也需要被探讨。

早期的成功显然很容易，因此孩子未能发展出挫折耐受力。这可能会增加对评判的恐惧，并导致回避行为；尽管个人努力取得了明显的成功，但冒名顶替综合征或固定的思维模式仍然存在，孩子也可能会出现习得性回避行为。在回避行为随时间增加的情况下，如果回避行为与真实事件和环境触发因素有明确关联，那么天赋的敏感性就可以作为一种解释。同样，如果孩子的回避行为在与自己有共同兴趣的团体中明显减少，那么这些行为的根源也可能来自天赋，因此我们在采取最佳治疗方法时应考虑到这一点。无论哪种情况——与天赋有关的习得性回避或回避型人格障碍——都需要治疗；不过，根据回避行为根源的不同，治疗方法也会有所不同。

其他焦虑障碍

由于强烈性、敏感性、评价性，以及判断性思维，以及普遍的对社会环境的不适应，DMS-5中的焦虑症可能更容易出现在天才人士身上，而焦虑是导致许多天才人士被转介给心理医生的问题。至少根据我们的临床观察，天才儿童和青少年出现焦虑的频率似乎正在迅速增加。我们相信，天赋特征很可能在焦虑的发生中扮演着重要角色，但强大的认知能力对惊恐障碍和惊恐发作、社交焦虑症和广泛性焦虑障碍等疾病的治疗相当有帮助——特别是在实施认知行为治疗方法时。聪明的病人能更快地掌握治疗技巧，尽管他们也更有可能以抱怨和过度理智化的方式挑战治疗专家的诊断或治疗方法。

第六章　情绪障碍

在DSM-5中，情绪障碍被分为两个不同的类别：双相及相关障碍（极度兴奋被称为躁狂症）和抑郁障碍（包括各种抑郁状态）。在ICD-10中，它们统一被归类为情绪（情感）障碍。

根据我们的经验，对天才的抑郁症诊断通常是准确的，但专业人士经常忽视高智商在其中的重要影响。一些研究人员指出，某些情绪障碍，如双相情感障碍和抑郁症，在天才人士，特别是那些有较高创造力的人中较为常见，（MacCabe et al., 2010; Neihart, 1999; Piirto, 2004）；但也有一些研究人员对此表示怀疑（Slazenger, 2012）。有研究人员发现，高天赋人士更容易陷入围绕生命的意义的存在性抑郁障碍（Webb, 2013），在这些人中，自杀也可能更常见（Delisle, 1986）。对于天才个体而言，躁狂症或轻躁狂症的诊断往往不太准确，即使诊断正确，我们在确定治疗方案时也应该充分考虑其天赋相关性。在情绪障碍的诊断和治疗中，我们应考虑一个人的天赋及其相关特征，并且充分了解天才儿童和成人的一些特征——如他们的敏感性、强烈性和元认知——以帮助对其情绪障碍的诊断，这些特征往往会对治疗产生影响。对于天才人士的特点和其与环境状况之间互动的深入了解，有助于我们做出更准确的诊断和更好的治疗计划。

在少数情况下，特别是在年幼儿童的身上，我们已经清清楚楚地看到了误诊，尤其是双相情感障碍的诊断。有时候，这是因为针对成人的诊断被错误地应用到了孩子身上。[①]经常发生误诊是因为天才儿童和成人所表现出的感受、行为和对情境的反应强度容易被误解为某种障碍的症状。当临床医生不了解有天赋者且对障碍的诊断标准不够重视（认为现行的DSM-5或ICD-10不准确、不全面）时，往往会出现误诊。虽然目前还没有正式发表与青少年双相情感障碍诊断相关的论文，[②]但已有专业人士提出了一种新的双相情感障碍诊断类别———青少年快速循环双相情感障碍。尽管这种诊断目前并不常见，但我们认为，双相情感障碍的诊断经常被误用于正常的天才儿童。[③]

一位母亲描述了她6岁的女儿是如何被诊断为双相情感障碍的。大约三个月前，孩子的情绪开始出现剧烈的波动。有时她看起来很高兴，而下

---

① 将成人标准应用于幼儿通常是不合适的，因为孩子们不是"矮个子的成人"。在成人中，相信"壁橱里的怪物"和"填充动物的秘密生活"最多也只能算是类人格分裂症。想象一下该如何将成人人格或智力测验的标准或其他对成人行为的典型期望翻译成儿童能理解的方式——很少有成人需要用手指数数；孩子们对账单和食谱束手无策，他们更喜欢阅读有很多押韵词的图画书，往往不太会讲笑话或"绕圈子"，别忘了他们还有明显的严重运动障碍（成人需要别人帮忙系鞋带和提裤子吗？）；即使是正常的孩子，面对指令时也可能会表现得心不在焉，并且总是会坐立不安——然而，在商务会议上很少有成人会摇腿和旋转椅子。那么，为什么我们能大手一挥，就把给予成人的精神障碍，比如双相情感障碍（它是基于成人行为期望的标准）——尤其是一些通常需要住院治疗和终身用药（其中最有效的药物即使是相对较低的剂量也具有毒性）的障碍——给予孩子们呢？
② Ellen Liebenluft提出了另一种诊断"快速循环双相情感障碍"，以反映一天内的情绪变化。她称之为"严重的情绪失调"，并用它来描述非常易怒的孩子。正常的发育性情绪控制不良和病理性的"严重情绪失调"是很难区分的。即便如此，这一诊断也好得多，因为它并不像双相情感障碍那样暗示着孩子有精神病。
③ 最新的功能性磁共振成像研究发现，与对照组的受试者相比，真正患有双相情感障碍的人的杏仁核较小，并且对面部情绪更敏感。尽管这可能提供了一些客观数据来区分不同的障碍，但我们还需要相当长的一段时间才能厘清头绪。迄今为止，还没有人将具有天赋者作为比较组，这并不令人意外，因为天才的"患病率"较低且他们的表现不属于病理学范畴。

一刻就会心烦意乱，随意破坏东西，甚至是她自己最喜欢的一些玩具。虽然她从3岁时就开始阅读，但现在她对书本毫无兴趣，并拒绝上学。她一会儿黏人，一会儿又怒气冲冲地抗拒他人的亲近。

儿科医生将孩子的母亲介绍给一位儿童精神科医生，该医生认为女孩患有双相情感障碍，以及依恋障碍，并表示需要让她立即住院，开始进行药物治疗。孩子在医院住了28天，直到母亲的医疗保险期满才出院。精神科医生建议母亲另寻医生，于是母亲被转介给一位心理医生。这位心理医生对这样一个年幼的孩子被诊断为双相情感障碍并接受住院和药物治疗感到震惊。在查阅家族史时，他发现女孩的父母在她突然的行为变化前一个月就已经分居，母女俩被迫搬到另一座房子里住；同时，女孩的宠物狗被汽车撞了，女孩的父亲也不知所踪。而且自从出院后，女孩越来越依赖母亲，从不让母亲离开她的视线。母亲后来停止了对女儿的药物治疗，孩子的情绪变得开朗起来。随着家庭状况的稳定，女孩再也没有出现过情绪波动。

在韦氏智力测验中，这个女孩的全量表智商为143，且其阅读能力比年龄预期高出几个年级。在这个例子中，一个敏感、有天赋的孩子的强烈情绪反应被误认为是双相情感障碍。

双相情感障碍

我们见过有天赋的儿童，有些才3岁就被诊断为患有双相情感障碍。这让人深感不安：首先，双相情感障碍通常被认为是影响成人的疾病。根据DSM-5，双相情感障碍首次发病的年龄是18～25岁。虽然18岁以下的人也可能会经历这种疾病，但在我们看来，将一个青春期前的孩子诊断为一种主要存在于成人群体的疾病是不恰当的。

我们知道，一些精神病学家（Findling，Kowatch & Post，2002；Geller，1995；Lederman & Fink，2003；McClellan et al.，2007；Papalos & Papalos，2007；Renk et al.，2014）已经发表过关于儿童双相情感障碍的文章，但是人们似乎还没有普遍接受双相情感障碍经常会发生在儿童身上的说法，而且我们还有很多研究要做——不仅要确定双相情感障碍在儿童中的患病率，还要确定儿童患者的行为表现，以及其与成人患者的不同之处。

我们咨询过很多父母，他们幼小的天才儿童被诊断为双相情感障碍——对于8岁以下的儿童来说这是一个极具争议的诊断，因为这么小的儿童不可能表现出与这种障碍相一致的一些行为（如参与只为享乐而放纵的活动）。自尊心膨胀在儿童中也很常见，如许多孩子认为自己会成为歌星或者体育明星。根据我们的经验，只有极少数的有天赋的青少年确实表现出了与真正的双相情感障碍一致的症状。不过，大多数情况下，天才儿童的高度情绪化行为更倾向于被理解为他们对生活压力事件（如父母的离异或死亡）强烈而敏感的人性反应，在这些情况下所观察到的行为并不符合DSM-5中真正的双相情感障碍标准。

双相情感障碍的特征

双相情感障碍分为两种类型：双相I型（约占人口比重1%）和双相II型（约占人口比重0.5%）。无论是I型还是II型，双相情感障碍都有很强的遗传因素。患有双相情感障碍的人一般都知道他们家族中还有其他成员患有这种疾病，此外往往还有"仅"患有严重抑郁症的家庭成员。

在这两种类型的双相情感障碍中，人们都会经历剧烈的情绪波动——从躁狂，或轻躁狂①到抑郁。它们之间的主要区别是，双相I型情感障碍的患者至少经历过一次躁狂发作（定义为至少连续7天的躁狂症状），之后可能有伴随性抑郁发作，也可能没有。患有双相II型情感障碍的人至少出现过一次持续至少两周的重度抑郁症发作，并且至少有一段持续4天或更长时间的躁狂思维和行为。双相II型情感障碍描述的就是我们之前称为躁抑循环的症状。"快速循环"症状存在于老年慢性双相情感障碍患者中，患者不会每天或每周都呈现出这种症状的循环。

　　由于双相I型情感障碍和双相II型情感障碍有许多不同之处，我们将简单地总结DSM-5是如何描述躁狂和抑郁发作的，具体的诊断标准和其他信息可在DSM-5中找到。

　　患者在躁狂高峰期的情绪非常强烈，表现为好大喜功，思维活跃，精力极度旺盛，有时还有易怒，持续时间至少一个星期。个体可能会向遇到的每个人大声宣布："我发明了永动机……""我正在创作一部完美的交响乐……""我正在撰写最伟大的美国小说……""让我们一起做生意吧，我们在未来10个月肯定能赚5个亿！"或者他们可能会突然同时投身于几个商业项目中，挥霍无度，甚至要求他们的朋友和家人为他们投资，完全不考虑这些项目对其他人可能产生的影响。这与有天赋的人截然不同，后者的乐观思维有一定的客观基础，而且只限于某一个领域，比如一个有潜力参加奥运会的孩子说："我能拿到自由滑比赛的冠军。"

　　在明显发作期，这些人通常会持续数天不怎么睡觉，思绪如泉涌——比他们能够表达的更快。这些人过度热衷于社交，甚至会侵犯他人

① 轻躁狂用于描述比"全面爆发"的躁狂症稍轻的行为发作。轻躁狂患者的躁狂期至少要持续四天，在此期间，患者会持续性地表现出情绪的异常高涨、膨胀，以及易怒，并伴有以下症状中的三项或更多：自尊心膨胀、睡眠需求减少、言语紧张、胡思乱想、注意力分散、体力增强或烦躁不安、过度参与令人愉悦但可能有害的活动。

的私人空间，总是试图向别人阐述自己的想法和计划。发作期的行为可能包括滥交、透支信用卡、吸毒、失业、疏远朋友，甚至违法——最终的结果往往是住院治疗。这些症状都比较极端，也显著损害个体的正常功能。经历躁狂症发作的人所面临的挑战往往是成人级别的。

低潮期是一种深度抑郁状态，在这种状况下，个体的情绪非常低落，对他而言，似乎没有什么事情是有趣或值得去做的。这种崩溃往往和躁狂的高潮一样强烈，甚至更强烈。个体感觉到所有的生活乐趣都消失了，没有什么东西是好吃的或感觉好的，一切都显得过于困难且毫无意义；他会有明显的疲劳和能量丧失感，在思考、集中注意力或做出决定方面遇到困难，难以入睡或难以醒来；而且他常常会因为过于关注自己的失败与失落而感到绝望，失去价值感。当生理上的重度抑郁叠加在最近的躁狂行为上时，个体对自己的羞耻感会变得更加沉重，其感受会更加崩溃。他可能会出现食欲下降或暴饮暴食的情况，且可能持续地想要自杀。

我十几岁的儿子被诊断为II型双相情感障碍。他很有天赋，经过一年半的治疗，才被确诊为II型双相情感障碍。诊断过程中最困难的一点是要区分哪些是青少年的正常行为，哪些是天才青少年的正常行为，哪些是我们应该关注的问题行为。他的情绪障碍在13岁时首次发作，表现为明显的抑郁；而他的躁狂行为不那么明显，很容易被忽视，被认为只是具有天赋的创造力的爆发。他有一段时间不睡觉，拼命阅读、写作和作曲。他对此的感觉是："这怎么可能是症状呢？"

然而，有一天他一边参加科学课的讨论，一边写出了一个弦乐四重奏，而此刻他的心情却跌到了谷底，他感到自己崩溃了。这次抑郁发作比第一次发作时更严重，持续时间更久。经过三个月的药物调整，他的情绪才稳定下来，但显然是药物发挥了作用。他最担心的是在服药期间，他会失去才华、创造力或幽默感。但事实证明，情况并非如此。我们非常幸运地与一位治疗师和护士长期合作，他们并没有匆忙做出诊断，而是花了大量时间去了解我儿子。

青少年和成人的双相情感障碍

天才与双相情感障碍似乎存在微弱的关联。至少有两项研究（MacCabe et al.，2010；Smith et al.，2015）发现，"较高的儿童智商分数，可能会成为日后发展为双相情感障碍的风险标记"。

双相情感障碍的病情起伏通常具有周期性，以数月一次或数年一次的频率发生。一个人可能在几天或几周内情绪高涨，然后又在几个月或几年内情绪低落。这通常是一个缓慢的周期，抑郁期通常比躁狂期持续得更久。

然而，DSM-5指出，一些双相情感障碍患者会经历一种所谓的"快速循环"现象。这些人在12个月内会出现4次或4次以上的强烈情绪发作，但在2个月或更久的时间内，情绪会完全或部分地得到缓解，不过也有可能会"转换到一个相反极性的情绪发作"。换句话说，他们在一年中可能会有几次严重的情绪发作，但频率不会超过每两三个月一次。

儿童的双相情感障碍

虽然最近的一些出版物（Findling，Kowatch & Post，2002；Geller，1995；Lederman & Fink，2003；Papalos & Papalos，2007；Renk et al.，2014）谈到了儿童双相情感障碍，但需要注意的是，关于这一现象的研究数据仍然是相对有限的（Carlson，Jensen & Nottelmann，1998；Geller & Luby，1997；Van Meter，Moreira & Youngtrom，2011；Wagner et al.，2009）。我们觉得有必要重申我们的观点，即双相情感障碍在儿童中是被

过度诊断的。

即使双相情感障碍真的存在于儿童中，它在儿童身上的表现也可能与成人有很大不同。简单地将成人的标准应用于儿童，很可能会导致误诊。如上所述，心理健康专家的共识是，这些严重的疾病常见于青少年和成人，而不是儿童。因此，在对儿童，特别是对极具天赋的儿童进行这种具有潜在危害的诊断时，我们要极其谨慎和小心。双相情感障碍的诊断意味着个体存在精神异常的可能。这可能对孩子的未来潜能发展造成很大的损害，因为有许多行业拒绝曾被诊断为精神异常的人。如果儿童被贴上这个标签，父母应该在他们十几岁的时候对诊断做出质疑，并重新进行仔细的评估。

儿童快速循环型双相情感障碍

将儿童诊断为双相情感障碍的专业人士，通常会指出这些孩子是"快速循环"或是"非常快速循环"类型的双相情感障碍。尽管之前DSM-5对快速循环有相关描述，但许多专业人员显然认定快速循环的情况存在于儿童中，也就是说，一个儿童可能在几天或几周内，甚至在一天内迅速经历情感的高潮和低谷。这种想法并不符合DSM-5和一些关于儿童双相情感障碍的文献。

我们之所以强调这一点，是因为大多数被诊断为双相情感障碍的天才儿童，都被诊断专家描述为呈现"快速循环"模式。也就是说，这些天才儿童曾在一天或一周内多次出现重大情绪波动。然而根据定义，即使是快速循环型双相情感障碍也不存在一天内循环数次的现象。在一天中非常频繁和强烈的情绪波动可能也是一个需要解决的重要问题，但这种模式与DSM-5中描述的双相情感障碍并不一致。根据我们的经验，这种看起来像快速循环的行为往往与其他更直接的原因相关，如重复性暂时葡萄糖不足

（本书后面会讨论），会导致情绪崩溃与扩张性行为的交替出现，或者是之前没有发现的过敏反应，甚至是对治疗过敏、头痛或胃痛等疾病的处方药或非处方药的冲突反应。除非治疗者能够彻底了解病史，否则这些因素可能都不会被发现，从而导致误诊。

与天才的相似之处

天才儿童和成人的情绪强烈性在之前已有公论，如果不考虑其天赋背景，他们的强烈情绪可能就会被认为是不正常的或过度的。双相情感障碍同样以强度和过度的行为作为诊断的关键症状。如前所述，双相情感障碍与创造力之间可能存在关联，至少对作家而言是这样的（Murray & Johnson，2010；Piirto，2003）。然而，许多天才人士所经历的兴奋（高潮）和失望（低潮）的强度，可能会被误解为双相情感障碍，而事实并非如此。与其他诊断问题一样，正确诊断的关键在于了解这两个问题：（1）"病人的功能是否受损？"（这究竟是谁的问题？）（2）"症状是否几乎在所有环境和状况下都存在？"

双相情感障碍在幼儿中极为罕见，另外，天才儿童与双相情感障碍儿童之间存在着明显的差异，一旦意识到这些，误诊的可能性就会大大下降。天才儿童的极端情绪是对特定事件或刺激所做出的反应，而很少会表现为整体的普遍的情绪。由于这些强烈的情绪与特定的想法或事件有关，所以可以在一天内迅速变化。儿童甚至会有规律地对重复出现的环境情况做出相应的反应。例如，天才儿童在享受一部精彩的电影或戏剧后会出现强烈的情绪反应，他们想把它告诉所有朋友，想要再次观看，或去找故事的原著来阅读；有完美主义倾向的天才儿童在特别重要的演讲或考试之前、之中或之后，可能会遭受极度的情绪困扰；还有些天才儿童在球队输掉某场"大赛"后可能会感到强烈的失望，甚至表现出与事件程度不相称的悲伤或烦躁，哪怕其他人提醒他们"这只是一场比赛"。

在这些情况下，过度反应都与诱发事件有关。如果这些是孤立的事件，那么临床医生不会根据某一次这样的事件做出诊断。然而，在天才儿童中，这些强烈反应的模式可能在一两个星期内接连发生。于是在为这些行为寻找一个诊断类别时，不了解情况的临床医生可能就会把这些行为误认为是双相情感障碍。如果能够探讨一下这些情绪的发生背景，那么双相情感障碍诊断的可能性就很小了；如果忽略了背景，仅仅从表面上来看这些事件，就可能出现误诊。

通常，孩子们最恶劣的一些行为——发脾气、抑郁、崩溃或毫无意义地瞎折腾——都发生在他们过度疲劳的时候。我们常常会忘记，聪明的孩子会以强烈的兴趣去追求自己的目标，以至于丝毫没有意识到已经把自己弄得筋疲力尽。这对他们也像是一种小手段——一旦对某件事过分投入，就可以躲开吃饭或者晚点儿上床睡觉。

Leach（2001）写道："一个幼儿的一天，与一个学习滑水的成人的一天的辛苦程度实际上是相当的。"有天赋的孩子充满激情，有动力，是完美主义者，特别容易把自己推到能力所及之外，并承受很可能失望的后果。特别是年龄较小的儿童，缺乏哥哥姐姐那样的身体协调性和控制能力，即使"只是在玩"，也要努力协调四肢——但他们的神经反馈比成人少，胳膊和腿的长度与比例上又在不断变化。例如，一个小女孩在操场上玩，当有人抢走她的秋千时，她必须想办法解决。她被沙子绊倒了，嘴里满是沙砾。"这是一件坏事吗？沙子对身体有害吗？"她都想知道。孩子们从她身边跑过，冲着彼此大喊大叫；有些孩子可能觉得很有趣，有些孩子则不然。陌生的成人在儿童乐园里闲逛，而她要不停地寻找父亲的目光，确保父亲看到她从滑梯上滑下来。人们很容易忘记日常生活倦怠的本质，忘记孩子们可能会因此快速失去镇定，变得慌乱。

在高天赋儿童身上发现的另一个特点，也可能导致双相情感障碍或环性心境障碍的误诊。有7%～10%的高天赋儿童似乎患有反应性低血糖症——我们也可称之为暂时性葡萄糖不足——这会导致他们平时的激烈行为更加"过分"（Webb & Kleine，1993）。

环性心境障碍

环性心境障碍通常被描述为"低度"双相情感障碍。环性心境障碍患者的情绪波动比较严重，但情绪不像双相情感障碍患者那样极端。事实上，这种障碍的上升期类似于躁狂症发作——在至少4天的时间里，这个人的情绪会异常地高涨、过度、扩张、夸大，甚至是亢奋不安；然后这个人会变得悲伤、抑郁，甚至有些绝望；接着他又变得兴奋、热情洋溢……起伏变化循环往复。该障碍的诊断标准为成人的情绪波动必须至少每2个月发生1次，持续至少2年（儿童和青少年为1年），但其症状并没有达到与重度抑郁症发作和双相情感障碍的躁狂期相关的严重程度。

由于情绪波动在环状心境障碍患者中没有像双相情感障碍患者那样严重，所以医护人员可能更倾向于将儿童诊断为这种疾病。天赋行为与环性心境障碍的相似之处和区分方法与上文中所讨论的双相情感障碍相同。

抑郁症

抑郁症是影响普通人的最常见的心理健康问题之一，许多人在生命中的某个时刻都会遭受某种类型的抑郁症。虽然一些研究者（Cross，

Gust-Brey & Ball，2002）认为，天才儿童比其他群体更有可能经历某些类型的抑郁症，但缺乏实证数据，现有研究只能表明天才儿童与其他人一样有可能患上抑郁症（Neihart et al.，2002），他们的智力优势并不能保护他们，事实上，反而可能令他们面临更大的风险。

环境条件似乎对天才儿童有很大的影响。天才儿童因其教育状况的不适宜而经历轻度乃至重度抑郁的情况并不罕见——对这些孩子而言，如果教育资源安排不当，或者学校没有回应其需要，那么他们的抑郁会更加严重。

教育适应程度被认为是影响天才儿童适应能力的最大因素之一（Neihart，1999；Persson，2010；Rogers，2007b）。有些天才儿童在开学之初就已经掌握了当年教学内容的60%～75%，这种状况很可能会影响儿童的适应性和情绪（Webb，2007）。随着时间的推移，他们的厌烦和不耐烦越来越严重，而必须想方设法通过创造力来忍受这种环境并尽量做到最好，而这种情境是大多数成人都未必能忍受的。在这种情况下，孩子很可能会发展成一种轻度抑郁症，也就是Seligman（1995）所说的一种"习得性无助"。在很多情况下，孩子的智力水平越高，就越难以忍受正常的学校生活。智商超过135分的孩子应该进行学术级别测验评估，因为他们可能无法忍受普通学校的缓慢节奏。幸运的是，他们还有其他的选择，如跳级、单独授课或在家接受教育等。

12岁的Sarah刚刚在一个乡村学校读完七年级，她被父母带去看心理医生，因为她看起来很抑郁。整个七年级，她感到越来越沮丧、悲伤和无助。她很烦躁，对曾经喜欢的东西不再有兴趣。虽然她的成绩在班上名列前茅，但她并不认为自己特别聪明，因为她有时在拼写方面有困难——她有几个家人也在这方面有困难。她没有被评估为有天赋，除了常规的课堂作业外，她没有得到任何教育资源方面的特别服务。

父母认为她很聪明，但他们更关心的是她会不会得了抑郁症。评估显示，她确实有抑郁症，但这种抑郁症是情境性的，只与她的学校环境有关。测验还显示，Sarah是一个有天赋的孩子，她的教育需求从未得到满足；如果学校能够为她提供适宜的教育资源，那么将对她大有助益。在讨论了她的需求后，以爱荷华州跳级量表为辅助工具，校方系统地考虑了所有相关变量，最终同意Sarah跳级。Sarah顿时信心大增，她的情绪也得到了改善。她在一个以学术为导向的天才儿童夏令营中表现良好，并以更积极的态度开始了九年级的生活和学习。

有些成人对孩子的异常表现并不敏感。他们无法理解天赋异禀的孩子怎么会"处于危险之中"。在他们看来，儿童就需要学会等待——按照规则等着轮到自己，也必须完成枯燥的作业并按照大人的要求行事。毕竟，他们可能认为，只要孩子够聪明，他肯定就能找到办法在无聊的时候自娱自乐。因此，有些孩子有了做白日梦的习惯。但不幸的是，有些孩子学会了用一些无关紧要、毫无意义的事情来娱乐自己——这对他们的激情、学习热情，以及成年后的心理健康都是有害的。既要教导他们学会合作和尊重他人，又要让他们懂得选择适当的时机、地点和方法进行有益的对抗，这是一个微妙的博弈。

教师、家长和医疗健康专业人士可以回想一下自己曾参加过的各种工作会议或内部培训，那些内容都是已经学过的，所以基本上都是很无聊的。作为成人，我们记得由此产生的挫败感、倦怠感和无力感；可以想象如果儿童不得不日复一日地处于这样的环境中，会成为什么样子。一些成人可能会想起他们自己在学校里经历的挫折与无聊——在那种情况下还要保持微笑，表现出社交能力，让自己看起来很有兴趣，顺利完成作业，这可能真的很困难。

天才儿童所感受到的不适，可能无法让其他同龄人感同身受。因此，这类孩子可能感到相当孤单。久而久之，除非教育计划能够实现差异化，更贴近他们的需要，否则他们就很容易出现不同程度的抑郁（Rogers，2002；Ruf，2009；Strip & Hirsch，2000）。

学校并不是唯一能导致天才儿童经历上述学习上的无助感并随后患上抑郁症的环境。家长有时也会陷入一种针对天才儿童行为的批评模式，而没能意识到这些行为是天才儿童的基本特点。例如，这些家长可能会责备孩子太敏感、太紧张、太自私、太严肃，或问太多问题。这会让孩子感到自己不受重视，但又无力改变这种情况，因此他可能会愈来愈退缩，而陷入抑郁（Webb et al.，2007）。

我儿子Enrique13岁了，他在大约四年前被诊断患有严重的抑郁症、多动症和对立违抗性障碍。丈夫和我还有三个年幼的孩子，他们似乎都没有任何心理问题。我是一名注册护士，但目前没有执业，我的丈夫是一名工程师。

Enrique是一个非常聪明的男孩，他在每个发育阶段都完全符合标准。起初，他在就读的教会学校里表现很好。读二年级的时候，他出现了条理性、执行力方面的问题，并具有一些多动症儿童的典型症状——尽管他看起来并不多动，只是注意力不集中。我把这个问题提交给我们的家庭医生，他告诉我，8岁的Enrique在那个时候还太小，不能进行测验。可接下来我们不断地遇到麻烦，多次与他的老师谈话，但最后情况毫无改善。

Enrique现在在公立学校读七年级，成绩很不理想。大约一个月前，他参加了一个全国性的科学标准化测验，令我们出乎意料的是，他的测验成绩高达97分，阅读能力达到了大学水平。他的老师希望明年把他安排到高级班。我们为他的能力感到高兴，但对他看待自己的态度和不努力感到沮丧。他是一个悲伤的、孤独的孩子。

他对他的遥控车非常有兴趣，喜欢把玩具无轨电车拆开再装回去；他能完整地背出它们的工作原理，而我却听不懂是什么意思——这是我们发现他唯一热衷的事情。他读完了所有他能弄到的关于遥控车的资料。在这之前，要让他读任何东西都很费劲，所以至少这是朝正确方向迈出的一步。几位心理学家对Enrique进行了测验，我们听到的都是关于他非常聪明的评价，但没有人明白为什么这种能力没有转化为课堂上的学业成果。他在Sylvan学习中心表现出色，但在学校却觉得非常无聊，而且只能勉强拿到及格。

他在10岁时，曾因为无计划、无意图的模糊的自杀意念而住院一周，作为一名护士，我对此非常重视。医生做出的诊断是重度抑郁症。出院后，他看了几位心理医生，但似乎与他们都不太合拍。经过反复研究，我们找到了一位心理医生，她似乎能够让Enrique向她敞开心扉，所以我们一直坚持到那年秋天。那时她似乎认为Enrique有双相情感障碍。她让他服用药物，然后他出现了身体不适——在他从地下室的台阶上摔下来之后，我买了所有我能买到的关于儿童双相情感障碍的书。尽管我不是医生，但我在一个儿童住院部工作了几年，我没有在Enrique身上看到任何与书上提到的症状相符的行为。

读完那些书后，我给当地大学的儿童门诊部打了电话，希望得到第二个诊疗意见。然后我们见到了一位专门治疗儿童多动症和抑郁症的精神科医生。在与Enrique、我丈夫和我进行了90分钟的面谈后，他排除了双相情感障碍的可能性，尽管他认为Enrique有严重的抑郁症，并且有一些对立违抗性障碍的迹象。我们喜欢他的工作方法，并将Enrique的治疗工作移交给他。

此后，Enrique一直在接受每周两次的心理治疗，以及每4～6周一次的精神治疗。他正在服用利他林等药物。

您能给我们一些指导吗？医生们似乎很快就能开出一些根本没有起到真正帮助作用的药物，我觉得他所感受到的是孤独和压抑，但似乎没有人知道是否需要考虑他是一个天才儿童这个因素。

儿童抑郁症的发病率在不断上升，同时发病年龄在不断下降（Abela & Hankin，2008；Kovacs & Gastonis，1994）。我们在成人中也发现了类似的情况，特别是在成年女性中。据调查1950年以后出生的妇女有65%的概率在30岁之前经历严重的抑郁症（Klerman，1984；Klerman & Weissman，1984；Klerman & Weissman，1989）。令人惊讶的是，出生在像美国这样繁荣的国家似乎还会增加抑郁症的风险，这显然是由文化因素造成的。[①]

美国文化中频繁出现的匿名化、消费主义和流动性似乎正在抹杀人们的自身基本价值感（Egeland & Hostetter，1983）。过去在一个小社区里，你的邻居了解你的性格、怪癖和经历；而如今，我们很多人甚至不知道邻居的名字。随着流动性的增强，我们花时间向一个不了解我们并且也不觉得特别有必要了解我们的社区"推销"自己。这些因素可能导致了抑郁症发病率的提升。

患有抑郁症的儿童也可能伴有更明显的焦虑问题或行为问题，从而可能导致随之而来的轻度抑郁被掩盖（Kovacs & Devlin，1998）。

---

① 一项对主张传统朴素的生活方式的阿米什人开展的研究发现，该群体中抑郁症的发生率低于1%（Egeland & Hostetter，1983）。

人格障碍患者患有抑郁症的风险更高，并且更有可能抑郁症复发（Ilardi, Craighead & Evans, 1997）。抑郁的男孩特别容易出现反社会的负面行为，如生闷气、攻击他人、无礼、不安、厌学、吸毒或酗酒（Lewinsohn, Gotlib & Seeley, 1995）。而这些行为在引起学校心理咨询师的注意之前可能已经引起了校长的注意。抑郁的女孩往往会变得安静和退缩——课堂上消失了一个积极参与者。不幸的是，由于这个社会普遍鼓励女孩要表现得安静、顺从，所以她们沉默的原因就被忽略了。除非她们能在家人的鼓励下表达自己，否则就会从人们的视线中消失。

父母之间的纷争尤其会增加儿童患抑郁症的风险（Nolen-Hoeksema, Girgus & Seligman, 1986；1992）。相互对抗的父母会给孩子传达一种不稳定的感觉，即使是那些试图全力参与孩子养育的父母也会发现自己常常只顾自己，心事重重，情绪低落，而很难在育儿中发挥作用。

青少年抑郁症往往会被成人当作发育过程中的正常现象而不予理会，或者被误认为是青少年的情绪化表现。抑郁症不是一种正常现象。20世纪80年代，个体首次经历抑郁症发作的平均年龄是30岁（Beck, 1967）。到1998年，一项针对成绩优异的高中生开展的全国性调查发现，他们中有24%的人有过自杀的想法，有4%的人实际尝试过自杀，有46%的人知道他们这个年龄段的人曾经尝试过自杀。Garrison等人（1992）的一项研究发现，在12～14岁的儿童中，大约有10%的人经历过完全发作的重度抑郁症。

抑郁症需要作为一种严重的疾病来治疗，因为它经常复发并可能致命。在经历过严重抑郁症的人中，只有不到15%的人能够在五年内保持不出现抑郁症的症状——这些人往往是接受过心理治疗和药物治疗的人，也是在抑郁症发生前情况最稳定的人，而那些只接受过药物治疗的人在停药后往往会抑郁症复发（Mueller et al., 1999）。根据我们的经验，大多数天才儿童只接受过药物治疗，而且往往是多种药物的治疗，却没有接受过任何心理治疗或心理辅导。

　　抑郁症如果得不到治疗，就会反复发作，而且病情越来越严重，发病频率越来越高。尤其令人感到不安的是，现在的年轻人似乎面临着更大的风险，因为抑郁症会对他们的学业和职业生涯造成更大的破坏。青少年时期的抑郁症会干扰他们社会技能、友谊和持久的关系的培养。弗洛伊德将心理健康归结为"爱与工作"的能力，而青少年抑郁症会在这两种能力发育过程的早期（而不是后期）破坏它们，从而导致患者成年后的更大的困难。

持续性抑郁障碍

　　ICD-10中的抑郁症在DSM-5中被称为持续性抑郁障碍，它是DSM-4-TR中两种障碍，即慢性重度抑郁障碍和心境不良障碍的合并，是一种挥之不去的抑郁或悲观情绪——患者感到一切都是灰蒙蒙的，有时就像那些总是看到杯子空了一半的愤世嫉俗者。DSM-5将其基本特征描述为"至少在2年内的多数日子里，每天的大部分时间都会出现抑郁的心境"。在儿童和青少年中，这种障碍会表现为易怒，且持续时间至少达到1年。这是一种相当常见的障碍，在任何时候，都有大约2%的人会被认为患有这种障碍。儿童可能不会公开表现出抑郁的情绪，而会通过易怒表现出他们的抑郁——这种症状必须持续至少1年，我们才能做出诊断。

表18 持续性抑郁症的主要诊断标准
（经许可转载自DSM-5）

A. 根据主观描述或他人观察，至少在2年内的多数日子里，每天的大部分时间都会出现抑郁心境。（注意：在儿童和青少年中，这种情绪可能会表现为易怒、烦躁，且持续时间必须至少达到1年。）

B. 抑郁时出现以下症状中的2项或更多。
 1. 食欲不振或暴饮暴食；
 2. 失眠或嗜睡；
 3. 体能低下或疲劳；
 4. 自尊水平低下；
 5. 注意力不集中或难以做出决定；
 6. 严重的绝望感。

C. 在受抑郁情绪干扰的期间（成人达到2年，儿童或青少年达到1年），从未在超过2个月的时间内没有出现符合A或B标准的症状。

与天才的相似之处

患有持续性抑郁障碍的人是悲观的，对生活普遍不满意，充满负面想法——生活很糟糕，已经糟糕很久了，还可能会一直糟糕下去；玻璃杯里的水少了一半，而且杯子可能是破的、漏的。对于这些人来说，每个解决方案都有问题，他们会因为各种理由而无法改变自己的悲惨处境。如果那些有天赋的孩子在学校里持续多年尽最大的努力想要获得更多具有挑战性和适宜性的任务，但仍然感觉不到自己在学习，那么他们会有这种负面的感觉就不足为奇了。这种潜移默化的弥漫性的忧郁其实是对不适当环境的正常反应。在这种情况下，情境性抑郁障碍这个诊断比持续性抑郁障碍更为合适。

然而，我们——以及许多读到本书的人——也都见到过某个愤世嫉俗的天才儿童，在一次他认为不公平的考试中得了低分，或因为他看到当局决定通过一项不合理的新法案而预感后果会很严重，或者因为与最好的朋友疏远了而对自己的生活感到悲观。理想主义的天才儿童经常要面临

"虚假"的挑战——因为理想和现实总是离得那么远。当这类儿童意识到自己强烈的理想可能永远无法实现时，他们就会迅速失去希望（在强烈的反应中）。那么将这样的案例诊断为抑郁障碍是否合适？也许合适。可是天赋和这些事件发生的背景环境对治疗是否重要呢？绝对重要。

有天赋的孩子往往能看到问题的两面性，而大多数人甚至只能注意到其中一面。这些孩子可能看起来很烦躁，因为他们正忙于寻找理论中的漏洞，为一些小问题争论不休，质疑、挑战他人的说法，或表达长期悲观的态度。这是持续性抑郁障碍的证据，还是一个天才儿童的天赋呢？有时，我们在初期是很难区分这两种情况的，但在几周或几个月后问题可能就会逐渐清晰起来。患有持续性抑郁障碍的人在几乎所有环境中都会呈现出一种长期的悲观的态度，而天才儿童和成人一旦与其他理想主义者在一起，他们的悲观情绪往往就会消失，他们就会变得充满活力，并且能够积极参与到让他们感到有力量的行动之中。一位治疗师曾指出："如果你抓起一个愤世嫉俗的人，通常会发现他心里还住着一个理想主义者。"

存在性抑郁障碍

相对而言，天才儿童或成人并没有什么与生俱来的特质会使他们比其他人更容易患上抑郁症。大多数情况下，是天才人士与环境之间的不适应导致了问题的出现。缺乏来自老师、同学或家人的理解和支持，会引发各种非常现实的问题，包括抑郁障碍。

存在性抑郁障碍是一个例外。在大多数环境中，聪明的儿童或成人似乎都会出现这种症状——尽管有些环境比其他环境更容易引发这种症状。存在性抑郁障碍在高度具有天赋的人中特别容易发生——尽管它不是DSM-5或ICD-10中承认的抑郁症类别。许多心理学家、精神病学家和哲学家都写过关于存在性抑郁障碍的文章（Camus，1991；Frankl，1963；May，1994；Sartre，1993；Yalom，1980），但很少有人把它与天才儿童和成人联系起来（Fornia & Frame，2001；Prober，2008；Webb，2013）。根据我们的经验，专业人士普遍忽略了天才的成分，而把存在性抑郁误认为是其他原因引起的抑郁症。

存在性抑郁的概念与天赋特质有密切的联系，它源于对存在问题的思考能力，以及天才儿童固有的发展异步性（Webb，2013）。天才儿童很早就发展出了元认知的能力，能够对自己的思维方式进行思考（Schwanenflugel，1997），有时，他们甚至在发展出成功处理问题的情感和经验工具之前就具有了这样的能力。他们能够从全局的角度来看待问题及其影响。当他们的元认知与理想主义、强烈性和敏感性相结合时，他们很容易产生与世界的疏离感。存在性抑郁更常见于年轻人或成人。然而，对天才儿童来说，这种类型的抑郁症可能早在初中或高中——早于他们开始考虑未来的年纪——就开始了。

"Dobson小姐，我知道我才上九年级，但我已经开始考虑读大学的事情，考虑毕业后想做什么。"对此，Dobson小姐可能会回答："好吧，Vanessa，你可以做任何你想做的事。"

然后Vanessa会想："这种回答对我没有帮助，因为当我想到这些时，我有太多的选择。我该如何做决定？我真的很想当一名神经学家，因为大脑是如此迷人；但自从我开始上铃木音乐课程起，我就想成为一名小提琴演奏家；可我又喜欢户外活动，还想做植物学家或其他自然学家；这个世界上需要做的事情太多了，或许我应该去当外交官……"

于是Vanessa开始意识到一个存在的困境——她不可能成为她想要成

为的所有角色。一旦选择了其中任何一个，就相当于否定了其他的选择。即使她试图在24小时内塞进去87个小时的生活内容，也无法成为所有角色。她继续想："我努力和我的同龄人讨论这些问题，然而他们根本不明白我为什么会在意这些。与我同龄的孩子们正忙着追星或是看最新的电影，他们关心的是该穿什么样的牛仔裤。我无法和同龄人谈论这些，我感到非常孤独。

"我转向周围的成人，发现我甚至也不能和他们谈论这些问题。他们告诉我，'享受你的童年吧，等你长大了，就会都明白的'。我看着这些成人的所作所为感到不安和失望。他们过着不经思考的生活，甚至都是伪君子。女人们谈论要创新，但她们最关心的是自己的衣服和伴侣；而很多男人都很粗鲁无礼，他们说想变得细心体贴，但他们实际关心的只有足球。人们一直说着他们并不真正在意的话，比如，'你好吗？'；而当你告诉他们你真实的感受时，他们并不关心。

"像饥饿、恐怖主义、污染或无家可归这样的情况，我并没有看到很多人努力尝试去改善，我为此感到很不安。成人可能会谈论环境问题，但他们同时在购买可以随意丢弃的物品，他们并不在意对空气和海洋的污染，他们甚至表现得好像人也是可抛弃的一样。他们说担心这个世界，但其实他们并不担心。

"也许伍迪·艾伦是对的，他说80%的生活其实就是露个面儿。在这个荒谬的、卡夫卡式的世界里，任何一个人都能有所作为吗？这就是全部吗？我可以改变什么吗？人生就是这样的吗？你只是走走过场，然后死了，就这样了吗？我只能在这个荒谬、虚伪、毫无意义的世界上孤独地活着吗？"

当我们意识到Vanessa强烈的理想主义以及她对虚伪的愤怒和绝望时，她的生存困境是可以理解的。像她这样具有高天赋的人可能会有自杀的风险，或者至少有可能退出主流社会。

存在性抑郁障碍来自思考的能力，以及理想化地看待事物的可能性，也源于"我本质上是孤独的"这一自我意识。我们甚至听说过7岁的孩子说他们不想再活了，因为生活太难了。

患有存在性抑郁障碍的人，如果被他们生活中的重要他人拒绝，就非常容易自杀。他们常常被称为"怪胎"或"书呆子"，他们可能会在同龄人群体、家庭以及社会中感到孤独。他们看到了世界应该是怎样的，却绝望于自己永远无法让现实世界发生重要的改变。可能没有人能够分享他们的忧虑，而且往往也没有人能够成为他们的精神引导，因此，他们很容易问自己："何必呢？"

存在性抑郁障碍不仅存在于孩子成长过程中的某一个阶段①——一旦钟声响起，声音就无法收回，与他人的格格不入和普遍的疏离感会持续存在。高天赋的孩子常常会有一种感觉或幻想——自己就像一个被遗弃的外星人，一直在等待母船来接他回家——如果他把这种感觉告诉别人，可能就会导致误诊，从而掩盖了存在性抑郁障碍的真相。

治疗存在性抑郁障碍有三个关键部分：（1）让患者感受到有人理解他的感受；（2）让他知道他的理想是其他人都有的，他并不孤独；（3）指出他可以与其他人一起努力，并做出自己的贡献。如果这些人能够深入参与社会、政治或宗教事业，那么他们在一定程度上就不会感到那么孤独了，而且会更有力量。

我们的任务是要向这类儿童和青少年传达：关爱和修复这个世界是

---

① 天才儿童的存在主义抑郁障碍有点儿像成人的中年危机——在这种情况下，成人会寻找生命的意义，并说："这就是生命的全部吗？我没想到生活会是这样的。"

他们不可推卸的责任，但他们也没有义务单枪匹马地完成整个工作。照顾受到伤害和饥饿的人、改善被破坏的环境是我们共同的责任，但即使是那些因为宏大叙事而显得微不足道的小动作也可能是很重要的——从人行道上捡起一个废弃的饮料罐也是对世界的一个小小的修复；去看望生病的人或关爱宠物也是很重要的。这些敏感而有天赋的人可以了解到，身体接触，如拥抱，也可以是一种强有力的方式——让他们感觉到自己与周围有联结，有人关心自己。

第七章

学习障碍

多年来，医疗卫生专家和教育工作者已经了解到学习障碍几乎可以发生在大脑功能的任何领域。最常被确认的是语言或数学学习障碍，因为学校的教学任务强调的就是这些方面的技能，所以在书写、阅读或数学方面有严重困难的普通儿童通常能够较早地、很容易地被识别出来。然而，有这些困难的天才儿童可能不会那么容易被发现。事实上，有学习障碍的天才儿童似乎比以前想象得更多。最令人不安的是，老师和医护人员有时会错误地认为，一个孩子不可能同时既是天才又有学习障碍，或者认为那些异常是天才学生极端异步发展的特征的表现，或是家长和教育工作者试图为那些在能力缺失方面不符合任何标签的学生争取更多教育服务的一种方法（Lovett，2010）。当前的教育趋势，如"干预响应"，可能会令识别有学习障碍的天才学生变得更加困难，而研究人员和临床医生都承认，发现有学习障碍的天才学生并为之提供服务是一项重大挑战（Assouline，2010；Foley Nicpon et al.，2011）。为了能够识别出这些有双重异常的学生并为之提供合适的教育服务，我们非常有必要对他们进行综合评估（Assouline，2010；Foley Nicpon，2011；Gilman et al.，2013）。

学习障碍的影响不仅限于天才儿童——天才成人也可能受到学习障碍的影响，并因此在生活中的大部分时间里低估自己的能力，逃避参加自己认为做不好的活动，或在与其他人比较时觉得自己缺乏某些方面的能力。由于这些潜在的长期影响，天才成人可能需要更多的支持和帮助来充分发挥他们的潜力。

Brody和Mills（1997）将有学习障碍的天才儿童分为三类——他们的

障碍或天赋可能并未被全部发现。第一类是已被确认为天才的学生，他们能够很好地弥补自己的障碍，因而未被诊断为学习障碍。虽然随着学业变得更具挑战性，他们可能会遇到困难，但他们的学习障碍还是会被忽视。相反，他们的学习表现问题往往会被归咎于缺乏动力、自我信念差，或其他因素。例如，在书写表达方面有学习障碍的儿童，尽管有很强的数学和认知能力，明显属于天才范围，但当他的作文不合规范时，可能会被视为无心书写或缺乏信心。第二类是学习障碍严重到足以引起关注的天才学生——这些学生的高天赋往往被忽略了。学校通常把这些学生列入应接受学习障碍服务的名单，但这些孩子在他们的优势领域中却得不到任何适宜的学业支持。对他们能力的低估、刻板的鉴定方法，以及天才课程中僵化的教学期望，导致这些儿童很少得到他们所需的教育服务。举例来说，一个拥有非凡视觉–空间能力的儿童，可能会因为缺乏深度知觉能力而在斯坦福–比奈智力量表上只能达到平均分。但孩子的优势可能会掩盖他的这一障碍；同样，精细运动问题可能会削弱孩子在视觉–空间任务方面的能力，因为这些任务往往需要孩子快速、灵巧地反应。第三类——也许是三类中的大多数——就是那些能力和学习障碍相互掩盖、都被隐藏起来的人。天才的能力掩盖了障碍，而障碍也掩盖了学术上的天赋。这些儿童通常可以达到该年龄阶段儿童的预期水平，没有被确认为有特殊需要，被认为是普通人。虽然他们在学习方面可能会表现得相当好，但他们的表现却远远低于自己的潜能。

尽管对于定义存在争议，但诊断学习障碍的标准之一就是儿童在某一特定科目上的表现低于预期——通常是低两个年级，或低于平均水平一到两个标准差。这些标准几乎总是以该年龄段的平均水平为基础，教师和心理学家通常不会为那些在大多数方面超过同龄人但在某一科目上只表现出平均技能的儿童改变尺度。也就是说，如果一个孩子与同龄儿童相比，大多数科目的成绩排名都处于前5%，但某一科目的成绩排名处于后25%，那么他也会被认为是普通孩子，因为他的分数都在正常范围。

尽管一个孩子可能存在双重异常（既有学习障碍，又有智力上的能力或优势）的概念越来越被接受，但由于教育政策的原因，识别这些孩子的概率似乎有所下降。干预响应已成为许多学校系统的主要的诊断和干预方法，其本质是一种追溯性诊断。[①]干预响应旨在向学生提供适当指导并监控其进展，会对那些没有按照预期反应的学生提供额外的指导，然后再次监测他们的进展。那些一直呈现出不适当反应的学生将被考虑接受特殊教育服务（Fuchs et al.，2003）。干预响应的倡导者认为，一个成功的特殊教育决策模式应该是结构化的，能够基于数据解决问题，灵活地提供服务，使用有效的测量方法定期监测学生的进展，并关注正常的课堂环境。基本的干预响应模式被定义为三级预防模式，初级干预包括普通（常规）教育项目；二级干预主要是在固定的时间内提供有针对性的、循证的小群体干预；三级干预涉及个性化和强化服务，可能与传统的特殊教育服务相似，也可能不相似。

就像对刺激药物的反应证实了多动症的诊断一样，儿童在接受干预措施后所表现出来的学业上的改善被认为是无学习障碍存在的确凿证据。教育专家或学校的心理学专家的诊断被搁置，诊断的对象仅限于对干预措施无明显反应的儿童，因为他们的进步速度没有达到普通同龄人的预期标准。在资金有限的时代，学校被迫进行干预措施的分级，资金、教师和

---

① 实际执行方案虽然可能会有所不同，但都包含以下核心特点：（1）高质量、基于研究的课堂教学；（2）全面的筛查和评估；（3）持续不断的进展监测；（4）基于研究的二次或三次干预措施；（5）干预期间的进展监测；（6）对干预措施的忠实度进行审查，或者严格保证干预措施的确切性质，并根据学生对基于研究的干预措施的反应性质和质量来决定是否需要服务（Fuchs & Fuchs，2006）。

项目的资源是固定的，但需求是不断变化的。学校被要求为所有儿童提供大部分康复训练，无论资金或专业知识是否充足。在这种分级模式下，能够勉强跟上或接近年级水平的天才儿童很少会被视为天才特殊服务的候选对象。

干预响应模式对天才儿童尤其不利，无论他们是否有学习障碍，因为这些孩子是非典型的，而那些典型的干预措施几乎都不适合他们。此外，尽管也存在一些有用的干预措施数据库，但并没有系统可以将干预措施与这些儿童匹配起来。或许更重要的是，干预响应是围绕着"找到它，解决它"的心态来工作的，而与识别和培养天赋才能几乎没有任何关系。显然，它是一个"治疗"或解决障碍的系统，而不是一个为发展优势而量身定做的系统。

尽管积累可靠的研究案例、找到切实可行的方法并在全国范围内分享具有很大的价值，但是研究支持某种特定的干预措施并不意味着该策略就一定适合特定的一类人。确定具体问题并将之与儿童和干预措施相匹配是最有效的方法，但这种方法需要评估。

根据干预响应的定义，学习障碍的诊断基础是一个阈值模型：如果一个孩子的作业达到或接近同年级的水平，换句话说，如果他的成绩一般，那么他就被认为是完成目标了，即使成绩比期望值低一个年级，学校一般也不会为他提供额外的教育服务，也不会给他提供任何展示其能力的机会。额外的测验对没有学习障碍的孩子来说通常没有什么好处，但对有学习障碍的儿童来说可能就非常有帮助了。

有学习障碍的天才儿童很少能够获得更多时间来完成检测任务或测验（Gilman，2008），因为他们没有达到表现水平远远低于年龄或年级预期标准的门槛，而不会被给予这样的便利。事实上，这些学生甚至可能从未被转介到评估机构以确定其是否存在障碍（Gilman et al.，2013）。

因此，使用干预响应来识别有学习障碍的天才学生，可能会忽略许多这样的学生（McKenzie，2010）。有学习障碍的天才儿童在三四年级之前常常被忽略或遗漏（Kay，2000）。我们的经验显示，有时他们的问题甚至会在读到初中或高中时才被发现。他们非常聪明，可以用智力弥补他们学习能力的不足，能够学会基本的学术科目，而且至少可以达到年级平均水平——预期水平。当孩子以适龄方式正常发展时，很少有人会注意到任何问题或怀疑其有学习障碍，即使该孩子已被认定为天才。只有到了高年级，当孩子需要深度阅读和处理更多的信息时，学习障碍才会变得明显。例如，一个有学习障碍的天才儿童可能被认定为天才，然后在三四年级或五年级时，老师突然发现他不会拼读或书写，阅读效率也不高。不幸的是，这往往只会促使人们重新思考该儿童究竟是不是"天才"，而不会让人们考虑为其增加学习障碍方面的教育服务。

一些有学习障碍的天才儿童在整个求学阶段都没有被发现其问题。他们一直在以适合年龄的步伐前进，而由于天才儿童有能力利用自己的长处来弥补短处，因此障碍始终被隐藏而未被识别。尽管这些儿童的整体学业水平一直在提升，但他们的功能水平远低于实际可能发展到的水平，而且他们发展的异步性会导致他们失去对学校的热情和信心（Robinson & Olszewski-Kubilius，1996）。他们会感到挫折，因为他们能很好地完成一些事情，但在完成其他任务时，结果却不尽如人意。他们会认为这是因为自己太笨了。

如果这个天才儿童在言语方面有优势，他可以向他人表达这种挫败感。然而，如果孩子不善言辞，那么他的挫败感可能会内化或通过负面行为表达出来。一个常见的情况是，当异步发展导致的痛苦和挫折被内化时，孩子会质疑他的自我价值。特别是当来自外部世界的信息是"你不适合这里"时，其自尊心会受到严重的负面影响。事实上，研究证实，天赋异禀的孩子如果同时还有学习障碍，他们就很难保持积极的自我感觉，因为他们对逆境的韧性会受到自我怀疑的影响，而自我怀疑的根源在于他们即是天才儿童又在某些学习任务上存在严重的困难——这种颇具讽刺性的二元对立（Gardynik & McDonald，2005）。

即将进入高中的Jasmine在上个学年的大部分时间里一直都不开心。她的成绩很好，而且看起来很聪明——父母对她一直都没有被选拔进入小学和中学的天才班感到有点儿惊讶。他们最终说服自己，她只是一个勤奋的、智力略高于平均水平的孩子，但绝对不是天才。在学校里，阅读对Jasmine来说有些困难，但她混过去了。她花在阅读上的时间总是比别人多得多，而且经常会遗漏一些细节。Jasmine开始认为自己不是很聪明，尽管她的成绩一直不错。

Jasmine的父母越来越担心女儿的阅读问题，更担心因此而导致她自尊水平的急剧下降。他们咨询了一位心理学家，后者决定让她进行智力测验，并认为这样可能会提供一些相关的有用信息。

心理学家告诉Jasmine的父母，Jasmine的测验分数很高，进入了天才的范围，并表示她会从学校提供的天才教育服务中受益。她的父母感到很惊讶，然后他们提出了对她阅读问题的担忧，以及对她是否存在某种学习障碍的怀疑。心理学家回答说，Jasmine不可能有学习障碍，因为这与天赋是相互排斥的，两者不可能同时存在，父母对此表示满意。心理学家认为Jasmine不需要进一步的学术测验，并向父母保证事情会好起来的——毕竟，Jasmine的成绩还是很好的。但Jasmine仍然感到挫败，尤其是在阅读方面。

后来，Jasmine的父母又带着她去向另一位接受过培训并对天才儿童的心理问题颇有经验的心理学家进行咨询，并根据建议让她进行了额外的学术测验。Jasmine的阅读理解能力只处于平均水平，远远低于她的智力水平。这表明她在阅读和语言方面确实存在学习障碍；但由于她的能力与大多数同龄人相当，所以没有人注意到她的问题，她的学习障碍一直没有被诊断出来。在了解这些新信息后，Jasmine的父母就可以要求学校提供适当的教学措施，而Jasmine也对自己的优势和劣势有了更加现实的认识。

学习障碍的诊断

诊断学习障碍最常用的方法是将个体能力或潜力的测量结果与其他能够反映其成就的测量结果进行比较。如果成就分数明显低于能力所预测的水平，我们就怀疑其有学习障碍，除非有其他因素（如情绪困扰或缺乏教育机会等）可以更容易地解释这种差异。不幸的是，一些教育家和学校的心理学专家认为，即使成绩明显低于个人的潜力预估水平，只要该学生的成绩能够达到平均水平，他就不存在学习障碍（Lovett，2010）。但在我们看来，如果一个数学成绩能够达到平均分的高天赋儿童的成就明显低于其天赋潜力预估的结果，那么他就应该被认定为存在学习障碍，而且这种天赋分数与实际分数之间的差异肯定会给他带来挫败感。Assouline及其同事（2010）的研究支持了这一观点，Foley Nicpon及其同事（2011）的研究也得出了支持这一观点的结论。其他研究人员（Callinan，Theiler & Cunningham，2015）建议应该根据认知障碍来确定学习障碍。DSM-5指出，当学业技能"明显且可量化地低于个体的年龄水平"时，我们就可认为个体患有特定学习障碍。DSM-4-TR中关于特定学习障碍的标准不仅认可以年龄作为比较点，还认可以"测量智力""与年龄适应的教育"作为比较点。

虽然DSM-5的确也指出"特定学习障碍也可能发生在被认定为有智力天赋的人身上",但该定义似乎仅能识别出那些远低于平均水平的学生——我们不同意这一立场。Gilman等人(2013)指出,在识别有学习障碍的天才学生的过程中存在的许多问题,其中包括低于阈值的标准会导致对这类学生的鉴定不足。要"低于平均水平两个标准差"才能被诊断为"障碍"——虽然这个判定标准已经过时了,但家长还是常常会听到。这在某种程度上是因为"差异模型"——差异既不是正式认定学习障碍的必要条件也不是充分条件,虽然它可以作为诊断过程的一部分。差异可以在标准分布曲线上的任何地方出现,但最常见的是寻求显著低于平均学术能力的差异,而这对天才儿童来说并不总是合理的。在我们使用一个阈值时,学生的分数必须低于该阈值才能被认定为有学习障碍,这将导致双重异常(既有天赋又有障碍)的学生被遗漏。例如,一名天才学生可能会表现出严重的差异性技能,尽管他的"低"分仍能达到平均分,但这不代表他没有"障碍";而使用阈值模型将导致该学生的障碍不能被识别。但差异计算就能显示出相对差异和损伤(障碍)。如Gilman等人(2013)所述,这种计算有时会被用作识别有学习障碍的天才学生。

"低于平均水平两个标准差"的原意是能力被假定为平均水平,而受损意味着孩子的表现在同龄孩子中处于最低的3%~5%,这种差距与智力障碍是一致的。但是,当应用于天才儿童时,这个模型就开始瓦解了——如果一个天才儿童的表现比该群体中的基线低"两个标准差",那他就正好接近美国普通儿童群体的平均水平,这种结果导致他很少会被认为有问题或需要帮助和干预。

在获取诊断信息的过程中,学校的心理学专家和神经心理学家可能会进行智力、能力和成就等方面的测验,然后在结果中分析各个模式。在智力测验中,他们会观察诸如流体推理、视觉-空间处理和言语理解等领域指数的得分差异，将其与其他衡量标准进行比较，并检查各子量表之间的差异。他们还会将学生的预估能力水平（由这些测验决定）与他目前的成绩进行比较，有时仍然会依靠"差异模型"。任何模式中的显著差异都被视为功能障碍的表现，但由于学校的心理学专家和临床心理学家所接受的训练类型存在很大差异，不同的模式可能会对不同的专业人士做出不同的提示，所以天才学生的真实问题可能会被忽略。

在相关领域的研究生培训中，一些专业人士被教导要先看指数得分之间的总体差异。如果差异在20分以上，他们就会被建议考虑是否存在某一领域的大脑功能障碍，以及是否存在某种学习障碍。接着，这些研究生会根据指导开始检查各分量表与指数分数的散布情况——如果各分量表之间的差异很大，那么就应该怀疑存在特定的学习障碍。然而，一些研究并不支持对有学习障碍的儿童采取这种方法（Sattler，2002）。有学习障碍的儿童个体化差异很大，因此我们很难确定这一群体的特定模式。只有受过完整训练的专业人士才能正确评估影响行为、情绪和认知功能的大脑功能要素。

同样地，这些模式分析也并不一定意味着天才学生有学习障碍，虽然它们可以反映出个体在学习上的优势和劣势以及思维风格。事实上，大量心理测量证据支持几位心理学家提出的建议（Robinson & Olszewski-Kubilius，1996；Silverman，1997）：天才儿童在发展和功能方面具有广泛的异步性，也就是说，天才儿童比能力较弱的儿童所显示出的能力跨度更大。

多项研究发现，天才儿童的语言分数高于非语言分数，有时甚至高得惊人（Assouline et al.，2010；Brown & Yakimowski，1987；Malone et al.，1991；Sattler，2001；Wilkinson，1993）。例如，Webb（1993）发现，韦氏儿童智力量表的语言智商和行为智商分数差异很大——在一个案例中高达45分，而且这种差异与神经系统或重大心理问题无关。在该研究中，有27%的天才儿童语言智商比行为智商高20分，其中8%的儿童显示出30分或更大的差异。而在行为智商高于语言智商的天才儿童中，只有11%的儿童表现出20分或更大的差异。Silver和Clampit（1990）同样发现，大约有20%的天才儿童的语言智商分数比他们的表现智商分数高21分或更多。Assouline及其同事（2010）发现，在其样本中，韦氏儿童智力量表的言语理解指数（平均=130）比感知推理指数（平均=116）高出约一个样本差。研究显示，天才学生的言语分数较高的趋势一直在持续。天才人士的平均言语理解指数比他们的视觉−空间指数和流体推理指数分别高出了6分和7分（Wechsler，2014）。

　　在上述研究中，如果不是因为许多分量表的上限效应，言语和非言语得分之间的差异可能会更大。也就是说，一些孩子的分数已经到达子量表的上限了，他们本可能会得到更高的分数。Webb（1993）在一项大规模研究中发现，在整体智商为130～144分的（10岁及以下）天才儿童中，有50%的人在一个或多个分量表上达到最高分。在整体智商不低于145分的儿童中，年幼儿童中有77%的人在10个分量表中拿到了4个最高分，而年纪稍大的儿童中有80%的人在10个分量表中拿到了不少于3个最高分。Kaplan（1992）发现，在使用韦氏幼儿智力量表评估低年龄层的高智商儿童时，大体上也存在类似的上限效应和分量表散布情况。天花板效应使得韦氏儿童智力量表（第4版）的每个分量表创建了扩展的常模数据，因此分数估计可以远高于标准常模数据（如，曾经必须表示为145分以上的智商分数，现在可以估计到210分）。韦氏儿童智力量表（第5版）是目前的最新版本，其中的一些常模正在进行开发扩展。

　　显然，智力测验对天才儿童，特别是那些极具天赋的儿童来说，并不是足够敏感的衡量标准。如果要确定究竟儿童是有能力还是有障碍，那么关于其学术成绩和教育背景的资料也是必要的（Assouline et al.，2010；Foley Nicpon et al.，2011）。这就相当于给研究生进行GED（高中同等学力测验），期望从中找到一个能反映出他们不同能力的分数范围，可是如果他们中的大多数人在这次考试中都能获得满分，那怎么能有助于进行区分呢？正如Fox（1976）所指出的，"当我们的测验对象是非常聪明的学生时，要使用上限足够高的测验来对他们进行区分，这是非常关键的"，而这一点在实践中却往往会被忽视。天才儿童比智力测验分数所反映的更聪明，而他们的整体分数却因上限效应被人为地降低了，这个问题一直困扰着许多从事天才儿童工作的心理测量师（Silverman & Kearney，1992）。当所使用的测验不适合用来测量天才儿童时，衡量其是否存在学习障碍就会变得更加困难。

子测验的变异性和上限效应对临床解释亦有影响。例如，由于在能力和成就测验中存在大量的离散性或变异性，天才儿童的测验总体结果很可能被视为障碍。事实上，功能的异步发展在天才儿童中很普遍，甚至可能是正常的。不了解这个事实的临床医生就有可能做出错误诊断或制造问题，并且可能会在不需要干预时设计干预措施。专业人士需要检查智力和成就测验中的组成因素与子测验的分布情况，同时必须记住这些测验对于极具天赋的儿童存在上限效应。

这并不意味着这些测验结果不应该用于天才儿童。我们需要对他们进行全面的测验，确定优势和劣势之间复杂的相互作用，从而提出最适当的干预措施（Gilman，2013）。Foley Nicpon等人（2011）对双重异常学生的研究进行元分析时指出："采用个体内和个体间的方法进行能力或成绩分析，进行全面的个性化评估，这是至关重要的。"虽然测验及其结果并不完美，但它们是评估的一个必要部分，可以用来确定儿童是否存在学习障碍。测验结果可被用来指导适当的教育适应措施的规划——无论它们是否具有显著的离散性，或是否显示存在学习障碍。例如，一个二年级的高天赋儿童的阅读能力可能达到了九年级的水平，而其数学能力可能是六年级的水平，精细运动能力则是二年级的水平，这个儿童内部功能的异步发展情况十分严重。要确定适当的教学措施并调整教育内容，使课程与该儿童相匹配——这可能是一个相当大的挑战。对于这种异步发展问题显著的儿童来说，满足其需求的关键是灵活性；但是学校往往缺乏灵活性，因此许多家长对子女的教育选择感到沮丧也就不足为奇了（Davidson，Davidson & Vanderkam，2004）。于是许多人决定在家中教育他们的天才儿童，以便更好地适应孩子的各种能力（Rivero，2002；Wessling，2012）。

虽然一些显著表现出异步发展的天才儿童可能不符合学习障碍的诊断标准，但综合测验可以识别出是哪个特定的智力领域落后于孩子整体优势能力，这些信息可以让父母和孩子放心，因为他们本来可能怀疑孩子的整体智力水平有问题。能力显著分散的天才儿童，无论是否有学习障碍，都可能出现自尊受挫的问题，因为他们倾向于根据自己做不好的事情，而不是根据自己的优势项目来进行自我评估。他们很可能出现自我信念问题，产生挫败感，甚至变得愤怒和怨恨（Fox，Brody & Tobin，1983；Hishinuma，1993；Mendaglio，1993；Olenchak，1994；2009；Olenchak & Reis，2002；Schiff，Kaufman & Kaufman，1981）。他们可能会对自己说，"我不知道为什么人们认为我很聪明，我9岁了，我可以在脑子里做微积分方程，可是我不会拼写。我其实有点儿笨"；一些学生在接受评估时会说，"我不会拼写"，但评估结果显示，他们的拼写能力其实足以达到年龄平均水平甚至高于平均水平，只不过这项能力不像其他能力那样能够表现出显著的优势而已。

由于能力发展不同步，不同的天才儿童在不同学科领域的能力和成绩通常存在较大差异，尽管如此，他们在某一学科领域的能力和成绩大致是相匹配的。如果不是这样，那么专业人士就有必要去确认是否已经向儿童提供了获取成绩的机会，以及有没有其他低功能领域的干涉使测验分数出现偏差。例如，一个精细运动技能差的孩子可能会在语言或空间能力的书面测验中显示出并不准确的低分；又如，一个数量推理技能相当好的孩子如果没有学过基本的数学概念，那么他的数学测验得分也不会很高。

假如一个孩子获得了足以全面开发其潜能的教育机会和手段，但是其能力与成绩之间仍存在显著差异，那么他很可能存在学习障碍。心理学家应对这种孩子进行评估，了解其成绩不佳背后的各种原因，考虑可能造成这种情况的各种因素。我们观察到的一种模式是，有天赋的儿童要么会"过度思考"那些简单的问题，要么就完全忽略这些问题，但他们在后面有难度的问题上通常都表现得非常好。另外，有完美主义的儿童可能会花很多时间来确保他们的答案是正确的。虽然他们的分数看起来很"一般"，但对实际项目的分析表明，考试分数并不能反映其真正的能力。我们还发现，当一开始的问题看起来很简单时，有些孩子就会"走神"，可能到最后还会感到疲劳，因为当最初那部分子测验的难度低于儿童的实际年龄——而不是他们的能力或学术发育年龄时，测验本身可能就非常冗长，受测儿童可能需要回答一倍或两倍于同龄人的问题才能测验到其真正的能力水平，而这会大大影响他们对测验的体验。

DSM-5对学习障碍的理解更加细致和有效，能够有效反映出儿童在阅读、书写或算术的一个或多个方面存在的问题。一个有阅读障碍的孩子也许可以流利地大声阅读，但不太能理解所读的东西；而一个读得很慢、很磕巴的孩子，却能够把单词读得很准确，而且能够表现出很好的理解力——对于孩子们的不同问题，我们需要采取不同的干预措施。

总而言之，仅凭标准智力测验，很少能区分出天赋的程度或学习障碍的存在。由于各项能力发展不同步，识别学习障碍的差异模型并不总是有效。同样，干预响应也不是诊断学习障碍的理想方法，因为获得干预所需的门槛很低，而且有可能带来安慰剂效应（任何非特定的干预都可能提高成绩），还有可能引入另一个变量。让受过训练的专业人员对孩子进行全面的测验——包括特定技能的测验。这是评估天才儿童学习障碍的一种最佳方法。

　　Raoul今年16岁，他是自己前来就诊的，想要进行神经心理学评估。他感到很沮丧，因为他认为自己的阅读能力让他无法在SAT预备考试中获得更高的分数。他目前的SAT预备考试成绩显示他无法进入顶尖大学，他担心这将使他无法实现进入医学院学习的最终目标。Raoul的智力评估部分得出的智力分数在140分左右，但他的阅读和拼写分数只处于平均水平中的高位。因为神经心理学家怀疑他有学习障碍，所以他让Raoul做了非常规的测验——Raoul要在完成无意义的单词阅读、整词阅读和拼写子测验之后继续进行智力测验。

　　Raoul有足够的智力和学习态度来完成相当高水平的工作，但当他需要阅读和拼写语音复杂的单词或他以前从未见过的单词时，其语音障碍就变得很明显了。Raoul的拼写错误非常严重，如果以前没有背诵和练习过某个单词，他就根本无法将其拼读出来。他曾费尽心思地依靠背诵拼写单词和对字形的识别来应对。他的字形识别阅读法导致他只专注于破译页面上的单词而没办法去理解阅读内容。因此，Raoul不得不通过二次阅读考试段落来获取用于作答的信息。虽然他正确地答出了每一个问题，但由于速度缓慢，他无法在规定时间内答完所有题目。Raoul后来参加了一项经过科学验证的阅读矫正计划，通过他的毅力，最后他的成绩有了显著提高。不过，如果能早点儿发现这一学习障碍，补救起来可能会更容易。虽然他绝对不是一个完美的阅读者，但最近我们得悉，他被全国顶尖的神经外科科室录取为住院医师了！这让他感到非常高兴。学习障碍与智力完全是两码事。

特定学习障碍

DSM-5承认三种主要的特定学习障碍，并指出在不同语言和文化背景下的学龄儿童中，有5%～15%的人患有这些障碍，成人中也有大约4%的人可能会患有这类障碍。DSM-5中的三种特定学习障碍是：

（1）阅读障碍（具体包括读词的准确性、阅读的速度或流畅性、阅读理解能力）；

（2）书面表达方面的障碍（具体包括拼写的准确性、使用语法和标点的准确性、书面表达的清晰度或组织性）；

（3）数学方面的障碍（具体包括数感、算术事实的记忆、计算的准确性或速度、数学推理能力）。

ICD-10将这些称为"学习技能的特定发展障碍"，并规定了三个亚型和"学习技能的混合障碍"。这三个亚型是：

（1）特定阅读障碍；

（2）特定拼写障碍；

（3）特定数学技能障碍。

在教育界，特定学习障碍通常涉及基础阅读、阅读理解、数学计算、数学推理和书面表达等方面。虽然大家使用的术语可能有所不同，但都表达出了这种障碍会导致一个人在教育环境中有效运作的能力受损。然而，如何定义"有效"是一个存在争议的问题。如前所述，有些人认为，未达到"有效"是指远远低于平均水平，而另一些人则认为，未达到"有效"是指远远低于一个人自己的能力预估水平。

关键在于，我们应当明白，语言功能，如书写、阅读、理解语言和通过语言表达自己，位于大脑的不同区域，这些区域必须协同工作。个体可能在其中一个或几个任务上存在困难，但也可能在其他任务上具有明显的天赋——每种情况都可能发生在天才儿童身上，而其影响可以持续到成年。遇到这类问题的儿童和成人应接受天才和学习障碍的双重诊断，即我们通常所说的双重异常，但对天才的诊断往往在实际过程中被忽略了。遗憾的是，许多神经心理学家即使通过评估发现局灶性脑损伤患者仍然具有正常的智力水平，还是会认为高智商是判断大脑整体完整性的指标之一（Kozol，Budding & Chidekel，2011）。

有阅读障碍的天才儿童特别容易被误诊，因为他们的语言障碍可能会掩盖他们的天赋。大多数教育系统都是高度基于语言的。教师主要通过讲课来展示信息，尽管他们可能会穿插一些实操体验和视觉元素。孩子们需要阅读教科书，写读书报告或论文，在考试时需要阅读题目并写出答案。即使障碍只导致语言某一个方面的缺陷，也会影响学习成绩，并让家长和老师以及孩子都感到困惑。例如，孩子在被问到一个问题时，可以慷慨激昂地表达想法，但随后在将答案写到纸上时，就显得笨拙、无条理、不成熟。

一些患有阅读障碍的天才儿童有很强的语言推理能力，但他们在口头和／或书面语言输出方面存在困难，^①其中许多儿童被称为"隐性阅读障碍患者"（Eide & Eide，2011），因为他们非常善于思考和解决问题，在阅读理解测验中得分很高，但在口头阅读、新的长单词发音、拼写以及书写方面常常出现困难。学习问题只有在更高一些的年级才会出现——当学业负担变得沉重和复杂时，有时甚至要到高中或大学才会出现。还有一些极具天赋的儿童，由于未知的原因而表现出言语能力的发育延迟，但随着时间的推移他能够自发地逐渐完善这方面的发展（Gross，2000b）。最著名的例子可能是爱因斯坦，据说他3岁才开始讲话，到10岁左右才能够流利地讲话（Mrazik & Dombrowski，2010）。

阅读障碍

人们普遍认为，阅读障碍是指孩子在书写时颠倒文字顺序，并在小学期间表现出阅读方面的学习迟缓。尽管许多患有阅读障碍的人确实存在这些特征，但这种狭隘的假设会使我们忽视阅读障碍的其他发生方式，并妨碍我们正确地看待其他语言障碍。阅读障碍其实远远超出了颠倒文字顺序和读错字的范畴。

阅读是融合了多项活动的综合性行为，这让我们很难确定导致阅读障碍的根本问题——文字识别、模式识别、扫描障碍等每一项都有可能是需要考虑的因素。词汇识别属于无意义的视觉模式，儿童需要学习字形，直到能够自然而然地认出文字。因此，有时候看起来是语言方面出了问题，其实可能是视觉方面出了问题——某种视觉识别的障碍干扰了对字形的感知和学习。一些在模式识别方面有困难的儿童无法将一个英文单

---

① Sally Shaywitz（2003）认为，这是由于阅读障碍患者大脑中的布洛卡区受了到过度的刺激，而颞叶旁区和颞枕区受到的刺激不足。

词作为整体来感知，他们依赖于逐个字母的阅读（Goldstein & McNeil，2004）；还有一些孩子存在扫描障碍，无法一行一行地跟读。

对有学习障碍（如阅读障碍）的天才儿童来说，在同龄人已经转向通过阅读展开学习任务时，他们可能会由于无法机械化或自动化地进行阅读而仍然在苦苦挣扎。作为聪明的孩子，尽管他们能将复杂的想法概念化，甚至比他们的同龄人做得更好，但他们会一直被困于机械性的阅读层面，这是一个沉重的负担。而对于家长和学校来说，这也是一种微妙的情况。要使基本的阅读技能自动化，往往需要高度关注"枯燥"的基础知识。这对有天赋的儿童来说可能很困难，因为他们的学习乐趣在于在复杂概念之间进行思维跳跃和联想，或在一个领域内挖掘例外和怪异之处。专注于背诵300个常用词，可能会使阅读更容易，但毫无乐趣，而且过多地关注基础知识会使天才儿童感觉自己是实验品而不是人类。

有三种阅读障碍是比较明显的"基于语言"的问题，但每种类型都涉及不同的语言技能，衡量标准也不同。第一种是阅读理解问题——患者能够正确、快速地阅读每个词（阅读流畅），但似乎不知道其含义，存在释义解码问题，判断印刷文字和其意义之间联系的能力受到损害。大多数教育工作者能较快地发现阅读流畅性方面的问题——对于有天赋的儿童也不例外，因为他们有相关的"探测工具"或基于课程的测验，可以量化儿童在固定时间内能朗读多少个单词。但是，他们不太容易在聪明儿童中识别出阅读理解问题，而且更难确定其理解能力差的原因。有时，问题在于不能理解语言的构造方式，这些孩子往往能够依靠他们出色的视觉记忆力在学校里表现得游刃有余，他们已经学会了"视字"，但他们对文字的基本结构感觉很差，如果给他们一个拼写不正确的英文单词，如"plish"或"knoist"，他们会发现自己无法推导出该怎么读这个词。

第二种是"表层失读症"——患者可以拼读规则的英文单词，却无法拼读不规则的单词，如yacht或者buoy，这类单词打破了语音规则的惯例，因此会让他们感到困惑。

第三种是"深层失读症"——反映出语义归类方面的困难。患者能阅读单词并检索出正确的概念，但他们会说出错误的单词。比如当印在纸上的是"car"时，他们会说出"automobile"；在看到"sneaker"时，他们会说出"shoe"。

Lysia在二年级时被诊断患有阅读障碍。评估者指出，她表现出了"典型"的阅读障碍的症状，需要干预。然而她在学校表现得很好，没有显示出任何能力受损的迹象。她的父母给她找了一个家教以帮助她提高阅读技能。在学校里，Lysia被认定为天才，因为她有很强的语言能力，而且在以语言为基础的学校能力测验中取得了优异的成绩。在整个小学和初中阶段，她的学业都进展得很顺利。

到了高中，她在英语课程中遇到了一点儿困难，但她投入了大量的时间来弥补自己在这方面的障碍。尽管Lysia完成阅读和英语作业的时间比一般学生长2~3倍，甚至比有语言天赋的学生长4~5倍，但学校仍然只关注她的优势和良好成绩，没有对她进行额外的评估，并且拒绝为她提供任何针对其障碍的调整。

在参加大学入学考试时，Lysia的障碍终于真正显现了出来。虽然她的得分足够高，但她无法完成全部内容，也无法展示她的天赋。如果考试能够针对她的阅读障碍进行某种适应性调整，那么她将有可能发挥出她的全部能力。

她的父母咨询了一位心理学家，他对Lysia进行了测验，证明她既有天赋又有阅读障碍。不幸的是，尽管有心理学家的证明，Lysia仍未获得在大学入学考试中延长阅读部分时间的机会。

书写障碍

与阅读能力的受损相似，一个人的书写能力也可以以不同的方式受到损害。我们也应注意到，英语单词的拼写能力差是天才人士的常见问题。对于这一点，我们可通过拼写检查程序进行补偿。

有的孩子能正确地大声拼读英语单词，但却不会写，这可能是因为在听写转化方面有障碍——在将发音转化为书面文字时出现了能力的不匹配。这种障碍往往伴随着其他语言障碍，不过也可能独立发生。这在脑部创伤、产前或围产期中风、癫痫发作或其他精确神经系统受损的患者中尤为常见。事实上，本章中提到的所有障碍都可能是继发于脑外伤的。

专业人士往往认为笔迹不佳是学习障碍的诊断指标。[1]然而，根据我们的经验，大部分天才儿童的笔迹都很糟糕或很一般。解释通常很简单：他们的思维速度比他们的小手写字的速度要快得多；他们的运动技能落后于智力，行动无法跟上自己的想法，所以在把它们落实到纸上时有点儿困难；他们的精细动作协调能力可能比较差。[2]此外，许多天才儿童并不认为书写是一项重要技能，无论人们是否能读懂他们写的东西，书写的目的都是为了沟通——为什么一定要让书写成为一种艺术形式呢？要解决这个问题，最简单、实用的方法之一就是让这些孩子掌握键盘输入法或触摸打字。在电脑时代，书法的重要性在逐渐下降。当学生进入大学后，他们几乎不用再提交任何手写的作业。许多初中生和高中生正在使用iPad等电子设备，而手写作业的数量也在逐渐减少。

语音输入通常可以帮助学生在书写或打字之前组织他们的想法，甚

---

① 与其他运动速度和技能的基本测量方法一样，手写似乎不太受整体能力水平的影响（Diaz-Asper，2004）。

② 精细动作协调能力差也会妨碍学习系鞋带——魔术贴运动鞋和使用电脑是解决精细动作问题的好方法。

至可以完全替代书写的需要。语音输入的效率比书写更高，而且对那些不怎么擅长书写的孩子来说，它往往不那么令人害怕——应用程序不会随意评价输入的口头文字，家长和老师会看到事后编辑好的书面版本。口头介绍信息的机会也可以让存在书写困难的学生在不受其障碍影响的情况下充分地展示他们的知识。

许多患有隐性阅读障碍的学生在书写方面存在问题，但他们的阅读困难却被忽略了，他们被诊断为书写障碍——不能连贯书写；还有人被诊断为多动症，因为他们会犯很多"愚蠢的错误"。然而正如在Hoeft的研究中所显示的，这类人群通常有很强的专注力和注意力。

1. 语言生成障碍

有时，孩子能够理解语言，但无法正确表达他所知道的东西；有时，孩子不明白改变文字的顺序可能会改变句子的意思（如"狗咬了女孩的爸爸"与"女孩的爸爸咬了狗"）。像这样的顺序问题可能会与其他语言和阅读理解问题一起出现，也可能会单独出现。语言问题还可能是发音方面的困难导致的：患者对声音和呼吸的运动控制有困难，无法产生正确的声音序列或措辞序列（运动障碍和构音障碍）。没有证据显示这些问题在天才人士身上出现的可能性与在一般人身上出现的可能性存在差异——两个群体在这方面并无差异。

2. 学习和记忆障碍

记忆问题有时可能以微妙的方式影响阅读。例如，当我们要求儿童阅读时，我们同时要求他们学习和记忆单词、了解阅读材料表达的观点。如果存在记忆问题，儿童学习或回忆材料的能力就会受到影响，从而干扰阅读的进程。然而，天赋异禀的孩子通常具有超过平均水平的记忆力。这可能会让其父母误认为孩子能够很好地阅读，而实际上他们只是记住了文本。

学习和记忆可能会受到执行功能障碍的影响。在这种情况下，孩子在阅读时难以进行编码，必须投入大量精力来对文字进行解码，以至于他顾不上对所读内容意义的理解。从这个角度来说，孩子太专注于阅读每个字会导致其很难将文字的意义融合到段落的整体意义中去。孩子是在阅读，但他无法对所读的内容进行思考。如果通过阅读，孩子只是获取了文字，而没有理解它们的含义以及它们与其他文字的联系，那么这个孩子将不得不重读。孩子看起来好像是忘记了他读过的东西，而事实上，他只是无法对自己所读的东西进行编码。这样的孩子在考试中可能需要额外的时间进行阅读。这个问题可能会与强迫症发生混淆——那些患有执行功能障碍的人会强迫性地反复阅读文章中的段落是因为他们没有对信息进行编码。

数学学习障碍

具有数学学习障碍（计算障碍）的儿童，在解决方程基本计算过程中会表现出明显的技能不足（Haskell，2000）。数学学习障碍方面的研究历来比阅读障碍少得多，在二年级之前，孩子在数学学习方面的困难很难被发现，部分原因是学校的课程还没有强调计算技能，另外对数学障碍的有效筛选工具的研究相对较新（Mazzacco，2005）。在整体智力水平较高的儿童中，因为他们有补偿能力，所以这种障碍可能更难识别——对那些天生就有数学头脑但缺乏基础知识的孩子来说尤其如此。对于天赋异禀的个体来说，识别数学学习障碍可能更加困难，因为天才儿童也许能够在不知道自己是如何做到的情况下得出正确答案。例如，一名4岁的儿童在评估期间被问及一个复杂的数学问题，他想出了正确的答案，却不知道自己是如何得出这个结论的。如果孩子没有掌握基础知识，当数学变得更加复杂时，这种情况就很可能导致后续的学习困难。

数学涉及符号的识别和操作，就像阅读涉及文字一样。与数学学习相关的大脑区域不同于语音阅读（涉及发音），但类似于正字法阅读（强调文字结构的视觉外观）。他们使用各种特定的功能——注意力和工作记忆（如正确地抄写数字，跟随每个步骤的顺序，确定正确的函数符号）、感知技能（如将数字分组，识别数字符号或算术符号），以及巩固程序性记忆（如掌握乘法表）。在数学能力的一个或多个方面中表现出处理信息能力的不足都被认为是数学学习方面的障碍（Feifer & DeFina，2005）。

在没有特定个性化评估的情况下，识别计算障碍和其他数学学习障碍是困难的，其影响因素主要包括标准化成就测验（尤其是群体测验）的性质、天才儿童的异步发展和他们在计算障碍方面的特定缺陷。[①]成就测验涵盖了数学领域的大量内容，但没有考虑到语言、执行功能和视觉-空间功能的融合，而这些功能对数学功能来说是必要的。患有计算障碍的儿童在某些领域往往存在严重缺陷，而在其他领域则能够达到平均水平或超过平均水平。换句话说，我们不能孤立地看待数学技能，而应同时结合其他神经过程。对这些主题进行平均处理会导致某些领域的能力被高估，而其他领域的能力被低估。

数学学习障碍有三个常见的亚型：（1）程序性障碍、（2）语义性障碍、（3）视觉-空间障碍。

---

① 对于本文来说，回顾计算障碍背后的神经心理学细节太过宽泛，但我们可以说，有必要将执行功能障碍视为一个关键因素。大脑小叶和学习能力之间不存在严格的一一对应的关系——大脑系统必须协同工作才能产生数学或任何其他能力。因此，认为数学能力偏向于左脑的旧观念过于简单化。计算障碍中工作记忆的参与涉及前额叶、额叶和顶叶系统。数学方面的障碍涉及大脑左半球皮层和皮层下结构，如纹状体系统——对于自动化的发展似乎至关重要。与数学能力相关的主要区域包括左侧基底神经节、左侧顶叶、颞枕区。自动化在一定程度上依靠小脑的控制。因此，我们看到数学能力要求大规模的大脑系统一起工作。在这个系统中，皮质或皮质下结构的损坏与访问先前已知的算术事实的困难有关。

程序性障碍意味着在数学计算程序的整合方面出现了故障，也就是说，工具性学习系统存在核心障碍（Mariën & Manto, 2005）。程序性错误可能是监测和协调解决问题的步骤出现困难所导致的。这基本上是一种工作记忆／执行功能的障碍。例如，患有程序性障碍的学生在处理多列加减法的方向时需要有一个明确的程序来对其进行整合，否则就会把每次计算当成全新的过程来思考。这类儿童会在算数问题中比同龄人犯更多错误的一个常见原因是他们在计数程序和计算方面存在困难。他们经常使用低效的程序去解决问题，例如年龄较小的儿童更常使用"全部计数法"，因此经常会出现计算错误——通常是少算或多算。①

与口头计数相比，患有程序性障碍的儿童经常依靠手指来计数，而且使用这种策略的时间会比正常儿童长。在多步骤算术问题中，经常出现从一列到下一列的搬运错误或借用错误，这些问题是学习技能自动化受到干扰的结果。

患有语义性障碍的儿童会表现出识别或破译数字大小能力低下，因此无法看到逻辑错误，如看不出来"175 – 15=140"是错的。检索基本数学事实的障碍是语义记忆亚型的基本特征（Feifer & DeFina, 2005）。难以检索或回忆储存的数学事实（过度学习的技能）也预示着阅读（单词识别）和拼写（非语音）困难的可能性。对程序所依据概念的理解不足也会导致计算障碍，因为概念性知识指导着程序的使用，并为评估程序执行的准确性提供了一个框架。例如，延迟使用"分段计数"和频繁的计数错误至少部分地与不确定的计数知识有关。从"逐一计数"到"分段计数"

---

① 当孩子们初学加法时，通常会使用"逐个计数"的方法，即数出第一组物品的数量，然后数出第二组物品的数量，再合并两组数量。例如在处理"三加五"的时候，孩子会先数出三个物品（第一个加数），然后数出五个物品（第二个加数），最后合并两组物品并数出集合扩大后的总物品数量。

需要了解计数不必从1开始，并应按照标准顺序进行（Feifer & DeFina，2005）。不成熟的计数知识不仅会导致计数错误，还会让个体难以发现和纠正错误。

视觉-空间障碍主要表现在与视觉-空间能力有关的方面，如三角几何等，但不会影响诸如事实检索等领域。许多或大多数患有程序性障碍和语义性障碍的儿童，在基本的视觉-空间能力方面似乎与其他儿童没有区别；但有视觉-空间障碍的儿童无法掌握数字的顺序关系，无法处理所谓的"数学介词"（如上面、下面、周围、之间等）。

小结

数学障碍、阅读障碍和书写障碍都可能成为天才儿童或成人的主要障碍，而早期干预对于这些障碍的补救至关重要。许多未被诊断为学习障碍的儿童会发展出所谓的习得性无助，出现过度寻求帮助、拖延、自我怀疑、不良课堂行为、拒绝做作业等问题，并且会产生极大的挫败感。在没有得到诊断的情况下，习得性无助可能会让儿童看起来相当易激惹和不讲理，这会进一步导致误诊。

未被诊断的学习障碍会导致自尊心受损、对自己能力的期望值降低。儿童和青少年不知道学习障碍与他们的智力高低是两回事，这导致他们对自己做出错误评价，从而损害了自尊心。"我很笨"和"别人都比我好"是我们经常听到的两个错误论断。如果一个聪明的孩子体验过学东西是轻而易举的事情，那么在任何其他某个领域的失败都会让他觉得自己"蠢笨"或"低人一等"，甚至会让他把"我不够聪明"内化；而当他看到别人取得了更好的成绩时，这种信念又会进一步得到强化。

阅读障碍的影响尤其严重，因为阅读是我们获取信息和增加知识的广度和深度的主要形式，让我们能够充分表达自己的才能。Shaywitz

（2003）指出，一年级时在理解语音与声音关系方面处于后20%的儿童，到五年级时往往仍处于后20%。如果没有适当的干预，这种滞后就会变得难以补救。那些每天阅读20分钟的人，每年会阅读180万字；那些每天阅读4.6分钟的人，每年会阅读28.2万字；而那些每天读不到1分钟的人，每年只能读8000字。逃避阅读的群体不仅失去了练习阅读技能的机会，还失去了普通读者通过阅读所能获取的信息。

天赋异禀的孩子不仅需要了解自己的智力，培养谦逊态度和责任感，也需要了解自己在计算、阅读或任何其他学习领域中是否存在障碍或问题。存在障碍的孩子必须首先了解自身能力发展的不平衡，转变认知；而成人要帮助他们纠正学习障碍所导致的错误信念。如此，孩子就能更容易地接受为解决其问题而提供的服务，而不是只能责备自己或认为自己很笨。

非语言学习障碍

大多数已被研究的学习障碍都与语言方面的困难有关，而这些困难与大脑左半球相关。20世纪80年代，神经心理学家Byron Rourke开始探索与大脑右半球异常相关的困难模式，他发现了一组影响视觉–空间处理、精细运动技能和社交技能的障碍。正如我们预期的那样，身体左侧运动技能往往按比例会受到更大的损害。这些儿童在语感方面——非语言方面（如语气、姿势、手势和面部表情）①——存在特定的困难。虽然他们也

---

① "语感障碍"是指一个人无法理解语言的声音线索，如话语的节奏或语调的微妙之处。一些专业人士也用这个术语来表示无法读懂微妙的面部暗示或语言的其他非语言方面。

常常能正确使用单词，但他们似乎错过了语言的"音乐性"，无法理解语言中的讽刺、欺骗、幽默，以及一些混合信息（类似于阿斯伯格综合征的情况）。

在天才群体中，非语言领域的学习障碍，特别是有关视觉–空间学习障碍，获得的关注越来越多（Lovecky，2004；Maxwell，1998；Rourke，1989；Silverman，2002；2009）。患有这些障碍的儿童在空间定位和阅读他人的暗示方面存在困难，他们往往会错过许多易于注意到的人际关系线索。虽然这些判断标准没有被正式纳入DSM-4-TR或DSM-5的诊断中，但关于右半球脑损伤、语感障碍和视觉–空间障碍的研究文献却在不断增加（Forrest，2004；Krajewski & Schneider，2009；Rourke，1989；Winner et al.，1998）。Clikeman和Hynd（1990）对Rourke的早期工作进行了深入研究，他们能够通过功能性磁共振成像区分出有这些症状的儿童，并提出了一个生理学假说为已确定的与非语言学习障碍有关的经典问题提供支持。

非语言学习障碍在功能上与右额叶回路关系最大（Dobbins，2007）。[①]大脑右半球的成熟速度比左半球慢，而在功能上有更大的柔韧性和脆弱性。右额叶在阅读和使用非语言的社交暗示和音调时被激活，但当任务是陌生的或需要整合、融合信息时，它也会被激活；而当任务变成需要死记硬背时，被激活的区域就会转移到左半球（Goldberg，1994）。

无论是演奏乐器、将自己的思想组织成一篇文章，还是理解透视关系——生活中的很多技能都会随着练习而变得自动化。这是因为前额叶能够越来越专注于这些技能的整合与使用，而不仅仅是获得这些技能。有学习障碍（如阅读障碍）的天才儿童无法使阅读行为机械化，也就是说，他们无法让阅读技能变得自动化。

---

① 由于右侧白质髓鞘损伤的影响，这种疾病有时也被称为"右半球综合征"。

对于一个有非语言性学习障碍的天才儿童来说，尽管他有能力将某些方面的复杂性概念化，但仍会卡在获取和理解互动的机械性层面上，对于渴望寻求深度兴奋点而非满足于基本知识的天才儿童来说，这可能是非常令人沮丧的。

由于无法实现这些互动的自动化，他需要付出更多的时间和精力去关注一些常识性内容，而难以达到更复杂的程度。非语言学习障碍领域的案例和研究还很有限，这种障碍还未被作为一个专门的类别纳入DSM-5或ICD-10。通常，在非语言学习方面出现困难的人会被诊断为"未明"病症或"混合性障碍"。个别障碍，如发音障碍，已被广泛接受；但非语言学习障碍仍然是公认的研究有限的一个子课题，它还不是一种正式的医学诊断，而只能被归类为"综合征"。

诊断上的混淆往往会发生在阿斯伯格综合征或自闭症谱系障碍、非语言学习障碍，或多动症之间。鉴于对非语言学习障碍的诊断还没有达成共识，近年来，一些关注非语言学习障碍及其诊断的文献探讨了这种障碍是否仅仅是一种视觉-空间型学习障碍——涉及计算和／或与阿斯伯格综合征相关的一种情况，但没有阿斯伯格综合征的转变困难和僵化的强烈兴趣等特征（Fine et al.，2013）。因为这些容易发生混淆的诊断共享一些相同的神经系统"区域"，并且有一些相同的功能障碍，所以出现症状的重叠并不令人惊讶。此外，干预的目标往往是症状，而不是诊断。实际上，诊断任务是澄清问题的性质并为其匹配恰当的干预措施。幸运的是，在进行这些区分时我们还是有一些指导的（Fine et al.，2010；Clikeman et al.，2010）。

我们的女儿Soo Jin在6岁4个月时接受了韦氏智力测验，被告知她是有天赋的（全量表智商为136分）。她很容易分心，但绝对不是多动症。我们进行了测验，因为她是一个聪明孩子，非常有创造性思维，但她在阅读和书写方面似乎异常缓慢。同时她非常独立，总是"按照自己的节奏前进"，想象力丰富，常常以出人意料的方式解决问题。她的哥哥也非常有天赋，但更加传统。在她7岁时，我们对她进行了视听方面的测试，以排除她在阅读和书写方面的发育迟缓。专业人士向我们保证，这些问题可能只是发育方面的问题，通过良好的辅导等支持就可以得到解决。

到了9岁7个月时，Soo Jin在书写方面出现了很大的问题，而且她的阅读能力仍然发展缓慢，但达到了年级平均水平。在情感上，她很脆弱，总是认为别人对她很挑剔。大人们喜欢和她在一起，但其他孩子却不喜欢她。

一位心理学家认为，Soo Jin可能是"有点儿多动症，有点儿阿斯伯格综合征，还有一些其他什么东西"，但这些问题似乎又与她的情况不太相符。在我们的要求下，一个包括心理学家、社会工作者、职业治疗师、阅读专家、学习专家、护士和语言病理学家在内的团队对她进行了一系列评估。职业治疗师通过评估发现了感觉统合功能障碍（低感觉），包括视觉跟踪和汇聚方面的问题、精细运动技能延迟、肌肉张力低和运动计划障碍。根据韦氏智力测验分数，Soo Jin也被诊断为非语言学习障碍，她的语言智商和表现智商之间有30多分的差距。她的韦氏智力测验子测验的分数表明她的工作记忆存在问题。

我认为我们还是没有得出一个完整或准确的诊断结果。视觉功能方面的治疗给Soo Jin的生活带来了巨大的变化，而职业治疗也有帮助。但很不幸的是，这些问题没有在一开始就被发现，因为提早发现可能有助于避免焦虑和其他问题的发生。Soo Jin显然不只是稍有些天赋，而且她已经能够自行弥补许多障碍（当她看到单词在页面上跳来跳去，当她看不出标点符号或较小的单词时，她的阅读能力还达到了年级平均水平，这可不是小技能！）。目前，我仍然不知道该从哪个方向去帮助这个孩子。

感觉–运动统合障碍

天才儿童对各种感官刺激极度敏感（Lind，2001；Tucker & Hafenstein，1997），因此一些专业人士建议将感觉–运动统合评估和治疗纳入学习障碍评估中。事实上，最近一项儿科研究提出，天才儿童可能普遍面临着感觉–运动统合障碍的风险，因为他们的大脑发展速度很快（Vaivre-Douret，2011）。简单来说，当感觉器官（眼睛、耳朵等）正常运作，但个人的经验或感知却不正常时，就会出现感觉统合失调。在感觉器官和人的经验之间，信息无论在质的方面还是在量的方面都没有得到适当的整合。①例如，一个孩子可能有完美的视力和视觉追踪能力，但不能感知深度；如果一个孩子总是会把东西都撞倒，并且不断地摔倒，那么他可能在某种程度上缺少本体感觉，不知道自己的身体在空间中的位置。普通牙膏中的薄荷味道会让具有"超级味蕾"的人觉得相当痛苦，因为他们的味蕾比其他人多25%。难以习惯感官刺激（习惯化）的人可能对环境中的噪声相当不耐受。当然，像这样的问题是很难分辨的，因为我们没有人可以把自己的感觉与别人的感觉直接进行比较。通过仔细询问，我们往往可以发现感知上的差异，否则可能会造成相当大的实际损害，甚至在不了

---

① 大脑的特定区域负责将原始视觉信息转化为有意义的东西。眼睛对世界的组成部分做出反应，识别出颜色、运动状态等。在大脑将这些信息进行转化之前，它们是支离破碎且无法被表达的，就像文字最初在电脑上是由0和1组成的代码一样。按照这个比喻延伸下去，有感官知觉问题的儿童很难将眼睛、耳朵或触觉传递的原始二进制信息转化为有意义的整体。他们只能得到局部的信息，这难免会让他们感到挫败。

解根本原因的情况下造成更大的挫败感。这样的问题一旦被发现就可以得到解决——例如，换一个衣柜，改变灯光的颜色，或戴一副耳塞。

当天才儿童无法解释为何会出错、明显因粗心而出错，或出现技能障碍时，我们应仔细评估其是否有感觉统合障碍、学习障碍或其他神经系统问题，另外对他对环境的反应也应该加以研究。例如，有些儿童会因为感觉超负荷而无法完成任务，在做出诊断并记录在案后，我们就可以很容易地对其教育设置进行调整。目前，感觉-运动统合问题只是一种暂时性的诊断，因为还有很多研究要做——借鉴其他诊断中对儿童有效的技术和干预措施，而不选择给儿童贴上该标签，可能会有所帮助。目前，与之相关的最常用诊断是DSM-5中的发育协调障碍，以及ICD-10中的运动功能的特定发育障碍。[①]

针对天才儿童的运动-感觉统合障碍领域的研究已日趋成熟，如果父母怀疑孩子有感觉统合处理障碍，就应该联系该领域的研究人员，而不是非专业人士。根据我们的经验，该领域的职业治疗师往往可以提供很大的实际帮助。

听觉处理障碍

大多数成人在参加社交活动时，都经历过难以在嘈杂的背景环境中跟随对话的情况。在那种杂乱的环境中，过不了多久，我们就开始变得目

---

① Dionne（2015）和Koziol等人（2011）对这些综合征的潜在神经心理基础进行了卓有成效的研究。一些研究将感觉统合障碍与高水平焦虑联系起来，其中一个假设是，高水平的焦虑增强了对环境中"琐碎"变化的敏感性，比如看完恐怖电影回到家中后，会警觉地注意到房子里本来很寻常的噪声（Conelea, Carter & Freeman, 2014）。

光呆滞，只会下意识礼貌地点头，感觉到大脑已经跟不上对话了，努力倾听会让我们变得越来越累，且事倍功半。如果环境更安静一些，我们或许就能愉快地跟上对话，但在这种嘈杂的背景中，交流这个任务就变得有些繁重了。

这种经历与患有听觉处理障碍的儿童或成人的经历非常相似。参加聚会的人的听觉功能完好，大脑也没有问题，但就是很难跟上对话；而有听觉处理问题的儿童在听老师讲课时，其体验就像在一个乱哄哄的聚会上经历着"噪声"轰炸。对他们来说，集中注意力和处理传入大脑的声音信息都是一件苦差事。

听觉处理功能与听力不同。或许你还记得自己做过的听力测验——在一个房间里，戴上耳机，然后被要求在听到声音时举手。这种类型的听力测验对评估复杂的听觉功能没有什么作用。通过这种听力测验的儿童仍然可能有听觉处理障碍——他们可能难以忽略背景噪声，也理解不了变化的语音，无法适应陌生的讲话方式。这类儿童可能存在轻微的神经系统发育问题，因此难以处理自己接收到的听觉信息。当他们因努力而感到疲劳时，他们可能会渐渐显得心不在焉。这些孩子往往在一天中上第一节课时或坐在前排且课堂比较安静时能够表现良好。其中一些孩子学会了读唇语，以提高他们的理解力；还有一些孩子可以根据情境推断出他们听错的部分。有这种听觉处理障碍的儿童可能会出现听力障碍、注意力不集中、多动症、语言发育迟缓、学习障碍或阅读障碍等。他们的智力和潜力很可能被忽视。他们的听觉处理困难有时被认为是故意的——"他根本不听！他故意不理我！"有时，这样的孩子会尽力去做他们认为自己所听到的事情，不幸的是，那可能并不是老师真正让他去做的。通常，有轻微的听力损伤或听觉处理问题的儿童更有可能无法区分高音调的声音；特别是很难分清发出"嘶"声的辅音。

在进行注意力问题的筛查时，听觉处理测验可能特别有帮助。听觉处理是一种发展性的任务。对于年幼的孩子来说，将对话中不相干的内容"迁移"到他们正在关注的内容中是正常的，通常是在不知不觉中完成的；而这也是听觉处理能力发育迟缓的年龄较大的儿童或大脑半球之间交流效率较低的儿童的典型表现。例如，来自右耳的信息必须传到左半球的语言区，而相关脑区之间通道受损会妨碍大脑对声音的处理。

听觉处理障碍经常被诊断为"言语和语言的发育障碍"或"语言障碍"。实施一些调整措施来帮助有听觉处理问题的孩子是很容易的。例如，可以让孩子坐在说话者附近，清楚地看到说话者的脸。由于一只耳朵的听觉往往比另一只耳朵更好，孩子可以让听觉更好的那只耳朵，即优势耳，更接近声源或更靠近墙壁这种可以放大声音的地方——对于一个右耳听觉更好的女孩来说，坐在教室的右前方可能对她更有帮助，因为在她的优势耳旁边不会有人沙沙作响地翻弄书本，而且声音会从右边的墙上反弹到她的优势耳中。而在餐桌上，她可能会发现坐在最左边时最容易听到谈话，因为这样她的右耳就能朝着餐桌上的所有客人。

感觉障碍，特别是那些会影响听力、语言理解能力的感觉障碍，会增加个人患抑郁症和焦虑症的风险（Kvam，Loeb & Tambs，2007）。由于天才人士本来就比较内向，容易面临社交挑战，所以他们的听力问题或接受性语言问题尤其令人关注。对这类儿童和成人来说，在有背景噪声的环境或同时有多个人在进行对话的情景中，聆听明显会变得非常吃力，而"听力疲劳"的表现往往与注意力不集中或认知能力低下相似，因为其在处理交谈内容时所需的轻微滞后会影响"语言飞跃"（Hicks & Tharpe，2002）。这往往会让一个有天赋的个体看上去有点儿脱节，无法与人分享其敏锐的观察力，因为对话可能已经转入新的话题了。

　　我们本来以为我们的儿子是一个非常正常、普通的孩子，直到他进入公立幼儿园，问题才开始出现。进入幼儿园之前，他一直在一个优秀早教机构上学，我们知道他很聪明，好奇心强，爱说话，好动，但在与其他孩子坐成一圈做游戏时表现不太好。在我们看来，他就是一个非常正常的小男孩。

　　他的老师认为他非常聪明，有不寻常的抽象概括能力，但我们不大相信这些评论，而认为老师可能只是因为很喜欢他才会这样说。在准备进入幼儿园之前，老师们强烈建议我们给他做一些评估，因为他们认为他可能会被误诊为多动症。他在智商和成就测验中的得分很高，而且没有显示出任何多动症的迹象。我们很高兴，完全没想到后面即将到来的幼儿园和一年级的噩梦。

　　幼儿园开学时，学校对所有学生进行了测验。我们的儿子在幼儿园和一年级的评估中都达到了满分，但这个结果显然不会让学校改变对他的教学方式和课程设计。行为问题在进入幼儿园的最初几周就出现了，而且越来越严重，最后我们在一年级快要结束时让他退学了。在一年级期中，我们对儿子进行了额外的测验和教育咨询，得知他是一个极具天赋的孩子。尽管如此，学校在很大程度上忽略了这些测验结果，还抛出了一些其他不太正规的诊断，认为他有阿斯伯格综合征、多动症和对立违抗性障碍。在换到一所私立学校读一年级后，儿子的情况更糟了。

　　读到二年级后，儿子开始在家上学。我们向心理学家寻求帮助，了解到我们的儿子：（1）有严重的中枢听觉处理障碍；（2）有感觉统合功能障碍，而且精细运动技能极差；（3）表现出了许多阅读障碍的特征。这些问题在之前的两所学校中都没有被发现。最后，我们对他进行了治疗，而且非常成功。此外，在家中学习这种教育方式很适合他，他在许多方面的表现都远远超过了年级平均水平，而且可以自由地发展哲学、世界历史和拉丁文的个人兴趣。

认知康复

越来越多的研究证明了认知康复的可能性——由于大脑神经的可塑性，认知功能经常能够在神经损伤后得到"重建"，特别是在儿童时期。恢复认知能力的计划通常包括一系列注意力任务和抑制任务，而且任务会从简单逐渐变得复杂。计划中还包括特定技能（如分配注意力、自我辅导、情绪自我调节、识别环境、应对具有挑战性的环境等）的学习和练习。这些康复项目能够帮助家长和教师解决孩子特定的弱点模式，还会在课程"之前"和"之后"进行测验，以记录进展情况。

小结

随着整体智力水平的提高，能力的跨度似乎也在增加。尽管很多天才儿童是全面发展的，即在所有领域都有大致相同的高于年龄平均水平的能力，但也有相当一部分天才儿童只在语言或数学的特定领域显示出不同寻常的能力（Winner，1997）。有些存在学习障碍的天才儿童并不符合评估标准，而没资格参加为有学习障碍的学生而设置的特殊课程，而在某些领域陷入困境。

无论如何，我们都应该根据儿童所拥有的能力类型为其制订相应的教育计划。极具天赋的儿童很难在按年龄分组的教室里茁壮成长，他们总是需要特殊的适应性措施。有时，一个天才儿童可能需要几种调整措施，如跳级、单科加速、教室内的分组，以及某些领域的补习辅导，才能获得更好的发展，不过实施这些适应措施对一般的学校来说可能相当困难，因此家长还需要向专业人士寻求支持。

有学习障碍的天才儿童，如果被误诊，可能会变得智力贫乏。如果这些儿童的学习障碍没有得到诊断和解决，他们也更容易出现药物滥用和心理障碍。学习障碍可以是语言或非语言方面的，它们可以包括感觉-运动统合，以及视觉或听觉的处理困难。

二年级、七年级和十年级往往是关键的转折点。在孩子向一个新的教育阶段过渡时，家长和老师即使看到孩子在学业上跌跌撞撞，通常还是会给予其一个宽限期来进行调整。在第一年的"调整期"过去后，如果孩子们在不断增加的期望中继续挣扎，那么就将开始接受更多的考验。而制订特殊的教育计划来进行干预，可能会花费另一个学年的大部分时间。在一些社区，一个令人不安的趋势是，如果学生在情感上显得不那么成熟或难以通过标准化测验，就会让他们留级。在现有的63项关于留级学生的重要研究中，有60项表明留级对学生没有好处，只有3项研究表示它有一些价值，但仅针对一年级或幼儿园的学生。

及早评估和识别双重异常的天才儿童可以使儿童免于多年的挫败感，并防止其降低自尊水平。

第八章 睡眠障碍

一些研究（Sadeh，Raviv & Gruber，2000）发现多达20%的学龄儿童有各种睡眠问题，而天才儿童及成人与其他儿童相比，可能有不一样的睡眠模式或睡眠行为。但是这仍然是一个模糊的领域，因为几乎没有关于天才儿童及成人睡眠模式的研究调查。因此，本章的内容是以家长和成人对异常睡眠模式的大量临床报告为基础。天才人群有时认为睡眠是对他们生活的干扰，尤其是他们在进行激动人心的项目时，而不止一位家长告诉我们，他们的孩子在"停止思考"赶快入睡方面有困难。这和早期浪漫爱情产生的生理变化——包括睡眠需求的减少和对魂牵梦萦的恋人的持续性思念是一样的，对一个新想法的爱也同样可以产生快乐冲动。像这样的情绪状态会引发一连串的内分泌变化，改变一系列的激素水平，包括催产素、神经生长因子和应激反应系统（Loving，Crockett & Paxson，2009），以及导致抗炎的抗氧化化合物的释放和血糖水平的下降（Stanton，Campbell & Loving，2014）。这符合一般人的看法，即天才人士容易有强烈的欲望，而这些充满激情的智力活动，就像恋爱一样，近乎于暂时的轻躁狂症。

与这个观点相一致的是，个体在"睡眠驱动力"和睡眠不足期间的认知功能似乎存在差异。睡眠驱动力较低的人和具有强大外部兴趣的人可能只是比一般人更能忍受低水平的睡眠剥夺（Grant & Van Dongen，2013）。此外，暴露在蓝光下，如电脑屏幕发出的蓝光，可以将睡眠开始时间推迟一个小时或更多。即使是昏暗的书灯照明也会减少睡眠的动力，因为随着到达视网膜的光线减少，将神经递质5-羟色胺转化为褪黑激素的机制才会变得更加活跃。

衡量充足睡眠的一个简单标准是，在可以延长睡眠时间的时候是否存在"补觉"行为。大多数青少年在上学期间会有明显的睡眠不足，然后在周末试图通过延长睡眠时间来弥补。如果一个人习惯性的"补觉"睡眠时间超过一个小时，那么就有可能出现睡眠不足。

短时间睡眠和长时间睡眠

虽然目前我们能够看到关于各种年龄段需要多长时间睡眠的指南，但个体对睡眠的需求差异很大，而且通常来讲，一个人对睡眠的需求从婴儿期就开始逐渐减少。[①]平均来说，1岁的孩子在每24小时中睡12～13个小时，其中有30%是快速眼动睡眠。到了12岁，平均睡眠时间减少到8～10小时，其中有20%是快速眼动睡眠。成人通常每天睡7个小时左右，而老年人每天大约睡6个小时（Goodman & Gurian，2001）。

然而，有些人与平均水平之间有很大差异。研究睡眠的专家已经发现所谓的"自然短睡眠者"，即每天的总睡眠时间为5～7小时（有时更少），而那些被称为"长睡眠者"的人，他们每天的睡眠时间超过9小时（Blaivas，2004；Kelly，Kelly & Clanton，2001）。数据表明，这两个类

---

① 美国国家睡眠基金会与几个专业协会合作发布了各年龄段的推荐睡眠时间：新生儿（0～3个月）每天的睡眠时间为14～17个小时；婴儿（4～12个月）每天的睡眠时间为12～15个小时；幼儿（1～2岁）每天的睡眠时间为11～14个小时；幼儿园儿童（3～5岁）每天的睡眠时间为10～13个小时；学龄儿童（6～13岁）每天的睡眠时间为9～11个小时；青少年（14～17岁）每天的睡眠时间为8～10个小时；年轻成人（18～25岁）每天的睡眠时间为7～9个小时；成人（26～64岁）每天的睡眠时间为7～9个小时；老年人（65岁及以上）每天的睡眠时间为7～8个小时。

别的人共占人口的12%～15%。

　　我的女儿现在已经6岁了，她还在子宫里时，每天直到晚上10点才会安静下来。记得当时，每晚我都会躺在床上，直到她安静下来，我才能入睡。她现在已经上二年级了，这种情况从未改变。她很少有睡意，她狂野的大脑好像总是转个不停，让她很难在晚上10点或11点之前上床睡觉。她从来不玩那些"我想再喝一杯饮料"之类的游戏，而且总是努力想要入睡。当我们试图早点儿上床睡觉时，卧室就会变成一个黑暗得看不到尽头的无聊的等待室。在女儿的婴儿期，除了在吃奶时，她从来没有主动睡着过。我看到其他朋友的孩子在任何地方都能睡着（甚至是在餐桌上），我真是羡慕又嫉妒。作为一个母亲，我能察觉到外人异样的目光，我觉得别人肯定认为是我没找到处理这件事的正确"程序"，所以问题才得不到解决。

　　值得庆幸的是，我女儿很少因为缺乏睡眠而发脾气。她在学校仍然表现良好，尽管她每天必须在6:45起床。我很清楚，如果我们让她自己掌握时间，她会十分兴高采烈地蜷缩在床上读书读到凌晨3点。我想我们真的应该感到自豪，因为我们起码已经做到了晚上10点上床！

　　从过去几十年数千名天才儿童家长的报告来看，天才儿童的睡眠模式可能比其他儿童更极端。不过，我们应该注意到，Freeman（2008）的纵向研究特别追踪了智商在140分及以上的人的睡眠时间，发现他们的睡眠时间没有差异，而睡眠时间与性格之间似乎也没有关系（Soehner，Kennedy & Monk，2007）。

　　然而，根据我们的经验，约有20%的天才儿童——通常是具有较高天赋的儿童——似乎明显比普通儿童需要更少的睡眠，而另外有20%的天才儿童似乎明显比普通儿童需要更多睡眠。许多与天才儿童合作的专业人士，以及Winner（1997）、Silverman（2002）和Webb，Gore，Amend & DeVries（2007）报告了类似的观察结果。而在那些极度具有天赋的儿童中，短睡眠者的比例可能高达50%（Rogers & Silverman，1997）。一项针对60名7～11岁儿童展开的研究得出结论，那些在韦氏智力测验中获得较高智力分数的儿童的睡眠效率普遍更高，他们的神经效率提高了，因此只需要较少的睡眠就能获得白天的认知效率（Geiger，Achermann & Jenni，2010）。

相当大比例的天才儿童，特别是那些天赋较高的儿童，会出现相当戏剧性的短暂睡眠模式。我们听到一些天才儿童的父母经常报告说，他们年幼的子女每晚只睡四五个小时，但醒来时却精神饱满。相比之下，家长往往觉得他们自己每晚需要睡8～10个小时，才可以保持精力充沛。一些学龄前天才儿童的父母说，他们在半夜醒来时，发现他们的幼儿正站在床边看着他们睡觉。在一个案例中，一个孩子拿着一张纸巾放在他父亲的鼻子前，看着纸巾随着他父亲的呼吸来回摆荡。在其他案例中，父母报告说他们年幼的孩子经常在半夜起来"探险"，有时只是安静地玩玩具，有时却在探索橱柜、储藏室或电器设备——这些都是潜在的危险活动。大一点儿的孩子的父母报告说，他们的孩子会在深夜发短信、玩游戏、阅读或写作。

这些孩子的父母往往对他们孩子的短时睡眠模式感到相当担心、沮丧和疲惫，这是可以理解的。有时，在家人、朋友或健康护理专家的建议下，他们可能会花大力气鼓励或强迫他们的孩子每晚睡够8小时或更多的时间。对于睡眠时间短的人来说，这种努力注定是没有结果的，还可能会导致权力斗争。重要的是要认识到对个体来说什么是正常情况，多久的睡眠时间可以保证该个体维持正常的功能运转。这些父母能做的最好的事情就是鼓励孩子晚上待在床上读书直到他想睡觉，或者早上待在他的房间或起居室直到家里其他人都醒了，也可以给孩子制定一份可接受的晨间活动清单。

短睡眠模式和长睡眠模式的影响

许多研究人员（Fichten et al., 2004；Rivera et al., 2001；Soehner, Kennedy & Monk, 2007）调查了短睡眠或长睡眠模式是否与心理或健康因素相关，结果普遍显示儿童或年轻人的睡眠时间与个性或焦虑因素之间没有相关性，这一发现让父母们感到放心。不过值得注意的是，这些研究都不是专门针对天才儿童或成人的。

儿童时期的睡眠模式似乎是持久的，有时甚至是相当极端的。例如，两位美国心理学会的前任主席和一位全国天才儿童协会的主席都报告说自己一直都只需要很少的睡眠时间。其中一位报告说，他还是个幼儿时每晚只需要四五个小时的睡眠，而现在作为一个成人，他每晚平均只睡两个小时。如果他的睡眠时间超过四个小时，他就无法保持神清气爽，有些晚上他只睡一个小时。另外两个人也报告了类似的情况，尽管他们每个人每晚平均只睡四五个小时，但他们的职业生涯显然运行良好，而且根据我们的观察，他们心理健康，善于社交。短睡眠模式对他们来说不是一个问题，如果非得挑点儿毛病，那就是同事们常常会嫉妒他们，因为他们能够用额外的时间来阅读、写作或从事其他活动，从而完成很多事情。

给专业人士和家长的建议

目前，我们尚不清楚正常的短睡眠模式行为是否与天才相关。然而，如果睡眠时间短的孩子同时是个天才儿童，那么这对家庭功能肯定会产生影响。家长需要想办法为孩子建立一个受保护的环境，并应避免设定他们根本无法执行的限制与要求。

我们更不能确定，天才是否与长睡眠模式相关。但天才儿童的家长似乎一般不大关注孩子的长睡眠模式，至少对他们青春期前的孩子是如此。显而易见的是，每个人确实都有自己的睡眠模式，可以让他们最有效地发挥个体功能，我们希望家长可以帮助他们的孩子找到最合适模式。

区分正常的短时和长时睡眠模式与睡眠障碍

有时，孩子的睡眠时间过短或过长并不一定是正常现象。它们也许反映出可能与天赋相关的睡眠障碍。例如，一些家长报告说，他们的孩子非常聪明，但难以入睡，因为孩子"无法停止自己的思想"去入睡。他们也不一定是因为紧张或忧虑（尽管有些时候可能是这样），而且没有接触过创伤性事件。更多时候，这些孩子只是对当天发生的事情或即将到来的一天感到兴奋。换句话说，他们的智力和情绪的过度兴奋促使他们在躺下后，会在相当长的一段时间内让大脑维持一种混乱状态；聪明的成人也有类似的情况，而且这种情况在内向的儿童或成人中更为显著。

这种行为是否值得诊断？与前面讨论的其他诊断一样，这取决于个体受损的程度。当然，睡眠不足和由此产生的困倦可以导致类似多动症的行为（Chervin et al.，1997；Dahl，1996；Corkum，Tannock & Moldofsky，1998），而且学习和注意力水平可能会因睡眠不足而明显受损（Dahl，1996；Sadeh，Raviv & Gruber，2000）。同样，长时睡眠模式也可能与其他障碍有关，如抑郁症（Patros & Shamoo，1989）。鉴于此，在诊断中考虑行为的背景以及孩子的天赋因素是非常重要的。

失眠

失眠可能会成为一些天才儿童的问题，因为他们比一般孩子更容易紧张、情绪化，而且更加精力更充沛。年幼的天才儿童的家长普遍表示难以帮助他们的孩子入睡——即使是年龄稍大的天才儿童也经常会因为思维异常活跃，难以停止思考，而无法入睡。至少有一项针对天才青少年的研究报告指出，他们对未知事物的恐惧和失眠的程度比普通学生更高。这些青少年在Dąbrowski的测试中"过度兴奋"（overexcitabilities）的评分也较高，而天才学生的过度兴奋水平与焦虑和失眠相关（Harrison & Van Haneghan，2011）。

充足的睡眠对一个人的健康至关重要，缺乏睡眠增加了肥胖、痴呆、认知僵化、创造力丧失、记忆信息整合较差和神经系统健康下降的风险。睡眠通常被认为是身体从事"自我清理"——包括对大脑进行修复和维护——的时间。最近有研究表明，大脑细胞周围的液体在睡眠期间会带走废物，包括那些会增加痴呆症风险的有害物质。睡眠不足还削弱了有效应对情绪压力的能力，并且可能会导致对情绪挑战事件的敏感性的增加，甚至会诱发间歇性暴怒。

因过度兴奋而无法正常入睡的儿童最有可能被诊断为原发性失眠症——尽管DSM-5指出这种疾病通常开始于青年期或中年期，而罕见于儿童或青少年时期。根据我们的经验，对于天才人士来说，如果出现这种情况，那么通常是从儿童时期开始的，因为他们的思想和感情过于强烈和活跃。值得注意的是，如果睡眠时间短的人不了解他们对睡眠有限的生理需要，那么他们实际上可以通过试图延长在床上的时间来形成失眠的睡眠模式。因此，意识到睡眠不足的模式及其影响对天才儿童的家长来说可能相当重要。

根据DSM-5，原发性失眠症的标准可归纳为以下几点。

· 至少在连续3周内，每周至少有3个晚上难以开始或维持睡眠，也没有恢复性睡眠（补觉）；

· 失眠导致了临床上显著的痛苦或功能损害；

·没有其他明显的解释。

不相容或冲突性特征

许多有天赋的儿童和成人学会了应对技巧，因此他们能够在20～30分钟内入睡，或者他们是正常的短时睡眠者，一旦入睡就能获得充足的睡眠。睡眠充足的成人通常需要30分钟左右才能入睡；因此，入睡速度非常快，比如在5分钟内入睡，可能表明该成人患有睡眠障碍。然而，由于在我们的文化中，睡眠不足已被接受为一种常态，因此健康的入睡前徘徊往往被视为病态。以下行为有助于我们判断一个人睡前的精神活动是否更有可能是正常的短时睡眠模式。

·白天很少或没有困倦感；

·本人不会因此而抱怨；

·夜间很少或完全不会间歇性地苏醒；

·不存在与失眠有关的烦躁或注意力不集中等问题；

·一切困扰都是暂时的；

·一切困扰都反映了睡眠需求与他人期望之间的不协调；

·一切困扰都与难以放松或安定下来和烦躁不安有关；

·睡眠能力会受到环境变化或某种仪式的影响。

嗜睡症

一些天才儿童及成人需要的睡眠时间较少，而还有一些天才人士需要的睡眠时间较多——这是一种正常的长时睡眠模式。然而，需要超过

9个小时的睡眠也可能是睡眠障碍的症状——是个体生活中的重大压力，甚至是心理病理学的证据。无论睡眠时间长短，失眠症患者都会出现过度嗜睡的症状，如前所述，损害程度是决定是否存在重大问题的首要因素。DSM-5对嗜睡症的诊断标准如下。

· 尽管主要的睡眠时间至少为7小时，但至少在连续3个月内每周至少有3次过度嗜睡——表现为长时间的睡眠发作，几乎每天都有反复的睡眠发作，或突然醒来后难以完全清醒；

· 过度嗜睡导致了临床上显著的痛苦或功能损害；

· 失眠、其他精神疾病、医疗状况或药物作用不能更好地解释这种情况。

不相容或冲突性特征

长时睡眠者只是需要比平均水平更多的睡眠时间，以下不相容或相互矛盾的特征能够将他们与患有失眠症的人相区别。

· 白天很少或没有困倦感；

· 对嗜睡没有抱怨；

· 任何不适都是暂时的，困倦是由最近环境或条件的变化（如工作或学习使他获得的睡眠时间少于正常时间）引起的；

· 能够通过小睡一会儿或一夜的长睡来"补足"缺乏的睡眠。

睡眠中断

无论天才儿童是需要短时睡眠还是长时睡眠，他们的父母都报告说他们往往比其他儿童睡得更香。当这些儿童睡着时，父母说他们更难被唤醒，而且他们的梦也更生动和刺激。这些报告与以下调查结果形成鲜明对比：一般来说，有20%～30%的儿童在出生后的头三年里存在睡眠障碍——主要是夜醒，但在学龄儿童中，这一比例下降到了5%以下（Sadeh，2000）。

Alex是一个精力充沛、非常聪明的学生，在他年幼时就是出了名的睡得香。他的父母经常说："即使一辆卡车经过他的床，他也不会醒过来。"在大学里，他成了一名宿舍助理，职责包括监控宿舍，以及确保半夜火警响起时叫醒所有学生逃出去。

宿舍的其他舍友很快就知道了Alex睡觉很沉，于是他们觉得在宿舍里聚会时可以动静更大些，而且玩的时间可以更久些。一天晚上，他门宿舍正好在聚会，Alex房门外的火警警报器响了——大声地响了30分钟左右。最后消防员赶到了，消防车上的警笛声把整个校园的人都吵醒了。消防员向站在宿舍外的人宣布，这是一个假警报。

第二天早上，当Alex被告知昨晚发生的事情后，他瞠目结舌，难以置信。他睡得太沉了，以至于那些知道他在睡觉的舍友拍打他的门都没能把他吵醒。

成人也可以睡得非常沉，而且不会被大多数人认为很吵的声音所惊醒（Vandekerckhove & Cluydts，2010）。比如一位生物学家就表示某天半夜，汽车撞上了她家外墙，但她没被吵醒。

大多数情况下，睡眠质量对父母和孩子来说都不是问题，但有些父母报告说，他们的孩子梦游（梦游症）和尿床（遗尿症）等睡眠障碍的发生率异常高——对有天赋的男孩来说尤其如此。这可能是异步发展的一种表现。梦游①通常发生在睡眠的前三个小时，在青春期一般就会消失（通常在15岁之前），并不是情绪出现问题的标志。夜惊是不成熟的睡眠模式表现，家长最好是在不唤醒孩了的情况下安慰他。遗尿症是发育迟缓的另一个症状，一般来说也没有什么危害。如果孩子因遗尿症而感到不安，那么家长可以用检测尿液的警报器来提醒他们。在无临床意义的梦游发作和梦游症之间有一个模糊的界限，我们可以利用行为的活跃水平和个体损伤的程度来进行区分。

双重诊断的话题对我来说，无论在个人还是专业层面都很有趣。我特别感兴趣的领域是睡眠障碍，尤其是不宁腿综合征，以及其对高天赋儿童的影响强度。因为我有很严重的不宁腿综合征家族史，所以当我9岁的儿子出现这些典型特征时，我们能够识别出来。

睡眠研究是相当有说服力的，但两难问题是如何决定治疗的阈值。有关不宁腿综合征和成人治疗方案的信息只是在最近几年才在家庭医生中流行起来，但与儿童相关的信息仍然很少。不过由于研究人员的介入，这类信息在不断增加。如果你的孩子是一个患有不宁腿综合征的天才儿童，在讨论治疗时，你说你9岁的正在读五年级的孩子本学期在六年级的数学考试中"只"获得了B+。这让你感到担忧，那么这个治疗阈值可能就不那么合适。我们很幸运能够接触到一位在临床实践、教学和研究方面都具有丰富经验的睡眠专家。

他很乐意听取我们对儿子的担忧，也非常愿意理解在确定高天赋儿

---

① 如果不唤醒梦游者，而是温柔地将其引回床上，那么他将不会记得这个事件。唤醒梦游者不会造成伤害，但可能会很困难且没有必要。然而，如果梦游者在睡觉时没有受到保护，那么情况可能会非常危险，他可能会跌倒或受到其他伤害，因为他在睡觉时对危险没有意识。

童的治疗门槛时所涉及的特殊困境。我认为，非要等到他"不及格"的时候才介入治疗是不合适的。我们已经注意到他的注意力不集中、沮丧、没有条理性，总是完不成作业（这对这个孩子来说是很不正常的）。

我一直很欣赏这位与众不同的医生对多动症和不宁腿综合征之间可能存在的交叉诊断的研究。一项小型的研究显示，一些患有多动症的孩子在改用针对不宁腿综合征的药物进行治疗后，其多动症症状消失了。这使人想到，一些（当然不是所有）被诊断为多动症的孩子实际上可能只是存在睡眠障碍。

遗尿症

偶尔尿床（夜间遗尿）指的是在其他情况下能够控制膀胱的儿童在睡眠时发生的不由自主的排尿。这在儿童中很常见。有5%～10%的5岁儿童和3%～5%的6岁儿童有遗尿症——年龄越大，这一比例越小；并且约有90%的夜间尿床者是男孩。

导致遗尿症的原因有很多，但最普遍的因素是发育延迟——随着时间的推移，问题会自然解决。①在15岁的儿童中，只有大约1%的人仍然存在夜间尿床方面的问题，而且这些病例几乎都是原发性遗尿症，这意味着孩子从小到大一直存在夜间遗尿的问题。继发性遗尿症则不同，如果孩子出现这种问题，家长应及时对其进行医疗评估。患有继发性夜间遗尿症的孩子往往是已经持续了一段时间夜间不再遗尿，但后来又开始尿床，这显然不是发育方面的问题。尽管有一些传闻表明，天才儿童尿床的发生率较高，但遗尿症在聪明孩子中似乎并不常见，尽管他们在年龄较小的时候可

---

① 通常情况下，尿床与脑垂体发育迟缓有关。脑垂体发育迟缓会导致激素分泌不足，而激素通常会向肾脏发出信号，使其减缓尿液分泌。

能会因尿床而更容易感到难堪，更容易受到干扰。[①]许多5岁以上患有原发性夜间遗尿症儿童的父母会认为这是一个严重的问题，会损害孩子的自尊心，所以应该进行干预。寻求干预并无害处，但一般来说，安抚是最好的办法。我们可以对家长说，"世上罕有30岁的尿床者"，他们通常会很受用这种略带幽默感的提醒。

噩梦

一些家长报告说，他们的孩子很容易做噩梦，梦境过于刺激，因此担心孩子可能患有噩梦障碍。噩梦障碍的特点是入睡后会反复醒来，并且能生动地回忆起可怕的梦境，这些梦境通常涉及威胁到生命与安全的事件。噩梦最初通常发生在3～6岁，但青春期晚期或成年早期是发病率和严重程度的高峰阶段。

当然，大多数儿童都会做噩梦，这在3～8岁阶段非常普遍，而且常与环境变化或明显的压力事件有关，如搬家或失去宠物。然而，天才儿童的强烈性和敏感性似乎会促使他们进入生动的噩梦梦境，但外部的触发因素可能并没有那么明显——也许是晚间新闻中看到的东西，也许是无意中听到的、一直萦绕于心的一段对话。

噩梦几乎总是会在当事人醒来时结束，会给做梦者留下一种挥之不去的恐惧、担忧或焦虑感。拥抱和安抚在这个时候通常是有效的。许多儿童对一些魔法仪式也反应良好，如"捕梦网"和"魔法喷雾"。但这可能对天才儿童不起作用，因为他们的智力使他们能够意识到这些仪式很"愚蠢"。

---

① 在天赋异禀的男孩中，尿床问题可能与他们的创造力有关——即使在睡觉时，他们也能想象自己在浴室里。

天赋异禀的儿童可能需要更多的理性安慰，需要就他们在梦中所担心的问题进行长时间的讨论。一旦向天才儿童指出，梦境是他们的，所以他们可以让梦以自己希望的方式结束，那么天才儿童往往能很快学会控制他们的梦。这种方法可以增强自我效能感，让他们感到相当安心。

睡眠恐惧症

睡眠恐惧症的基本特征（与噩梦障碍不同）是在入睡后1～3小时突然出现的似醒非醒的现象，通常伴有惊恐的尖叫或哭声——也就是我们常说的夜惊。睡眠者可能不会真正醒来，但会惊慌失措地乱动或尖叫。这个人如果在此刻真正醒来，那么他几乎没有或根本没有任何关于梦境或恐怖的记忆，而且他往往会在几分钟内重新入睡。更常见的情况是，该人不会完全醒来，而会在发作后直接回到正常的睡眠状态，同样对刚才的事情几乎没有记忆。患有睡眠恐惧症的人被唤醒后，再次经过睡眠阶段时可能还会发作。在儿童中，这种发作通常发生在18个月大左右，男孩比女孩更常见，持续时间一般是30秒至5分钟。

据美国儿科学会估计，有15%的儿童经历过夜惊，DSM-5指出，约有36%的儿童在18个月大时经历过这种情况，而在30个月大的孩子中，这个比例降为20%，而成年后仍出现夜惊的人数比例约为2%。

根据我们的经验，天才儿童的发病率看起来与美国儿科学会的估计大致相同。虽然睡眠恐惧症在家庭中可能会引起很大困扰，但根据DSM-5，这些儿童的精神障碍发生率并不比一般人高——尽管他们在人格测验中可能会有较高的抑郁和焦虑症得分。然而，患有睡眠恐惧症的成人更可能有精神病理层面的问题，而且这种障碍看起来与他们是否在儿童时期经历过睡眠恐惧症发作有关。

其他睡眠障碍

需要记住的是，睡眠中断可能会导致睡眠不足，而类似多动症的行为有可能是睡眠不足的结果。间歇性的爆发性行为可能是睡眠不足的结果，因此睡眠研究也是必要的。

小结

有关天才儿童睡眠模式、频率的实证数据不多，我们仍需要进行大量的研究以明确其中的关联。目前已经有许多关于天才儿童睡眠问题的临床报告，但是我们尚不清楚这些问题是否在天才儿童中更常见。大多数情况下，这些睡眠问题并非促使家长寻求帮助的原因，而是在解决其他问题的过程中被发现的。临床医生如能意识到失眠或正常的长／短睡眠模式等睡眠问题对天才儿童及其家庭的影响，就有可能揭示这些问题。天才人士可能对这些问题有自我意识，但除非被人直接质询，否则他们不会主动提出来。临床医生可以帮助他们认识到某些睡眠模式对他们来说可能只是正常现象而不是病态。

第九章

过敏症，哮喘和反应性
低血糖症

大部分对天才儿童及成人的关注主要集中在教育和心理问题上，然而了解天才人士独特的身心关联也是非常重要的，对于这一点人们也越来越清楚。一些过敏性和自身免疫性疾病在天才儿童和成人中似乎更常见，而天才人士的身体反应往往又比一般人更强烈。越来越多的证据显示，消化系统与大脑之间有着重要的平衡关系，因此在处理天才人群的问题时，我们必须考虑到饮食、营养和新陈代谢等方面。

大脑和肠道

越来越多的研究表明，胃肠道与中枢神经系统和周围神经系统一样复杂。最近的研究表明，大脑健康与大脑和肠道的互动有密切联系，并报告了肠道对大脑的各种影响。举一个与之相关的例子：我们知道与焦虑有关的压力水平增加会直接改变胃酸，诱发胃部不适症状的增加，这就是说，精神状态会影响身体和代谢（Christian et al.，2015）。对于任何经历过压力带来身体症状的人来说，这一发现并不陌生。

最近的研究（Cryan & Dinan，2013）结果显示，肠道微生物群和中枢神经系统之间存在着错综复杂的共生关系，肠道微生物以惊人的方式与我们身体的其他部分进行沟通和互动，最明显的是影响我们的认知、免疫系统功能和整体健康。

目前，我们尚不清楚智力和肠道功能之间的关系，然而我们在天才人士身上观察到的胃肠功能紊乱普遍增加，以及过敏症的更高发病率，都向我们表明肠道功能障碍和微生物群（生活在我们消化系统中的菌群）紊乱是值得研究与干预的领域。许多天才人士报告说，他们对内部和外部的刺激比一般智力水平的人更敏感。

过敏症和自身免疫功能紊乱的增加是否对天才儿童及成人的行为、心理问题发病率以及心理疾病的发作强度有影响呢？这些身体症状是否植根于肠道免疫力和微生物群的紊乱？我们注意到，类似的情况（包括免疫问题和肠道功能障碍）已在部分自闭症儿童中得到确认（Coury，2012；Gesundheit et al.，2013；Tetreault et al.，2013；Hsiao，2014；Lyall et al.，2014；Gorrindo et al.，2012；2013）。

关于消化道功能障碍及其对自身免疫性疾病、免疫功能障碍、行为和情绪状态的影响的文献越来越多（Patterson，2011；Campbell，2014）。此外，环境、消化道免疫力和遗传学之间的相互作用可能会影响那些更容易对环境和食物过敏的人，这种情况可能会发生在高天赋人群中，他们通常也是所谓的高敏感人群（Campbell，2010；Tetreault et al.，2016）。有些人确实对化学制品过于敏感，而过度敏感的人更有可能注意到症状，然后关注症状，因症状而分心，与症状作斗争——这与我们在天才儿童和成人身上看到的情况相符。

功能性医学是最近医疗健康领域的一个发展重点，其基本前提是：在过去的一万年里，我们的身体没有显著进化，但环境却与我们最初适应的环境有了很大的不同。今天，上万种人造化学物质污染了空气、水和土壤，新生儿的脐带血中已经有可检测出的人造化学物质的存在（Houlihan et al.，2005）。我们的消化系统和免疫系统已经发展出了对天然植物毒素（如植物杀虫剂）的解毒能力，而我们自己的身体在出于与我们的微生物群的共生关系而代谢我们的食物时会产生潜在的有害自由基。排毒取决于维生素、矿物质、酶和氨基酸。我们吃的蔬菜通常含有微量植物杀虫剂毒素，因为它们是用人造杀虫剂培育的，而人造杀虫剂经常是神经毒素（Hertz-Picciotto et al.，2010）——食用这样的蔬菜会增加我们从农药中摄入杀虫剂毒素的负担。这可能会使正常的解毒途径超载、减弱，而增加体内的毒素水平，导致肠道和免疫系统的改变；再加上高碳水化合物的饮食结构所导致的营养缺乏，身体可能很难清除自由基和毒素。

这一进化概念的必然结果就是麸质过敏／乳糜泻。这是一种自身免疫性疾病——免疫系统主要攻击小肠。人类种植、储存和食用谷物的历史并不长。小麦的种植和烘烤都很容易，这使它成为人们的首选谷物之一。随着社会的发展，经济供应和人口需求压力导致了对抗病、抗虫、高产量小麦品种的需求，导致小麦品种明显减少，而以小麦作为主食在全世界范围内变得越来越统一了。有些人似乎无法忍受统一的品种，而不得不去寻求不太常见的谷物。有些人在消化乳糖方面没有问题，但另外一些人却在这个方面明显有困难（Fasano，Sappone，Zevallos & Schuppan，2015；Perlmutter & Loberg，2013；Pietzak，2012）。人类还没有充分进化到可以完全消化小麦、大麦、黑麦等谷物，而在很大程度上要依靠肠道和微生物群自身的酶。有些人对包括麸质（及其免疫成分胶质）在内的小麦蛋白或这些谷物中的一些短链碳水化合物具有显著的敏感性。这导致了肠道微生物群的改变，进而增加了消化系统的疾病（Round & Mazmanian，2009）。对小麦不耐受的人可以使用替代品，如大米、荞麦、高粱、小米、苔麸和藜麦等。

除了杀虫剂、化学药品和小麦等食物的问题外，在我们食用的动物身上频繁使用抗生素，以及我们自己生病时所使用的抗生素，都改变了人体的整个微生物群，使致病细菌和酵母在肠道中站稳脚跟，有益细菌减少。现代人肠道中的微生物群与过去的人比已经有所不同——也许细菌的种类更少了（Tito et al.，2012）。城市环境，加上抗生素和先进的卫生设施，已经让我们与微生物的关系发生了根本性的变化。一些研究人员指出，尽管这种变化给我们带来了不少好处，但似乎也增加了我们罹患过敏和其他炎症性疾病的风险。

一些性格急躁的父母出于对他们年幼子女的过度保护而不让孩子们接触到可能产生抗体的微生物环境，而这些抗体其实可能对他们日后的生活有益。有天赋的孩子可能会将更多的时间花在书本或电脑上，而不是在外面的泥土中——这剥夺了他们培养和刺激免疫系统的机会（Guarner et al.，2006；Okada et al.，2010；Schaub，Lauener & Mutius，2006）。

微生物群的变化很可能会刺激肠道，如果消化系统受到刺激和发炎，"紧密连接"的细胞之间和肠壁之间变得可渗透，那么有时就会出现"肠漏"综合征（Bischoff et al.，2014）。"紧密连接"是我们消化系统单细胞层中每个细胞之间的特定连接，这些"紧密连接"将外来蛋白质阻挡在血流之外。来自毒素或与炎症有关的其他因子的外源蛋白可以刺激血液和整个身体的普遍的免疫反应——表现为器官甚至是全身的炎症，炎症的严重程度主要取决于个体的脆弱性。这种情况往往会引起腹胀、肌肉酸痛或疲劳、发炎、焦虑等症状，而存在这种情况的个体往往很难找到合适的食物。

过敏和哮喘

对于有过敏症的天才儿童或成人，误诊通常不是主要问题；但这对双重诊断而言非常关键，因为天才人士——特别是那些极具天赋或创造力的天才人士——似乎比其他人更容易出现免疫失调、过敏或哮喘等问题（Benbow，1985；1986）。然而，这个问题也许会导致对一些天才儿童的误诊，因为过敏反应可能会让他们容易注意力分散、冲动、运动量过人、发脾气（Silverman，2002）——有这些表现的儿童很容易被误认为患有多动症、对立违抗性障碍等。

多年来，研究人员注意到过敏、哮喘和自体免疫性疾病在天才人群中的发生率高于预期。Geschwind和Galaburda（1987）发现，在视觉-空间或音乐方面有天赋的人，出现过敏、哮喘、结肠炎和重症肌无力等病症的频率异常高。[1]Hildreth（1966）的报告指出，在一所天才特殊学校中就读的高智商儿童的过敏和哮喘的发生率超出了预期。Benbow（1986）报告说，在语言或数学方面高度具有天赋的青少年的过敏率高于普通青少年；超过60%的天才儿童存在过敏这种免疫问题。这个比例是普通儿童的两倍以上。Rogers和Silverman对一些智商高于160分的儿童进行了数据分析，发现其中有44%的儿童患有过敏症，而在普通儿童中这个数据是20%，另外在这些高天赋儿童中有10%的人患有哮喘（Rogers & Silverman，1997；Silverman，2002）。在前面提到的SENG调查中，有57%的家长表示他们的孩子患有过敏症。当天才儿童或成人出现自身免疫性疾病的症状时，让他们接受适当的医学评估是非常重要的。

根据我们的临床经验，有30%～40%的高天赋儿童患有过敏症——通常是对某类食物或常见化学物质过敏。Silverman（2002）基于20年的临床样本得出结论：最常出现的导致天才儿童过敏的东西有牛奶和乳制产品（特别是其中的酪蛋白和乳清）、小麦（特别是其中的麸质）、糖、玉

---

① 结肠炎是结肠的一种炎症，而重症肌无力是一种以眼睑或面部、舌头或颈部及其他部位肌肉无力为特征的疾病。

米、巧克力、咖啡因、鸡蛋，以及红色食物色素。

Arianna的母亲被老师告知，她的女儿很可能患有多动症，需要用药物来帮助她来控制在学校的活动过量和注意力不集中问题。Arianna接受了评估，评估结果显示，她有出色的认知能力，在某些方面有学术优势，而在阅读理解方面相对较弱——这也解释了她的一些问题所在；她并不符合多动症儿童的诊断标准。

经过干预，情况有了一些改善，但她仍存在一些注意力不集中的表现。这导致老师再次要求给她用药。由于过敏在这个家庭很常见，心理学家建议对她进行过敏检测。结果发现，一些东西会让她严重过敏。经过对过敏的治疗，她的注意力和学业表现都有了很大的提升。

我们注意到，许多天才儿童和成人经常对处方和非处方药物异常敏感。比如，其中一些人发现他们对抗组胺类药物几乎没有反应，而另一些人则反应特别强烈。这些反应似乎是特异性的，但对个人的影响可能相当大。因此，密切监测个体对药物的反应非常关键。这不仅是因为可能会出现特定的反应，还因为我们很难区分对正常的副作用的过度反应与真正的严重反应。

人们对过敏和其他自身免疫反应如何影响天才儿童和成人知之甚少。一些家长注意到他们的天才子女患有自身免疫性疾病，如儿童急性发作神经精神综合征、乳糜泻，而这类疾病往往具有遗传性。目前还没有确切的研究显示这些疾病与天才之间的相关性。然而，少数医护人员（Darling & Wise，2015）开始推测，这些疾病可能与高认知能力有某种关系。目前，我们还不清楚天才人士事实上是否更容易出现自身免疫性疾病。当然，心理困扰对消化系统和免疫系统有着深远的影响，这或许可以解释天才和肠道疾病之间的联系。天才儿童和成人在反应上往往更为敏感和强烈。这可能会影响交感神经和中枢神经系统，导致其与高阶思维有关的广泛的大脑区域的活动——从功能磁共振成像结果来看就像"燃烧的大脑"（Eide & Eide，2009）。其他人（Haier，2009）认为，当天才儿童面对新问题或新信息时，他们的大脑可能会消耗大量的能量，而这些问题或信息可能涉及大脑多个区域的不同脑回路；而他们的大脑在处理熟悉或没有挑战性的任务时似乎更加高效，并且所使用的能量更少。

对免疫系统过度敏感的天才儿童和成人，医护人员在药物治疗方面通常需要给予特别的关注，同时需要监测或限制他们摄入的某些食物，此外还需要给他们更详细地解释有关其特异性的反应——告诉他们这类疾病与天赋之间的联系往往是有帮助的。他们中的许多人已经了解到自己在很多方面与其他人不同——过度敏感、紧张，有强烈的理想主义等，而且他们可能认为自己有些根本性的问题；因此，向他们解释过敏等问题与天赋之间的联系可以使他们感到安心。如果他们能对自己的治疗或病程管理承担更多的责任，那么他们更有可能表现出较好的反应，因为他们更愿意参与到自己的健康护理中。[1]

反应性低血糖症 / 暂时性葡萄糖不足

反应性低血糖症或暂时性葡萄糖不足可能会引起一种令人费解的情

---

[1]　某些自身免疫性疾病是由病原体抗原（如链球菌）与人类抗原的相似性引起的。因此，错误的识别会导致免疫系统攻击人自身的细胞。发生在天才身上的大多数过敏和哮喘都是异常蛋白质进入人体后产生的正常免疫反应。普遍增强的免疫反应和炎症会削弱人体抑制炎症的能力，从而导致更多的细胞"紧密连接"渗漏，更多的外来抗原进入人体，形成恶性循环。

况，这种情况会导致孩子的行为发生巨大变化。很多时候，这种情况并没有被认识到，而是被错误地诊断为多动症、环性情绪障碍，有时甚至被简单地诊断为"不成熟"。不幸的是，我们还看到有人将其误诊为快速循环双相情感障碍。

根据我们的经验，有8%～10%的智商超过160分的高天赋儿童（也许还有成人）患有一种未知的疾病，似乎是功能性的反应性低血糖症（Webb，2000）。这些儿童情绪容易亢奋，通常身体纤细，行事风格独特。

早上来到学校，这些孩子通常都表现得非常好，他们专注于课堂，充满好奇心，渴望学习，并热情地参与各种活动。虽然他们可能会问很多问题，并强烈地表现出一种或多种过度兴奋的特征，但他们一般都是非常好的学生。在上午晚些时候，通常是在10:30或11:00左右，他们的行为会在短短15～30分钟内迅速改变——不再能坚持完成课堂听讲，很容易走神，非常情绪化，对挫折反应过度，经常发脾气或哭闹，而且变得很容易冲动，在社交互动方面有困难。

这种容易分心、情绪起伏大的模式会一直持续到午餐后30～45分钟，然后他们又会恢复之前的良好表现，直到当天下午3:30或4:00。这时，和上午同样的问题行为会再次突然出现。这种显著起伏的周期性模式通常在上午晚些时候和下午晚些时候各出现一次。如果孩子某天喝了含糖的苏打水或其他含糖饮料，特别是含有咖啡因的饮料，那么他可能会在那天的上午或下午经历不止一次的循环。

Jacob是一个可能存在学习障碍的转诊患者。在上午晚些时候对Jacob的认知能力进行评估时，他反应迟钝，行动迟缓，容易走神，总体上比较压抑。他的评估结果尚可，各项能力得分一般都处于平均水平的低位。没有证据表明他的能力高于平均水平，更不用说有天赋了。

午餐休息后，测验继续进行，Jacob像是变了一个人。他充满活力，精力充沛，专注而认真。在午餐后进行的任务中，他的得分都在平均水平的高位，甚至远高于平均水平。

如果不是评估人员在那个特定的时间来到这里对孩子进行测验，那么他可能永远不会注意到这种模式，也可能会建议学校采取完全不合适Jacob的干预措施。一个小小的改变——主要是上午的零食——取得了戏剧性的效果。Jacob不仅没有表现出最初促使其转诊的学习问题，而且开始更持久地表现出高于平均水平的能力。

针对表现出这种行为模式的儿童，改变其饮食习惯并记录其饮食日志通常会有所帮助。建议饮食如下：（1）多食用高蛋白食物；（2）少吃或不吃糖和其他简单碳水化合物；（3）适量食用复合碳水化合物，如全谷物食品；（4）上午和下午各吃一次点心。其中第一条和最后一条尤为重要。如果孩子患有反应性低血糖症，你会发现在这样的饮食习惯下，他的机能在几分钟内就会立即得到改善，而且往往是非常显著的改善。例如，上午10点吃一块肉干或其他浓缩蛋白质，下午2点吃花生酱饼干或奶酪，似乎会有奇效。但需要注意孩子是否对坚果、防腐剂等过敏。不过，这些饮食调整措施可能也很难被执行，因为许多天才儿童非常挑食，并不总能获得均衡的饮食，包括足够的复合碳水化合物、脂肪和蛋白质——这些都是维持能量水平所必需的。还有一些天才儿童由于专注于自己的项目，经常会错过进餐时间，从而降低了可用的能量储备。这些需要记住定时吃零食或因工作强度而错过用餐的人，可以使用一些技术手段来提醒自己。

许多家长可能会震惊地发现，大脑只有在持续、可预测的葡萄糖水平下才能茁壮成长。那些容易被任务所吸引，忘记吃饭、睡觉或休息的孩子可能需要成人帮助他们培养自己照顾自己的能力。理想的饮食习惯是每天三餐两点——食物的数量远没有规律性和营养成分重要。

细胞的"胰岛素抵抗"是Ⅱ型糖尿病的根本原因。吃血糖生成指数高的食物时，如果血液中充斥着葡萄糖，而又没有纤维或蛋白质来减缓消化速度，就会导致细胞摄取葡萄糖的能力不堪重负。在血糖居高不下的情况下，身体为了降低血糖，就会释放更多的胰岛素。一旦细胞开始对胰岛素做出反应，血液中就会出现大量胰岛素，这样一来，大部分葡萄糖就会被细胞吸收，导致血液中血糖过低。其他器官能够使用脂肪或蛋白质作为燃料，但大脑不行。推荐饮食之所以有效，是因为蛋白质在血液中的加工和释放速度较慢，而糖和碳水化合物的加工速度很快；另外，脂肪和纤维也能减缓消化速度。①

天才儿童本来就具有较高的兴奋性，所以他们对能量的需求可能更高，这是有生理原因的。一般来说，天才儿童的大脑功能似乎更为高效。然而，当他们接受高强度的任务挑战时，其能量消耗也是巨大的（Haier，1992；2009；Haier et al.，1992）。这些天才儿童的神经认知强度需要大量的能量，以至于最后似乎都已经耗尽了。两餐间隔时间过长也会引发神经递质血清素的下降，而低血清素与疼痛敏感性增加、易怒、抑郁和攻击性增强都相关（Coccaro，Fanning，Phan & Lee，2015）。

尽管反应性低血糖或夜惊等常见问题在天才儿童中可能并不比其他

---

① 碳水化合物是比脂肪或蛋白质更简单的分子。碳水化合物在口腔中通过唾液腺分泌的淀粉酶开始消化，在小肠中继续消化。蛋白质在胃中开始消化，在小肠中完成消化。大部分脂肪的消化直到脂肪酶进入小肠才真正开始。纤维不易被我们自身的酶消化，大多数情况下，只有在大肠中，我们微生物群中的细菌才有能力帮助分解和消化纤维。

儿童普遍，但天才儿童对其症状的反应方式更为戏剧化，因此更有可能引起临床关注。[1]随着我们对天赋和身体症状之间复杂相互作用的理解的不断发展，这些孩子的抱怨不应再被误认为是精神病理学方面的表现。

低血糖和过敏症

我们发现，在患有明显反应性低血糖症的天才儿童中，有大约一半人同时患有食物过敏症。在这种情况下，零食，如肉干、奶酪或酸奶等，必须是"纯天然的"。

有趣的是，这些孩子往往也是每晚只需要睡四五个小时的孩子，而且他们特别容易被衣服里面的标签或其他微小刺激所困扰，也就是说这些问题看起来通常是同时发生的。某位家长提到她8岁的天才儿子需要在上午和下午各吃一次点心，有食物过敏症，晚上只需要睡4个小时，同时对气味、荧光灯和环境噪声感到非常困扰——不了解这种模式的医护人员往往会觉得难以置信；而缺乏对这类儿童的认知很可能会导致误诊和不恰当的治疗。

反应性低血糖和其他诊断

患有反应性低血糖症的天才儿童似乎特别容易被误诊为其他疾病，如多动症、快速循环双相情感障碍或情绪发展不成熟。在大多数情况下，只要提高医护人员对天才儿童及其常见特征和行为的认识，就可以避免误诊。但不幸的是，这方面的临床教育尚未得到充分的重视。

---

[1]　睡眠障碍（包括夜惊），在患有自闭症谱系障碍的儿童中很常见。（Malow et al., 2016）

其他自身免疫性疾病

目前，超过80种已知的自身免疫性疾病正影响着5%～8%的人群。一些专业人士（Darling & Wise，2015）认为，天才儿童的新陈代谢和免疫系统与普通人不同。这可能会导致各种疾病（如麸质不耐受、乳糜泻、真菌过敏症、偏头痛，以及对药物的异常反应）被误诊或处理不当。

虽然目前我们还缺少天才与免疫问题存在联系的具体研究数据，但这个假设可能有一定的合理性。因为在许多天才人士身上看到的超敏感现象也许与新陈代谢有相似之处。简单来说，我们的免疫系统是在"我们与它们"的状态下运行，外来物质会被迅速处理——有时甚至会非常严格。对于食物或外部环境中的陌生物质，过度敏感的人的检测反应阈值偏低；而阈值的降低可能会导致免疫反应成比例地增强，从而引发一种或多种疾病。这方面还需要更多的研究。

一种被称为"卫生假说"的理论认为，从小没有接触过典型抗原（如花粉、尘螨等）的儿童不会对这些抗原产生耐受性，随后容易对这些常见物质产生过敏反应——像对待入侵者一样。过敏症状是免疫系统试图清除体内入侵者的常见表现。一个推论是，儿童时期的常见感染很少产生症状，能够让幼儿产生免疫力，但在成人身上却会引起严重的症状。

有关自身免疫性疾病的另一种理论认为，曾感染细菌或病毒的经历（被认为是最常见的潜在原因），乃至药物或各种环境因素，都可能导致基因、表观遗传学方面的个体免疫系统的混乱（Germolec et al.，2012），或激素易感体质（Cusick，Libby & Fujinami，2012），而具有高敏感性的个体更容易对这些问题产生反应。

小结

　　临床证据表明，在天才儿童和成人群体中，对新陈代谢和肠道功能是否异常的关注非常重要，因为他们可能需要特别的饮食调整，以避免或控制可能使其无法正常生活的反应和行为。医学测验通常无法确定问题出在哪里，也无法确定如何纠正一个人的生物特性问题。通常情况下，这必须通过反复试验来完成。在个体化医疗中，每个患者都是一个实验对象，在面对天才儿童或成人，尤其是天赋极高、特别出众的天才儿童或成人时，尤其如此。

第十章

成瘾性障碍

作为医疗卫生专业人士，我们常常想不通为什么在匿名戒酒互助会或其他戒断小组中会有那么多聪明的人。我们观察到许多聪明的年轻人和有天赋的成人常常陷入酗酒或其他物质上瘾的模式中。我们这些熟悉戒酒互助会、理性恢复或节制管理小组的人发现我们经常能够听到对小组成员强烈性的评论。这些互助会的重点是强调戒酒或克制的必要性，提倡关注当下，"一天一次"、"很容易做到"或"酗酒是一种极端人格的表现"等。我们还观察到，在这种小组聚会中，上瘾行为也会转变为其他类似但更容易被接受的极端行为，比如在聚会前后大量饮用咖啡或抽烟，因为现在大多数聚会都是禁烟的。

众所周知，许多天才，无论其是否上瘾，都易于从一种强烈性迁移到另一种强烈性，因此，与大部分其他人相比，他们的高点更高，低点更低（Daniels & Piechowski，2008；Piechowski，2006）。Frank Farley（1991）创造了"T型"（刺激寻求者）人格这一术语，他指出，T型人格的人通常具有高智商和强烈的持久度，而较高的智力水平也与寻求刺激有关（Raine et al.，2002）。

需要注意的是，成瘾行为的强烈性因素在各种类型的成瘾中都存在，包括对酒精、毒品、赌博、吸烟、电子游戏、进食、工作、性、运动，甚至是对强烈性本身的成瘾。此外，药物滥用者尤其有可能在儿童或青少年时期经历过创伤（Khoury，Tang，Bradley，Cubells & Ressler，2010）。对许多人来说，他们对创伤的长期反应会刺激他们成瘾或持续成瘾（Pirani，2016）。创伤或其他经历的强烈反应与一些天才领域的专家所描述的高认知能力者的特征非常相似（Kerr & Cohn，2001；Neihart，1999；Robinson & Noble，1991；Webb & Kleine，1993）。这些特征包括性别认同障碍、从事危险行为、高度敏感、感到孤独或与众不同、坐立不安以及轻微的挫败感。[①]

我们并不是在暗示高认知能力或创造力会导致成瘾，也不是说如果一个有天赋的人上瘾，就可以因为天赋而得到解释或原谅。影响一个人使用、滥用或依赖酒精、毒品或其他物质的因素很多。一个人的遗传基因、童年经历、父母成瘾、性别、精神疾病、同伴压力、家庭行为、孤独、药物性质和新陈代谢等都与之有关（Burke，2016；Anda et al.，2002）。例如，大学生通常会出于各种原因使用／滥用兴奋剂，这些原因包括好奇心、相信它能提高成绩、寻求减肥，或找乐子（Garnier-Dykstra et al.，2010）。

然而，高智商确实是成瘾的一个因素，任何治疗专业人员在了解个体、评估风险、预后和治疗时，都应将天赋因素纳入其中。从根本上讲，天才人士的酗酒或其他药物滥用可以被认为是一种双重异常的情况，因为一个人的智商几乎总会在诊断和治疗计划中发挥重要作用。

如果对酒精的使用表现出行为／物质的沉溺和强迫性关系，在反复尝试停止或减少使用后仍对个体造成了负面后果以及损害，这就会被认为是酗酒。虽然大量饮酒会损害一个人的功能与能力，但对一个天赋异禀的人来说，构成损害的因素可能会有所不同。正如下面的小故事所讨论的，一个非常聪明的人可能会将物质滥用作为一种应对自身天赋的方式。

---

① 无论是否有同性恋倾向，自我性别不一致都是导致感觉与众不同的一个风险因素——对于男性来说，这一因素或许对导致其酗酒和滥用药物具有显著作用。作为一个有天赋的男性，既敏感又"雌雄同体"（这种情况在天才中并不少见）似乎是一个不小的风险因素。关于这部分内容可参阅Kerr和Cohn的《聪明男孩：才华、男子气概和寻找意义》。

　　Cathy是一位才华横溢、受过大学教育的50岁女性，同时是一位歌手、舞蹈家和视觉艺术家。她积极关注社会公正问题，同时热爱科学和数学。对于生活中的一切，她都充满了激情。虽然曾经染上毒瘾，但她现在已经戒毒30年了。下面是她的戒毒故事。

　　Cathy出生在一个富裕的郊区家庭中，从小过着美国梦一般的生活——至少在外人看来是这样的。但在她内心深处却是另一番景象。她的父亲是一位成功的商人，不仅自恋，还酗酒。他经常出差，偶尔在家时，总希望自己的女儿能保持微笑，漂亮，循规蹈矩。

　　Cathy的母亲患有双相情感障碍，来自一个有精神疾病病史和自杀史的家庭。在Cathy十几岁时，母亲重回大学，并拿到了毕业证，但她的情绪太不稳定，无法持续工作。

　　Cathy住在一栋大房子里，那里灯火通明，但家里往往"空无一人"——既是字面意义上的，也是具象意义上的。Cathy有两份工作——一是不让父亲难堪，二是照顾母亲。由于Cathy聪明能干，她完全可以胜任这些工作。但是，她的强烈性、敏感和对事物的深刻认知给她带来了巨大的情感痛苦，她的情感和对生活的梦想被忽视了。她很难交到朋友，而她的父母又太自我，帮不上忙。家里没人注意到她的痛苦，对她漠不关心。到了初中，Cathy终于受够了，她放弃了一切体育活动，成绩也一落千丈。

　　十几岁时，Cathy开始出入酒吧、歌舞厅等场所，因为她喜欢音乐，并且喜欢和在那里遇到的同龄人一起出去玩。她找到了其他迷失的灵魂，并开始吸毒，这让她感觉自己是团体中的一员。吸毒也减轻了她的孤独感，让她忘记了情感上被遗弃的痛苦。Cathy很快就染上了毒瘾。不久，她离家出走，流落街头。她四处游荡，经历了各种"冒险"，并陷入更深的毒瘾中。在她看来，她已经找到了能够接纳自己的部落，不过她仍然偶尔会去见她的家人。

在Cathy的父亲有了新欢之后，她的父母就分开了。父亲的这位新女友正在戒酒，并且对Cathy产生了兴趣。在父亲女友的要求下，她的父亲加入了戒酒互助会。正在寻求情感联结的Cathy决定尝试一下，于是加入了戒毒互助会。即使没有其他互动，这也让她与她的父亲及其女友有了一些共同点。

家里新来的女人认定让Cathy接受治疗是个好主意。Cathy接受了她的建议，而且由于从治疗师那里得到了智力上的尊重，她开始认识到自己的许多才能，也理解了自己的幻灭和愤怒。她运用自己的天赋治愈了自己。

三十年后，Cathy依然洁身自好，她的毒瘾没有复发过。她的父亲却旧瘾复发，常常酗酒。她的哥哥，从小就是家族中的"完美孩子"，但为了尽可能远离家人而搬到了另一个国家。哥哥很成功，很富有，但也是个酒鬼，目前正在办理离婚手续。她的母亲服用镇定剂后情绪依然不稳定，但Cathy并没有拯救她的冲动，而是将这个任务留给了照顾母亲的医疗团队。

Cathy加入了美国精神疾病联盟以获得支持，并深入了解母亲的精神疾病。她仍然继续参加12步戒断小组的活动，但不像过去那么频繁。她决定重返大学再攻读一个学位，并开始学习架子鼓课程，这是她从幼儿园起就想发展的爱好。

关于饮酒、吸毒和天赋的研究

从表面上来看，天才与酗酒或吸毒之间的关系似乎有悖常理。至少有一项研究（Peairs et al.，2011）发现，学校认定的天才青少年饮酒量并不比同龄人多或少，但对这些天才孩子而言，饮酒是在群体中获得社会认可和地位的一种方式；轻微尝试使用药物被视为融入社会或减少天才与其他同龄人之间"差异"的一种方式，但有时这种使用会发展成滥用；此外，天才青少年滥用药物的风险接近成人中的女同性恋、男同性恋、双性恋和变性者，他们显然试图通过多种方式来应对感情问题或被社会边缘化的问题（Stewart，2006）。该研究推测，在早期尝试饮酒的那些天才青少年，未来更有可能会出现适应不良或成瘾。

一些样本量更大的研究表明，高认知能力与日后酗酒之间存在联系，尽管这种联系的性质因人而异。一些研究人员发现，高智商与酗酒之间存在显著的正相关关系（Batty et al.，2008；Hatch et al.，2007），而另一些研究者发现二者之间存在负相关关系（Batty et al.，2006；Clarke & Haughton，1975；Sander，1999）或者没有关系（Kubicka et al.，2001；Mortensen et al.，2005；Wennberg et al.，2002）。

几项大规模纵向研究显示，与天赋较低的青少年相比，天赋较高的青少年饮酒量明显较高，而且往往会饮酒过量（包括酗酒）（Batty et al.，2008；Kanazawa & Hellberg，2010；Maggs，Patrick & Feinstein，2008）。但另一项研究发现，这种相关性只能维持到30岁左右，而30岁以后，高智商的成人的饮酒量会下降，甚至比普通成人的饮酒量更低（Wilmoth，2012）。这种明显的年龄相关性也许可以解释为什么早期的一些研究发现智力与饮酒行为之间存在负相关关系或没有关系。也许，当高智商的人超过30岁后，他们就会有更好的判断力，而不那么容易受同伴的压力影响（Wilmoth，2012）。

英国国家儿童发展研究（Kanazawa & Hellberg，2010）——一项大规模的长期研究——发现，一个人的智力水平与饮酒量，以及酗酒之间呈现线性关系。研究人员发现，在儿童期智商得分每增加15分，成年后女性和男性的酗酒问题就会分别增加1.38倍和1.17倍。Maggs等人（2008）对7883名女性和8126名男性的饮酒数据进行了分析，他们在孩子7岁、11岁和16岁时收集他们的潜在相关因素的数据，如社会背景（经济地位）、父母的教育程度、学习技能、课堂行为和当前的饮酒情况；然后分别在16岁、23岁、33岁和42岁时收集了酗酒结果。结果显示，学习能力每增加一个标准差，女性参与者到42岁时发生有害饮酒行为的可能性就会增加22%～32%，男性则会增加9%～10%。即使控制（排除）父母的教育程度、收入和社会阶层等变量的影响，这种关系依然存在。随着智力分数的增加，男性和女性在16岁时、女性在23岁和33岁时饮酒比例都有所增加，特别是女性在42岁时有害饮酒行为会增加。

另一项为期30年的纵向研究（Hemmingson et al.，2006）探讨了瑞典男性饮酒情况与智商之间的关系。结果发现，在18～20岁时测得较高认知能力分数的个体和后来与酒精相关的死亡具有相关性。智力测验总分每增加9分，与酒精相关的死亡风险就会增加。童年时期社会经济状况的变量对风险估计几乎没有影响。明尼苏达双胞胎家庭研究（Johnson et al.，2009）发现，无论是男性还是女性，智商越高（根据17岁时测验得分），在24岁时酗酒的可能性就越大。此外，研究还发现天才人士更容易尝试毒品（Lewinsohn, Gotlib & Seeley，1995；White & Batty，2012；Wilmoth，2012）。这可能与经验的开放性有关，与智力因素有关（Gigna & Loukomitis，2004），也与寻求感官刺激有关（Raine, Reynolds, Venables & Mednick，2002）。

为什么天才人群更容易受到威胁？

基于天才人士的一些个体特征与普遍经历，人们对他们与酗酒、吸毒或滥用其他药物之间的关系可能并不会感到太惊讶。一般来说，天才人士特别喜欢尝试新奇的体验，不太愿意受到社会规则的约束。在天才这个群体中，许多人是感觉刺激的寻求者（Ersche et al.，2010），另一些人则是完美主义者——他们试图控制世界和自己的生活，当无法做到时就会深感沮丧和失望。而当完美主义成为创伤幸存者应对生活的一部分时，这种情况尤其令人不安（Erickson，2011a）。药物滥用也可能是一个人强烈性的表现，或者是试图改变自己的生理反应——以应对或适应难以忍受的环境。此外，在天才学生中，常见的使用和滥用药物的一个原因是焦虑（Zvolensky，Buckner，Norton & Smits，2011），还有一个常见的原因是冲动；而长期使用药物可能会增加对感官刺激的追求（Ersche et al.，2010）。

酗酒者常常感到迷茫和孤独，这是与酗酒有关的特征之一；类似地，高智商的人常常感到与他人不同，缺乏归属感（Burke，2016；Webb，2014）。一些天才人士会对自己设立不切实际的期望。这可能是因为他们追求完美，或者是因为他人对自己的高潜力寄予了很高的期望。如果他们在社交或学业上遭遇失败，尤其是如果他们还存在学习障碍，那么他们就会特别容易出现过度的自责、焦虑和抑郁，并会感到深深的绝望——未被诊断出来的学习障碍本身就会导致自尊水平的降低。还有一些天才人士在寻找自我实现和生活意义时，发现周围的人既不认同自己的体验方式，也不认同自己的认知模式，于是会感到明显缺乏归属感，并产生强烈的焦虑。由于很少有人能理解他们强烈的感受，这些人可能会发现自己这些体验是痛苦的，于是会试图去麻痹自己。这种孤独感是从统计学上来说的，如果一个人的智商是万里挑一的，那么他很难找到一个水平相当的同伴。

有天赋的青少年和成人往往会求助于酒精、毒品或其他物质。这可能也是他们应对世界的一种方式——应对那些当他们聪明的头脑意识到普世价值的缺乏以及自己无力改变现状时所产生的幻灭感和抑郁。他们的孤独感和强烈的感受力会导致他们采用包括物质滥用在内的应对方式。弗洛伊德在他的书《文明及其不满》中总结道："我们发现生活对我们来说太艰难了，它给我们带来了太多的痛苦、失望和不可能完成的任务。为了忍受它，我们不得不采用一些缓解措施……也许有三种措施——努力地转移注意力，让我们无视那些痛苦；寻找替代性的满足，让我们减少痛苦；沉溺于某种物质，使我们对痛苦麻木。"起初，这些方法是有效的，能够使人们得到安慰，不再感到茕茕孑立，或者可以忘却内心沉重的负担。然而，最初作为解决方案的东西最终会变成一个麻烦，伴随着羞耻感、孤独感和差异感，个体会愈发沉溺，在痛苦的旋涡里越陷越深。

除了饮酒，还有很多方式可以让人自我麻痹，药物和其他成瘾物质实实在在地能够让人们不去想他们不想思考的事情。许多匿名的戒酒者协会成员都是那些为避免被生活中的幻灭所压倒而过度饮酒的人。

酗酒者的类型

在很多人的印象中，酗酒者可能被认为是一个比较单一、功能低下、不太聪明的群体。然而，并不是所有的酗酒者都是如此，他们中至少有一些人具有很高的认知能力和创造力，这一点儿也不奇怪。人们对酗酒者的刻板印象往往是一个流浪汉，穿着肮脏破烂的衣服，住在桥下，用纸袋包着酒瓶喝酒。然而这只是极少数酗酒者的写照。大多数酗酒者都能很好地适应社会，维持工作和家庭生活（Benton，2010），因此他们又被称为"高功能酗酒者"。美国国家酒精滥用和酒精中毒研究所的研究人员通过对1484名符合酒精依赖诊断标准的人进行研究，发现了五种酗酒者亚型（Moss，Chen & Yi，2007）。

1. 年轻反社会亚型

在美国，有21%的酗酒者被归类为这个亚型。这些酗酒者通常从15岁开始酗酒，到18岁就成了酒鬼，其中半数以上患有反社会型人格障碍，他们也更有可能吸烟和吸食大麻。

2. 早发／年轻成人亚型

这一亚型是指24岁左右的人，他们在20岁之前就开始酗酒。这一亚型约占美国酗酒者的32%。虽然他们的饮酒频率低于其他酗酒者，但他们酗酒的频率更高。这一亚型的成员很少因为酒精依赖而寻求帮助。这个亚型与年轻反社会亚型之间没有重叠。

3. 功能性亚型

这个亚型的酗酒者约占酗酒者的19%，他们往往每天或隔天饮酒，日饮酒量为5杯或更多。他们主要是有职业的成人，与其他酗酒者相比，他们通常有稳定的人际关系、更高的教育程度和更高的收入。

4. 中间型家族亚型

有19%的人属于这一亚型，其中近一半的人有酗酒的近亲。虽然这种亚型的酗酒者通常从17岁就开始酗酒，但他们直到30岁出头才成为酗酒者。

5. 长期严重亚型

这类人往往被我们称为"阴沟里的男人"，他们在酗酒者中仅占9%，并且以男性为主。这个群体的离婚率最高，而且他们更有可能吸食非法毒品。

这些亚型中的任何一种都可能包含天才人士。在人们对酒精等物质上瘾的无数原因中，常见的几种可能是被遗弃、被欺凌和被剥削——这些经历通常会导致个体对自己的人际关系、掌控自己生活的能力，甚至是自己的感情、工作以及人生道路产生幻灭感。如果他们来自一个被排斥和无能为力的少数群体，那么他们对自己的无助与失望可能会更加强烈，这是因为他们能看到周围的不公平。在他们看来，削弱自己感受挫折、愤怒、失望和不满的能力似乎是对他们沮丧的一种回应，而且这些人越聪明、越有强烈性、越理想主义，就越容易感到无力和沮丧。然而，酗酒或药物滥用只能在引起患者生理变化的那段时间内发挥效用，一旦酒精或药物的作用消失，现实又会摆在眼前，甚至可能会变得更加丑陋。一定量的酒精并不能平息这种感觉，只有更多的酒精才能让人达到酗酒状态。酗酒者要么就退缩在上瘾行为中，并以这种方式"重新征服"那些之前的心魔，要么就必须选择一种更健康、更持久的替代行为。

虽然我们认为药物滥用是成人的问题，但许多成瘾者从十一二岁时就开始定期使用药物了。根据美国国家药物滥用研究所2014年的一项调查，过去一个月内使用大麻的青少年比例在八年级学生中是6%，在十年级中是17%，在十二年级中是21%。另外，在高中高年级学生中有8%的人滥用多动症药物。

药物成瘾历来被视为成瘾者自愿做出的一系列不良"选择"。尽管最初可能涉及选择，但近期有研究表明，反复使用药物会导致大脑发生长期持久的变化，破坏自愿控制能力（Volkow & Li，2004）。青少年尤其容易出现酗酒和滥用药物的问题，因为正如本书前面所提到的，他们的前额叶皮层发育往往滞后于其他大脑区域的发育。这在一定程度上也解释了为什么他们更容易冲动性和缺乏深思熟虑。在现实生活中，青少年通常很难准确估计某些事件可能会给自己带来的潜在危险后果。尽管他们看起来或许相当谨慎，会像个成人那样评估别人面临的风险，但轮到自己时，他们往往会低估自身所面临的风险。他们通常会提出的观点类似于"这种事永远不会发生在我身上，因为……"，而对于有天赋的青少年来说，这个观点背后的意思往往是"因为我特别聪明，所以不会……"。再聪明的儿童也很难预测到很久之后的结果，也很难对自己的成瘾风险做出一些评估和计算。

充满关爱的稳定的家庭可以降低成瘾风险，不过遗传也是一个很大的影响因素（Agrawal et al.，2012）。一些研究表明，有40%～60%的成瘾者的成瘾问题可以归因于遗传（Agrawal & Lynskey，2008；Heath et al.，2001；Verweij et al.，2010）。对于某些人来说，第一次尝试药物就会触发大脑的开关。而正常的快乐源泉，如最喜欢的音乐或因为某项成就收获的赞美，都不能产生同等程度的快乐，药物成了唯一能让人感受到生命力和活力的源泉（Volkow & Li，2004）。于是，药物成瘾劫持了日常的快乐。

一旦成瘾，心理发展就会放缓或停滞。对那些在青少年时期开始药物成瘾而到成年中期才戒瘾的人来说，这个问题尤为严重。他们发现自己在发展上落后于同龄人，而同龄人可能已经有了配偶和家庭，在事业上也走得更远——他们再次成了局外人。

当药物成瘾根深蒂固时，通常就成为一种慢性疾病，因此预防成瘾非常重要——尤其是对青少年来说。与成年后开始成瘾的人相比，青少年时期滥用药物所造成的神经生物学后果可能并不明显，这可能是因为青少年的大脑正处于积极的发育期。

药物成瘾通常表现为以强迫使用药物为特征的反复发作模式。成瘾的神经学特征之一是调节奖赏和压力的大脑区域功能失调（Koob，

2008；Koob & Volkow，2010）。

最有效的预防方法之一是来自家庭的强烈支持——无论这个家庭是生物学意义上的还是后天选择的。越来越多的研究表明，成瘾的一个主要原因是缺乏与家庭和积极同伴的联系。一项关于成瘾生理学的研究（Chastain，2006）显示，在与成瘾相关的激素失调中，除了包括与驱动力和快感有关的激素外，还包括与亲情有关的激素。社会科学研究也揭示了亲子关系中断与未来成瘾风险之间的密切关系（Kuendig & Kuntsche，2006；Kuntsche，Vorst & Engles，2009；Schafer，2011）。如前所述，天才个体在家庭和社会关系中存在其特定和潜在的问题，因此天赋往往会被认为是一个增加药物滥用风险的因素。

社会支持可能是一个重要的影响因素——那些能够通过接受心理治疗、服用药物来戒瘾的人，会随着社会支持的增加而获得更好的效果（Ferrid，Amato & Davoli，2006）。反之亦然，与得到家人支持的人相比，与世隔绝的人面临着更大的成瘾风险。社会支持是必需品，而非奢侈品。有安全感和归属感的青少年在药物依赖、吸毒和酗酒方面所面临的风险更小（Reis，Curtis & Reid，2011；Labrie & Sessoms，2012；Kuntsche & Kuendig，2006；Kuntsche，Vorst & Engles，2009）。对自己和世界持负面看法的青少年和年轻成人（如恐惧或回避型依恋风格者）最有可能依赖毒品（Schindler et al.，2005）。天赋异禀的人如果处于一个缺乏社会支持或缺乏被接纳的机会的环境中，并且很少有机会与真正的同龄人接触，那么他更有可能对自己和世界产生消极的看法——当家庭不能提供稳定、安全、温暖的环境时情况尤其严重。

社会和情感支持在生物水平上对成瘾风险具有保护作用。在易于成瘾的个体中，研究者发现了两种激素——催产素和加压素——的失调。随着成瘾程度的加深，这两种激素的分泌会变得越来越紊乱。催产素有时被称为"爱的激素",因为它主要在分娩、哺乳和亲密接触(性或其他方式)时释放。催产素能够调节攻击性、焦虑、社会行为和认知(Carter,2014),能够参与学习并塑造复杂的社会行为和社交技巧(Donaldson & Young,2008),甚至会影响正确识别和解释面部表情的能力(Marsh et al.,2010)。

父母有毒瘾的孩子自己染上毒瘾的风险更高;然而,那些不出席孩子的毕业典礼、不理解孩子青春期烦恼或希望的染有毒瘾的父母,也很有可能是由一位才华横溢却情感迟钝(并不吸毒)的家长抚养长大的。对于在功能严重失调的家庭中长大的孩子来说,进入婚姻的部分原因可能是想要"重启人生",弥补之前的创伤——不过也会面临与功能受损的伴侣交往的风险。一个能够提供支持与爱的始终如一的伴侣可以成为安全基地,帮助个体重建(或建立)本应在童年安全依恋中形成的仁慈的世界观和珍视自己的自我观。①

除了强调社会关系的重要性,这些研究结果还提醒人们,成长和改变总是有可能的。然而,我们有理由认为,天才儿童和成人一旦感到被误解和不被接受,他们就更有可能处于风险之中——尤其是当他们因为天赋、性取向、社会阶层或种族而在主流文化中受到欺凌,或被边缘化时。

目前学校中采用"零容忍"或其他惩罚性措施代替治疗的模式似乎会持续加剧成瘾问题,因为它会进一步给个体贴上污名的标签,将其推向不良同伴群体,并使其更加坚定地认为这个世界本质上是充满敌意的。

---

① 依恋研究者Hazan和Shaver(1994)发现,成年伴侣往往会在关系中反映出各自儿时与父母之间健康／不健康的依恋方式,如安全型依恋、恐惧型依恋、轻视型依恋。

小结

天赋并不会导致酗酒、滥用药物或其他物质，但与这些问题之间存在一些联系。我们知道，许多天才儿童在反应上特别敏感和强烈，因此他们对童年中的负面压力和创伤性事件（如贫困、欺凌、虐待、忽视、疾病、父母离异或其他家庭动荡）有着强烈的反应，这并不令人意外。

长期以来的研究表明，童年事件对成年后的功能具有潜在的持久影响（Shonkoff et al.，2012），特别是负面生活事件对高天赋青少年的影响（Peterson，Duncan & Canady，2009）。认识到这一点，并帮助高天赋个体了解自己、自己的反应和自己的天赋，可以为其治疗提供一个有益的框架。事实上，智力水平与个体尝试控制饮酒的成功率呈正相关（Wilmoth，2010），通过天赋的视角看待一个人，可以成为治疗酒精或其他物质滥用／成瘾的常规方法的有益补充。

第十一章

天才儿童及成人的人际关系问题

　　整体而言，天才儿童及成人的人际关系在心理和情感层面上都很健康，而且他们通常有朋友。然而，在某些方面，天才儿童和成人更容易在家庭关系、同辈关系、工作关系中遇到问题。

　　一位母亲说："拥有一个天才儿童没有改变我们家庭的生活方式，却摧毁了我们的生活！"另一位家长抱怨说，她已经厌倦了被孩子不断提问和言语挑战的生活，这让她感觉自己的孩子就像一位律师，和他讲话时必须要注意到每个漏洞和例外。这些孩子有着强烈的求知欲、敏锐的观察力和强烈的个性，他们确实对家庭和课堂产生了巨大的影响。

　　同样，有天赋的成人可能会对他们的家庭产生强大的影响。就像一个儿子所看到的那样，一个无所不知的聪明父亲可能很难被仿效。例如，这个儿子自豪地讲述他刚刚发现Hannibal是第一个牵着大象穿越阿尔卑斯山的人，而他的父亲就立刻纠正他，Hannibal的叔叔早他几年就牵着大象走过了同样的路线。父亲没有意识到，他百科全书式的头脑对其他家庭成员的破坏性有多大。在这样的家庭中长大的儿子很快就学会了不发表意见或言论，因为这些意见或言论经常会受到慈爱但毫无察觉的父亲的质疑或挑战。人际关系是复杂的人际交往，如果再加上天才个体的强烈性、理想主义和敏感性，复杂性就会增加。天才与他人的关系往往很紧张——一旦遇到问题，往往会更紧张。天赋是无法分割的，它会普遍影响同辈关系、朋友关系、婚姻／伴侣关系、商业伙伴关系、兄弟姐妹关系，以及各种类型的同事关系。许多天才儿童和成人都会同意，接受自己的天赋往往要付出一定的社会代价。幸运的是，天资聪颖的他们有能力找到大部分问题——包括人际关系问题——的解决方案。

大多数关于天才的研究和文献都集中在儿童身上，而关于天才成人的研究和文献并不多——只有Terman及其同事开展的长期研究，以及Jacobsen（2000）、Lind（1999）、Lovecky（1986）、Streznewski（1999）、Webb（2013）的文章。当然，许多小说家和哲学家也写过关于天才成人的复杂问题，尽管这些角色很少被贴上天赋的标签。这些作者都提醒我们，天才的复杂性不是一种随着年龄的增长能逐渐摆脱的状态，它会从儿童期延续到成年期，并对个体自身及其人际关系产生持续性的影响。

关系问题的诊断

本章重点关注三个主要领域：亲子关系、同伴关系和成人关系；并将讨论天赋对每个群体的各个方面的影响。

DSM-5中人际关系问题的诊断主要出现在"可能成为临床关注焦点的其他病症"或"V代码"中。V代码所描述的是与他人关系中的问题，这些问题非常严重，是临床关注的焦点。人际关系问题通常源于家庭成员之间的不良互动模式，它们与临床上显著的功能障碍有关。当人际关系问题影响到精神或内科疾病的诊断、治疗和预后时，临床医生就需要对其加以关注。虽然DSM-5在V代码中关于关系问题的部分没有提及天才儿童和成人，但根据我们的经验，天才儿童和成人的特点会强烈影响他们与他人的关系，并可能导致严重的关系问题。

天才儿童和成人可能会遇到四种V代码诊断问题。

（1）V61.20 亲子关系问题——包括沟通障碍、过度保护、父母的过度压力、替罪羊等问题。

（2）V61.10 与配偶或亲密伴侣的关系困扰——包括沟通问题，如不切实际的期望和指责。

（3）V61.8 兄弟姐妹关系问题——在生活中以兄弟姐妹为重点，但往往会损害家庭功能。

（4）V62.29 与就业有关的其他问题——包括与同事或主管的关系等，以及不属于上述类别的关系问题。

亲子关系

尽管人们普遍认为天才儿童更容易养育，是家庭的快乐来源，但他们的家长报告说自己也常常会因为有一个天才儿童而感到相当棘手和疲惫。尽管这些困难可能不会达到需要临床诊断的程度，但可能会带来人际关系方面的极大压力。在他们寻求帮助的过程中，关系问题可能很快就会成为治疗的重点。

高智商、高创造力者的童年往往不是一帆风顺的，这些孩子通常意志坚强，个性强烈。Kerr（2014）在对杰出女性的研究中发现，她们的童年通常都有"刺和壳"。也就是说，她们花费了大量时间去独处，而且通常很难与人相处。根据搜集到的案例，我们观察到许多亲子关系问题，下面介绍几种常见的。

权力斗争

"天才"这个标签可能会导致对儿童的期望过高，而这种期望如果不适合儿童（Colangelo & Fleuridas，1986），就会导致权力斗争。当大多数父母刚开始认识到他们的孩子是天才时，他们并不清楚什么才算是合理的期望；他们不了解天才儿童的典型特征，也不知道所有天才儿童是不是都像他们的孩子一样。

父母常常会意识到，他们孩子所拥有的机会在自己年轻时是根本不存在的。例如，技术进步带来的职业机会在父母那个时代可能是没人能想到的。当孩子的选择与父母所期望的不同、放弃自己独有的特质、没有付出足够的努力来充分利用机会时，父母会很为难。在这种情况下，父母可能会试图通过孩子来实现自己的梦想。这时，他们需要一个提醒："接受孩子的成长……要记住，孩子的成功和失败只属于他自己。"（Roeper，1995）通常，当家长试图将自己的希望强加给他们充满天赋的孩子时，就会出现权力斗争。

当然，并非每次权力斗争都会导致儿童被贴上对立违抗的标签。许多（也许是大多数）天才儿童和成人意志坚定，很容易与家长、教师或其他人陷入持久的权力斗争中。

正如前文所述，当父母不了解天才儿童的特点及其影响时，尤其容易出现权力斗争。例如，父母如果不了解天才儿童与一般儿童思维方式上的差异，那么他们可能会坚持要求自己的孩子有条不紊、精确地组织其生活与学习。然而，父母设定的某些标准对于有创造力的孩子来说可能是难以达到的，这时候妥协是最好的办法。

一些天才儿童在看似混乱的节奏中安之若素，这说明这些节奏对他们来说是有用的。家长和老师可能不会鼓励孩子陷入这种混乱之中，因为他们希望自己的孩子做一个"正常人"，不要因为与众不同而付出代价。在这个过程中，他们可能会抑制孩子的成长和健康的自我发展。如果家长和老师不鼓励孩子怪异的，甚至是古怪的行为，那么他们在意的并不是孩子有意义的内在本质。

Maurice今年14岁，他的智商很高，而且具有艺术天赋。他的朋友不多，由于个子矮小，他成了同龄人嘲笑的对象，他很担心传说中的"生长期"会来得太晚。他的穿着有点儿古怪，虽然彰显了个性但也进一步加剧了同伴对他的排斥，同时使他与父母的关系格外紧张，引发了许多权力斗争。他们的斗争不仅仅是关于着装的，还涉及作业等方面。随着斗争的加剧，Maurice不愿再参加学校的天才课程。

Maurice大多数时间都逃避学习，只能勉强通过考试。他利用自己的艺术天赋画卡通人物，绘制各种非主流的、哥特风格的，甚至是带有暴力色彩的漫画场景。他的父母和老师希望他能以更"富有成效"的方式利用他的创造才能，他们感到非常担心，于是带他去见了心理医生。心理医生并不认为漫画的内容有什么可担心的，他认为更重要的问题是Maurice与家庭的关系。无论如何，Maurice拒绝改变他的画作，这是他的出口——由此与一个接受他的世界连接起来。后来他的母亲理解并接受了这一点，也就接受了他；Maurice与父母的关系开始改善，Maurice也开始成长。

现在的问题是：父母应该给予孩子何种程度的督促，以及应该在什么时候后退？培养人才当然需要纪律，但孩子们并没有天生的自律能力。所有创作性的工作都要求人们掌握艺术形式中的工具和技巧。这需要对其他人的作品进行研究，并对经典形式加以利用和改进。

由于许多早期的成就只需要孩子付出极少的努力就能获得，因此天才儿童常常认为他们不需要练习就能掌握一项技术。起初，他们可能会认为自己不用付出太多努力就能演奏乐器；还可能会认为，自己不用学习也能掌握知识……如果孩子期望不用练习就能掌握技能，那么这就会导致权力斗争。想知道该在多大程度上挑战和推动孩子以及何种程度的督促可能会导致权力斗争，确实很困难。但是，父母如果能够克制自己，不试图通过孩子来实现自己的理想，就会发现这些问题并不难解决。

我们教育孩子的方式通常都是一种有节奏的挑战。家长和老师都希望给孩子们带来新的体验，从而拓展他们的知识和技能，但这样的挑战有时会让孩子们感到挫败——这是双方都不喜欢的。可是如果没有自我掌控能力，包括掌控技能、挫折的能力，孩子们就仍然只是梦想家。他们最终会明白：成功是有风险的，付出并不总是立竿见影、能够得到即时回报的，而自律往往是必要的。

纠缠

家长对孩子的过度干预和纠缠尤其容易在单亲家庭和那些过分关注孩子成就的家长中出现。有时，当父母看到孩子"浪费"他们自己小时候缺乏但非常渴望的机会，比如钢琴或戏剧课程时，就会出现这种情况。Miller（1997）在《天才儿童的戏剧》一书中描述了她在临床实践中观察到的纠缠模式。

例如，一个单亲家庭中的12岁孩子，因为习惯于使用成人的措辞，看起来像一个25岁的成人。这会让他的家长很容易想要与之分享对孩子来说不合适知道的一些私事，并且会让这个孩子对自己在家庭中的角色产生困惑。天赋异禀的孩子可能真的会做出令人惊叹的事情，让人欣喜，但父母必须避免模糊成人和孩子之间的界限。

父母的过度纠缠也有可能被过度诊断。为了给孩子争取合适的教育，父母可能会花费大量的时间和精力为这个孩子奔走，来支持孩子，这可能会使他们看起来对孩子的事务异常沉溺。然而，为了让孩子接受适当的教育，家长可能确实需要专门为孩子的健康和幸福付出更多努力。比较经典的研究著作，如《卓越的摇篮：700多位著名男女童年》（Goertzel，Goertzel，Goertzel & Hansen，2004）和《培养年轻人的才能》（Bloom & Sosniak，1985），通过对达到最高成就水平的人的生活的分析，充分证实——如果孩子要发展出如参加奥运会级别的卓越才能或者进入顶级研究生院攻读生物化学，那么父母全力以赴的参与是必不可少的。

Nancy是一个养育了三个天才儿童的母亲，也是孩子们学校的常客。她一直是孩子们的坚定支持者，除了不断为自己的孩子争取最好的教育资源，还为其他智力超常的孩子进行宣传。她阅读了大量书籍，上网搜索资料，参加各种有关天才儿童的会议，并向知识渊博的专业人士寻求指导，以便要求学校为她的孩子提供最好、最合适的教育。

Nancy最初被认为是一个过于关注自己孩子的强势家长，校长一直忍受着她的做法，但通常不大理睬她。老师和其他工作人员认为，她应该让她的孩子们接受专业人士的教育，由专业人士指导他们的教育之路。换句话说，他们认为她不应该试图通过孩子来实现她自己的价值。

为了改变学校的负面看法，Nancy主动提供各种项目和方式。例如，她为学校的孩子们提供音乐和艺术方面的指导与其他特殊机会——这是她所热衷的领域。她不断地在校园中表现自己，让校方意识到她不放弃的决心。学校最终听取了她的建议，尝试尽可能地为这些聪明的孩子们提供有帮助的策略，并取得了积极的成果。

现在，每当Nancy走进学校时，老师们都想知道她能提供什么，而不是像几年前那样对她不闻不问了。Nancy已经成为社区和学校系统中不可或缺的一部分，她会继续为所有孩子，尤其是那些需要跳级的孩子，发出积极的变革之声，她已经使环境中最初的消极态度发生了许多积极的改变。

这种所谓的"爱出风头的父母"经常会受到他们寻求帮助的专业人士直接或间接的批评：父母在什么情况下是在培养孩子开发自己的高潜能，在什么情况下是溺爱或咄咄逼人的？大多数后来取得杰出成就的孩子，其父母都高度参与了他们的童年生活——有时甚至是超常参与——并在一定程度上推动了他们的发展（Winner，1997；2004）。

最难把握的界线是适当的自律期望与溺爱之间的界线。家长必须明确孩子应对困难的能力，并确定干预措施的优先次序。例如，虽然用更方便的尼龙搭扣来代替鞋带、为精细动作协调能力差的孩子提供电脑等没有什么坏处，但系鞋带和完成作业仍然是孩子必须要做到的；过度兴奋的孩子可能需要离开教室的特权，以便自行安排时间，他们不能够扰乱课堂秩序；循序渐进地培养孩子的礼仪和容忍社交场合的能力也是必要的——家长不能要求世界上的其他人都做出改变以适应自己的孩子。

在吃药、忍受必要的疼痛或不舒服、礼貌地与他人交往、忍受挫折和愚弄，以及处理现实生活中正常的不快等方面，家长必须坚定地循序渐进地让孩子培养出适当的行为。这可能意味着家长要冷静地把孩子带离他们处理不好的事件，向他们解释相关的社会规则的概念，也许家长还要扣除孩子的相关特权，直到其行为有所改善。对于某些"不能容忍"的情况，如虚伪和暴力，承认问题所在并采取小的措施加以改进可以向孩子表明他们能够被理解；另外，家长也可以帮孩子分担挫败感，同时示范恰当的行为。天才儿童在智力上更容易理解这些解释，而且在父母言行一致时，他们所做出的反应最好。

将天才儿童成人化

当家长过度赋予天才儿童权力、给孩子太多自由以至于失去基本的纪律约束时，就会产生另一种"纠缠"。有时，家长会在不知情的情况下被聪明的孩子操纵，或过度认同孩子的智力与创造力，认同他们的抱怨，从而陷入困境。这可能是因为父母对孩子的能力感到惊讶，也可能是因为父母更想成为孩子的朋友或"伙伴"而不是父母，或者仅仅是因为父母的本意是好的，但执行了一种无效的教养方法。不管出于哪种原因，孩子都会觉得自己和大人处于同一水平线上，于是开始要求更加平等的对待，并在家庭中拥有过多的权力。

天才儿童并不是缩小版的成人，不会像成人一样思考、行动和反应，将孩子成人化实际上会剥夺其宝贵的童年经历。父母有必要——而且应该——设定限制。孩子会做出错误的选择，而且是冲动的选择。试想一下：一个6岁的孩子在权力斗争中对父母说，"哦，我明白您的意思了，我不抱怨了，我去睡觉"，这种情况几乎是不可能发生的。

父母的职责是帮助孩子在年幼时学会做出更好的选择。在生命早期学会做出正确的选择非常重要，因为错误的选择在日后很可能会带来更严重的后果。从成人的视角来看待孩子，对父母和孩子来说都是伤害，因此所有父母都必须加以控制。Roeper（1995）在这个问题上提出了明智的建议："保持负责任的态度，让孩子感受到保护，而不是让孩子觉得自己说了算。"

同样，家长需要记住，大多数成人话题应该留给成人。虽然我们可能很难找到内容足够刺激但又不过分成人化的书籍或电影，但还是需要对孩子的阅读材料进行限制。智力超常的孩子在情感上通常不会超前。我们应该提醒孩子们，他们各方面的经验都要比大脑成熟的成人少得多，而大脑的完全成熟需要到22岁——这有助于解释成人角色的价值。即使天才儿童对某些学科的了解比成人要多，但在智慧和成熟度方面仍然不如成人。

用天赋为不良社交行为开脱

有些家长会用孩子的天赋来为其不良行为找借口，却没有意识到这些行为会损害孩子与家人和同伴之间的关系。我们曾经见过一些家长会忽视孩子的不良社交行为，只因为他们的孩子是个天才。家长和教师的角色是帮助孩子（无论他是否天才）在后果变得严重之前分清好坏并做出正确的决定。健康行为的基本标准是，它能给你带来快乐，而不会伤害你或其他人。我们可以在情感上支持孩子，深爱他们，但也可以不赞同，甚至拒绝他们做出的某些选择。如果孩子打人或咬人，我们应该立即让他们承担后果。

一些成人似乎只看到了事物的一半。他们学会了珍惜孩子的创造力和其他天赋特质，却没有为其提供指导，结果导致孩子过度放纵，粗鲁无礼，自我陶醉。有些父母可能会用一句"哦，是的，他是我们家的天才"来为孩子的不良行为开脱。然而，孩子有天赋并不意味着他们可以有不良行为或不恰当的社交行为。某些形式的创造力需要重新引导，特别是当它们导致错误的选择并最终导致破坏性行为或伤害时。

"无条件的积极关注"被著名心理学家Carl Rogers（1995）用来强调治疗师重视来访者，能够将其视为有价值、有尊严的个体，但人们有时候会对此做出错误的解读。一些成人似乎认为，即使天才儿童有行为问题，家长也必须允许甚至支持这些行为。

我们认为，天赋当然可以被用来解释某些行为，但不应被用作不恰当行为的借口。良好的社交礼仪与高智商和高成就是相辅相成的，许多天才儿童每天都在证明这一点。如果不能通过社交技能对自己的才能加以利用，那么孩子的成就，无论是现在还是将来，都将大打折扣。除家庭关系以外的关系也会受到亲子关系的影响。

父母和子女之间的操控

虽然很多孩子都会玩权力游戏，但有天赋的孩子往往比其他儿童更擅长操纵他人——他们能够让自己被禁止的行为听起来合情合理，甚至能够挑起父母之间的矛盾。比如，他们会说："爸爸说我可以去，为什么你不同意？"如果夫妻关系不好，尤其是当父母过分赋予孩子成人的权力时，这种权力游戏就会变得更加令人担忧。在这种情况下，孩子的智商可能会成为一种令人畏惧的力量，专业人士应该警惕孩子成为父母中某一方的同盟的可能性。

一些孩子也擅长操纵人们对学校和老师的看法。他们知道哪些问题会引起父母的共鸣，从而巧妙地"按下按钮"，让父母站在他们这一边，与他们一起对抗老师。父母应该谨慎地与学校的工作人员直接交流，对从孩子那里获取的信息加以分辨。父母通常应该将自己和老师之间的问题保持在成人层面，并应给予孩子最简洁的、精心措辞的解释。支持孩子对抗老师或其他家长会增加孩子采取对立态度的可能性。即使老师犯了错误，父母也应该尽量在不牵涉孩子的情况下解决问题，避免冗长的解释。

有时，孩子仅仅通过观察和模仿父母就学会了操纵。对于天才儿童来说，成人的言行一致尤为重要，因为他们言行不一致的情况很容易被孩子发现。父母也应当注意自己的行为所传递的信息——自身的行为应该遵循他们给子女制定的标准。

Justin在学校表现不佳，因为他做事马虎，总是迟交作业，还经常对老师无礼。当Justin坐在咨询室的沙发上时，他身边的母亲用直白随意的语言向学校的心理学专家控诉他的老师是多么无能。她希望儿子能被转到这所名校的另一个班级，但学校不愿意这样做。心理学家私下与Justin的母亲交谈，并表示，她的公然鄙视可能会导致孩子更不可能尊重那位老师，母亲立刻表示他的这种说法让她感到了冒犯。评估发现Justin并不存在学习障碍或其他症状，因此，他的差成绩没有合理的解释，学校也不允许他延长交作业的时间。这让他的母亲更加不高兴了。

Justin从他的母亲那里学到了很多东西——礼貌是可有可无的，对环境稍有不满就可以逃避离开，期望和责任都是别人的事情，而不是自己的。在Justin母亲生气地带孩子离开一年后，她意识到了情况的严重性，并打电话给学校，询问推荐给他们的儿童心理治疗师的名字。

适应天才的行为

天才儿童很敏感，容易被衬衫背后的标签、袜子的接缝、食物的新口味和质地、新环境以及各种社交问题所困扰，他们的困难不应被轻视或忽视，当然也需要为他们提供一些便利条件让他们提高适应性。在父母与子女或教师与学生的关系中，提供多少便利会涉及平衡的问题。如果一个6岁的孩了"只"觉得穿丝绸衣服舒服，那么家长应该为他提供多少件丝绸衣服？如果前两双袜子都不合适，妈妈会再让孩子试几双袜子？因为孩子只能吃某些食物，爸爸愿意做多少种不同的配菜？这些"迁就"不可避免地会影响亲子关系，毕竟这样做往往既费时又费力，有时还很费钱。

虽然需要做一些调整，但适当的解决方案并不包括拒绝解决问题，或者努力创造一个"棉花球世界"——在这个世界里没有任何事情会让孩子感到不舒服，其他人都会为了适应孩子而改变自己的生活方式。医护人员、教育工作者和家长可以与孩子一起制订一个循序渐进的计划，帮助孩子扩展世界，同时为他提供更多的应对工具，以管理他的焦虑。在提供情感支持的同时，让他试着走到舒适区的边缘，并且不要超出他的承受能力，这样可以让孩子逐步接触新的环境，体验新的尝试，增强适应能力。

否认天赋

母亲往往会比父亲更快地认识到孩子的天赋（Robinson & Olszewski-Kubilius，1996）。事实上，我们经常遇到持怀疑态度的父亲，他们严厉地质疑甚至否认他们的孩子有天赋，即使学校严格的评估程序已经给出了答案——这部分是因为父亲倾向于将天赋等同于努力和成就；相反，母亲能够根据发展差异来看待天赋（Silverman，1993）。在某些文化或社会群体中，天才儿童可能被认为是一个奇怪且陌生的概念。

除非父母双方都认同孩子有天赋这个事实，并且清楚这意味着什么，否则沟通障碍和对孩子的期望的不一致可能就会增加。例如，父亲也许认为孩子当下在所有领域都应该表现出不俗的才能，而母亲可能期望孩子能够在各方面表现出其智力年龄，而不是生理年龄。天才儿童的父母不仅需要彼此沟通，还需要与其他父母交流；此外，他们需要直接与孩子讨论他的天赋。专业人士可能会推荐给父母各种协会、网站、书籍、视频或其他资源。

我们鼓励家长向孩子强调，并不是说一个人能力或智力水平越高他就越优秀。天赋确实意味着孩子将有特殊的需要——也许还有一些特殊的义务。高智商和任何形式的权力一样，需要承担相应的责任。例如，聪明的孩子不能利用自己的能力去伤害别人，也不能对其他同学在"轻松"的课业上遇到的困难幸灾乐祸。最重要的是，这些孩子需要明白，每个人都是独一无二的，都有自己的价值，也要明白有些人天生就在不同的领域拥有更多或更少的天赋。

在某些情况下，家长可能会通过讽刺或贬低来否认孩子的天赋。他们可能会把天才特质作为批评的主要理由，比如："这么聪明的人怎么一点儿常识都没有！"或"如果你这么有天赋，为什么还会忘记带午餐？"
显然，这些话不仅伤害了亲子关系，也阻碍了与他人的坦诚交流，还会伤
害孩子的自尊心。在这些情况下，家长并非完全否认孩子的天赋，而是剥
夺了孩子完全接受自己的天赋的机会，并对孩子进行不必要的批评。

　　在儿童被识别为天才的早期阶段，否认天赋、不适当的期望、权力
斗争、操纵、纠缠、将儿童成人化，以及过度迁就等问题都比较常见。随
着家长对天赋和天才儿童的了解的进一步加深，这些问题会明显减少，尤
其是当他们有机会与其他家长讨论育儿问题时（Webb & DeVries，1998；
DeVries & Webb，2006）。

同伴关系

　　如第一章所述，天才儿童很难找到合适的同伴，而天才儿童的同伴
关系也经常会引起家长和教育工作者的关注。天才儿童难以建立友谊，主
要是由于他们缺乏志同道合者。无论年龄大小，一个人越聪明，就越难找
到真正合得来的伙伴。普通孩子能找到很多思想和行为与他相近的玩伴，
这是因为普通孩子太多了（Hollingworth，1936）。

　　天赋往往伴随着某种类型的社会代价，许多天才儿童和青少年都承
认这一点（Neihart et al.，2002）。有天赋的男孩如果是运动健将或具有
良好的领导能力，尚可避免大多数同伴关系的困难，但不具备这些特质的
天才男孩（以及认真好学的天才女孩），特别容易为他们的不合群付出高
昂的代价，会受到老师和同伴的惩罚。这往往是由于后者感到了某种威胁
（Cohn & Kerr，2001；Geake，2004b）。

8岁的Joshua抱怨自己交不到朋友。他的母亲注意到，他使用的词语比大多数同龄孩子都要复杂。母亲认为Joshua的词汇量可能会让其他孩子感到害怕，因此建议他使用简单的词语。他尝试了这一策略，但往往是在那些复杂的词语脱口而出之后才想到要更正，这让问题变得更加严重了。后来，在加入了一个由其他天才儿童组成的独立班级后，他才交到了第一个朋友。

Gross（2002）发现，天才儿童经历友谊发展阶段的速度快于同龄人，并认为天才儿童对朋友的要求更多是由心理年龄而非实际年龄决定的。高智商的学生对友谊的期望与同龄的普通学生明显不同。这一点在极具天赋的学生（智商高于160分的儿童）身上表现得更为明显——他们对友谊的概念与大多数（往往是与他们一起接受教育的）儿童的概念几乎没有相似之处，但具有讽刺意味的是，他们也可能需要与这些儿童一起社交。正如Carl Rogers（1989）指出的："孤独并不是因为身边没有人，而是因为无法向他人传达对自己来说似乎很重要的事情，或者是因为持有某些别人认为不可接受的观点……如果一个人比别人知道得更多，他就会变得孤独。"

许多天才儿童告诉我们，他们"觉得自己与别人不同"。虽然天才儿童感到与众不同的方式各有不同，但大多数天才儿童解释说，他们感到孤立或与同龄人格格不入，不过，他们一般在与智力较高的同龄人相处时会更自在。显然，儿童的智力与平均水平相差越远，他就越有可能感到不适应。有时天才儿童确实被他人视为与众不同，而有时只是这些孩子自己认为周围人觉得他们与众不同。无论是哪种情况，一个人的看法都会影响他与同伴的关系。根据我们收集的资料，在以下情况中往往会出现同伴关系问题。

兄弟姐妹间的竞争

兄弟姐妹通常既是家庭成员，又是同龄人；在有些情况下，兄弟姐妹之间的关系可能异常紧张。如果其中的一个或多个是天才，那么这种紧张感会被放大。通常，天才儿童的兄弟姐妹在智力和能力上都很接近（Silverman，1988）。

天才儿童可能会利用自己的智力和判断优势，以及弟弟妹妹的经验不足来"欺负"他们。有语言天赋的青少年可以用语言来"打击"他们的兄弟姐妹（甚至是父母）。如，一个非常聪明的男孩就用一通话让他的弟弟号啕大哭，他说："我不想和你玩，因为你是个杂交物种！你长得太奇怪了，你身上都是毛！"另一个有语言天赋的女孩滔滔不绝地把哥哥气得说不出话来。他们可能会成功地说服父母改变或破坏规则，或给予他们特殊权力，但他们的兄弟姐妹却无法做到。当他们能够让父母相信他们是天才儿童并应该得到与成人同等的尊重和体贴时，这种偏袒尤为常见。

有时，聪明的孩子会模仿并扮演他们父母的角色，他们不理解为什么兄弟姐妹会讨厌被兄弟姐妹指挥，而不会对父母的指使表示不满。对这些聪明的管理者来说，谁是权威并不重要，重要的是谁是"对的"。长大成人后，这种态度以及对"正确"和"掌控"的需求可能会让他们失去很多工作和机会。

虽然许多天才儿童的兄弟姐妹也是天才儿童，但当一个家庭中已有一个孩子被认定为天才时，其他兄弟姐妹往往会认为自己没有天赋——他们可能会认为，一个家庭只能有一个这样的孩子，既然哥哥／姐姐／弟弟／妹妹已经占据了"聪明人"的角色，他们就必须找到其他的角色。因此，兄弟姐妹中的其他人通常会专注于发展家庭中的其他特殊角色，如运动员、喜剧演员、社交名媛，甚至是捣蛋鬼。

尽管兄弟姐妹的角色各不相同，但天才儿童家庭中的兄弟姐妹——

无论他们是否有天赋——通常都会相互争夺权力和父母的关注。这往往会让他们的父母感到不安和沮丧。幸运的是，随着家庭角色的确立，兄弟姐妹间最激烈的竞争一般不会持续超过五年（Colangelo & Brower，1987），不过嫉妒和羡慕可能会持续一生。

性别认同问题

一般来说，天才女性和天才男性比普通人更具有男女双重特质（Kerr，1997；Kerr & Cohn，2001；Kerr & Multon，2015）。天才女性的兴趣通常比一般女性更广泛，天才男性也是如此。他们对非传统角色的兴趣会引起他们及其家庭成员对性别认同的关注。这些性别认同问题会明显影响同伴关系，而对于一些天才儿童来说，这些方面的重要研究才刚刚开始。

Cohn在文献综述中（2002），提到了三篇论述青少年天才学生和LGBT（男同性恋者、女同性恋者、双性恋者和跨性别者）有关的经历的文章。这三篇文章（一项调查研究、一项定性研究和一项基于临床实证的报告）表明，天才学生中的男同性恋者、女同性恋者、双性恋者和跨性别者可能会否认他们身份的其中一个方面——要么是天才，要么是性别角色——以试图接受他们的差异。要解决影响这个双重异常群体的个体困境和同伴问题，就需要提升家长和教育者对天才男／女同性恋、双性恋和跨性别青少年所面临情况的认识——这至关重要；至少要让他们了解这个群体可能需要一个双重的"出柜过程"——出柜为天才学生和出柜为LGBT，并且明白他们可能更难被同龄人乃至整个社会所接受。

同伴压力

讨论同伴关系时，我们不可避免地需要涉及与成长相关的压力。尽管年幼的孩子的同伴关系很少涉及负面的同伴压力，但随着孩子的成长，这些破坏性的压力就会变得非常真实。

天才儿童和其他孩子一样，渴望社交。在年幼时，家长和老师常常会敦促他们学习与同龄人和睦相处，以便融入社会。具有讽刺意味的是，这些家长和教育工作者到后来往往会感到懊悔，并且感叹同伴压力的威力及其对天才儿童的影响，因为孩子可能会由于过于想融入社会而掩盖自己的能力，或者更关心自己是否受欢迎而不是学业。到了中学，这样的孩子会因为过分迎合同龄人的习惯，而不愿意展示自己的能力。例如，天才女生会退出高级学术课程；天才男生更注重遵守"男孩守则"和参与体育活动，而不是发展他们的智力、创造力或艺术能力（Kerr，1997；Kerr & Cohn，2001）；甚至还有一些天才儿童会作弊，因为他们认为这样才能被同龄人接受（Geddes，2011；Maupin，2014）。

作者认识几个有音乐天赋的年轻男子，他们都是到了大学才开始发展自己的音乐才华，因为在他们读中学时，男孩们唯一认可的兴趣只有体育。天才儿童和青少年可能会尝试通过调节他人所获得的关于自己的信息来管理他人对自己的认知（Coleman & Cross，2014），从而平衡他们对成就和归属感的需求，同时遵守同龄人所接受的规范。家长和老师需要帮助有天赋的孩子对自己的能力和选择树立信心，增强追求梦想和坦然接受差异的能力，同时为他们提供与志同道合的同伴互动的机会——这样也可以减少他们被孤立的感觉。

成人的人际关系

正如早些时候提到的，关系困难不仅是天才儿童需要面对的问题，也是天才成人需要面对的问题（Jacobsen，1999；Streznewski，1999）。然而，许多专业人士往往忽视了天赋对这些问题及其解决方法的影响。成人的人际关系问题可能存在于其与家人或周围同龄人的关系中、与伴侣或重要他人的相处中、与工作伙伴的相处中（Lind，2000）。在这些情况下，与天赋特质相关的行为的影响不容小觑。我们要认识到，大才成人就像天才儿童一样，通常会比其他人更早达到他们的发展阶段，并且通常会表现得更加强烈。天才成人，就像天才儿童一样，有可能会表现出过度兴奋或古怪的行为。

以英国前首相丘吉尔为例，他在孩提时代被认为愚钝且不可救药。他有许多与众不同的习惯，且一直延续到成年。例如，他总是在下午睡觉，在早上和半夜工作（这让他的许多同事感到沮丧）；他的许多演讲稿都是在床上或浴缸里写出来的（Goertzel et al，2004）。很少有人会否认丘吉尔的天赋，但也很少有人会觉得他好相处，他完全符合我们对"怪人"的描述。

美国前总统罗斯福的妻子从小就经常一个人独处，几乎没有朋友或亲近的家人。她非常担心自己长大后会成为上流社会的太太。直到第一次世界大战期间，她突然觉得自己应该做一些贡献，于是成为一名社会活动家（Kerr，1997）。

婚姻及伴侣关系问题

在寻找一个愿意与自己建立长期关系的人时，我们需要考虑许多因素——建立亲密关系的关键在于彼此之间能够沟通和分享兴趣、想法与价值观。

天赋异禀的人通常只占人口的3%～5%，而极具天赋的人，可能只占人口的0.5%～1%，这样我们就可以理解为什么一个天才想找到一个智力与自己大致相当的人会有那么多困难了。对于天才而言，大约有80%的普通人无法为其提供足够的智力刺激，或者不能引起其花更多时间与他们在一起、与他们建立长期亲密关系的兴趣。有些人甚至说得更加刻薄——著名研究者Arthur Jensen（2004）认为，对于每个人来说，都存在一个正负20分的"智商容忍区"。同时由于其他因素，比如性格、家庭或宗教背景、个人习惯的差异，以及选择伴侣、伙伴或重要他人时涉及的其他问题，潜在的合适人选的数量大大减少了，找到一个可以交流的人难上加难。在占人口10%～15%的同性恋群体中，天才人士可选择的潜在伴侣少之又少。想要在各种因素中找到两个能互相匹配的因素都已经很不容易了，更不用说三个或四个因素了。

当一个天才成人想找另一个人来分享亲密而长久的关系时，他的一些天赋特质很可能会导致一些问题。强烈性、敏感性、异常广泛的兴趣、敏锐的幽默感、对正义和道德的高度关注、让行动与价值观保持一致的驱动力、发现不寻常和多样化关系的能力、创造性地思考和解决问题的能力，以及无法读懂社交暗示——所有这些特质都可能会影响甚至阻碍配偶或重要的另一半对他的欣赏。

有天赋的男性在婚姻中往往面临着与真实关系之间的挣扎，他们经常表现出的模式就是与他们的高中恋人结婚并携手共进，或者是在婚姻中进进出出／频繁更换恋人（Kerr & Cohn，2001）。这通常是因为他们把主要精力都放在了工作上。而具有天赋的女性如果既想尝试婚姻和母亲角色，又想实现自己的智力和创造性潜力，就必须像走钢丝一样具有复杂的平衡能力（Kerr，1997）。

对于有才华的成人来说，婚姻往往并不容易或顺利。这通常是因为他们更关注事业而不是家庭内部的沟通和关系。有创造力的成人可能很难相处，因为他们在经历"心流"体验时会表现出强烈的专注和对目标的全情投入（Csikszentmihalyi，1996；Goertzel et al.，2004；Winner，1997）。在这种时候，他们的艺术工作或科学研究比任何其他事情都更重要。

天赋异禀的成人，尤其是具有极高天赋的人，可能更不愿意要孩子。Kaufmann（1992）在对604名获得总统奖学金的学者开展的纵向研究中发现，他们的年龄在26～32岁，尽管其中三分之二的人已经结婚，但他们中的73％没有孩子。"许多受试者声称他们追求教育或职业机会是他们不育的原因……"，而"另一些人则悲伤地表示，由于他们自己的童年经历如此困扰，他们对把自己的孩子带到这个世界上持保留意见"。

职场关系问题

从诊断角度来看，与同事之间的问题通常属于 DSM-5中的"与职场相关的其他问题"。那些看起来迟钝、不关心质量或缺乏大局观的人，可能会把与同事、上司之间的关系弄得非常紧张。这些人可能会让工作环境变得非常不愉快——经常会让上司和同事感到来自才华横溢的人的某种威胁或恐吓（Nauta & Ronner，2013）。例如，一位有天赋的成人观察他的同事时说："当我取得某些成就时，他们都像海鸥一样。当一只海鸥捕到鱼时，其他海鸥不会站在一旁欢呼，而是会试图把鱼拿走。我的工作环境就是这样。"有才华的人经常会受到同事的羡慕和嫉妒，因而陷入办公室竞争、工作场所的政治斗争，很难建立和维持良好的人际关系（Plucker & Levy，2001）。我们认识许多0-有天赋的成人，其中一些人是高级管理人员或首席执行官，他们的精力和创造力让他们的秘书和行政助理精疲力竭。一位晚上只需要三四个小时睡眠的副总裁很快就更换了三位秘书——他们都在努力跟上这位老板疯狂的节奏。这位高智商的老板还很困惑，为什么他的秘书必须努力工作才能跟上——高智商的人总希望其他人能像自己一样高效。

在工作场所发挥创造力也可能会带来问题，并且通常会让高天赋人士付出代价。企业系统在生产产品方面效率很高，但往往对例外情况不太容忍。然而，创新本质上意味着例外——新的、不同于以往的东西。同样，那些天赋异禀、最具创造力的人往往是以任务为导向的，而且认为"办公室政治"问题，如着装或发型风格等，与完成任务或解决问题无关。幸运的是，一些公司现在已经开发出了所谓的"创新工厂"，在这里，他们将最有创造力的员工集中在一个地方，专注于产生新的想法，而不强调服装或行为上的一致性——舌钉、文身和不寻常的着装风格成为这里的常态而非例外。

为了在某些商业环境中生存，有天赋的成人有时不得不学会"商业友好"或明哲保身的艺术，这对那些想要摆脱形式主义直接在商言商的人来说可能是一项困难而令人尴尬的任务。许多有天赋的成人抱怨说他们每天都对那些令人昏昏欲睡的例行公事、平庸无聊的"行政琐事"感到沮丧。《会议致死》（Lencioni，2004）这本书描述了这些非常聪明的成人的感受。而这些成人也听到其他人抱怨他们过于认真、敏感或紧张。在办公环境中，重数量而轻质量、盲目遵循传统和不合理的职业道德都会给有天赋的成人带来压力和疏离感。

社会化

天才儿童和成人都可能会面临难以与同龄人相处的问题（Fiedler，2015；Jacobsen，2000；Streznewski，1999）。在DSM-5中，这种问题被称为"未特指的关系问题"。正如第一章所述，天才成人可能在聚会时感到无法忍受。他常常会有这样的想法："这个无聊的演讲再让我听5分钟，我就会疯掉！""我真希望此刻我能在家读一本好书。"在成年期，想找到与自己有共同兴趣和热情的同龄人与在童年时期一样困难。

Kerr和Cohn（2001）发现，天才男性和女性经常会感到"异类疲劳"。他们一生中的大部分时间都被告知自己与众不同，作为成人，他们已经厌倦了被视为异类。在寻求归属感的过程中，他们会屈服于社会压力并顺应潮流。他们非常希望融入群体之中，即使这意味着放弃一些热情和理想，而那些不愿屈服的人则会成为隐士。

Kaufmann（1992）在对总统奖学金学者的后续研究中发现，一些有天赋的成人会选择不参与休闲或社交活动，或者会选择一种非传统的生活方式，或者至少在年轻时期会选择做一个与众不同的人。该研究中67%的天才成人在全国优秀学者考试中排在前0.5%，他们没有参加工作之外的组织活动，原因是没有时间或"毫无兴趣"。

与儿童不同，成人幸运地拥有旅行的自由，他们还可以自由选择是否要与他人深入互动，是否要离开当下的工作单位去寻找志同道合的工作伙伴，是否要搬到其他地区以满足自己的爱好或是寻找其他高智商人群。但无论如何，与同龄人的关系问题依然存在——由于他们的天赋特质，如高智商、强烈性、理想主义和完美主义等，他们与他人的关系通常难免会动荡不安，充满困难。

对某些具有天赋的成人来说，社会化问题是比较常见且严重的，但对另一些天才人士来说，并不是问题。一些天才成人有广泛的朋友圈，并且能够在工作中与同事相处融洽；他们可能会发现其他人的兴趣比较狭隘，但他们只是将其视为小麻烦，并已学会与他人共处。对于具有天赋的成人来说，在做自己和与他人交往之间找到一个可以接受的平衡点可能比较困难，因为他们更容易意识到其他人缺乏理想主义，前后矛盾、不愿审视自己和自己的生活，也更容易为此感到困扰。

诊断和治疗

虽然DSM-5和ICD-10都没有提及天赋与人际关系问题之间的相关性，但医护人员在与患者讨论时最好将其包括在内。事实上，让这些聪明的青少年和成人了解他们的经历，明白人际关系困难对于像他们一样聪明的人来说并不罕见，通常会让他们感到更安心。对他们来说，无论在能力、处理问题的方式还是强烈性、敏感性方面，都长年累月地经历着"与众不同"的感觉，而简单地给这种感觉贴上一个标签，往往就会起到治疗作用。这些信息通常会带给他们思维范式的转变，让他们开始理解为什么他们感觉（也许多年来一直感觉）自己与朋友、同事或家人相处得不和谐——这是因为他们和周围的人不在同一个频率上。

我们应当明白，这些聪明的人——无论年龄大小——不太可能清楚地理解"天才"这个词的含义，以及它对自己或自己与他人的关系意味着什么。高智商的人从小就习惯于用自己的眼睛看世界，而且他们认为别人也是这样看待世界和体验世界的。

许多天才儿童并不认为自己具有天赋，天才成人也可能会主动否认他们的智力或创造力与众不同。在为天才儿童家长举办的研讨会上，当演讲者问及这些家长，他们中有多少人曾是天才儿童时，举手的家长很少，顶多有一两个，而且举手时还非常尴尬。这些家长乐于将孩子的天赋归功于自己的配偶，或以某种方式淡化自己的能力，比如会半开玩笑地说，"你知道这完全是隔代遗传"。即使是对天赋极高的成人来说，否认自己有天赋或创造力的情况也很常见，他们会把人际交往或处境中遇到的困难归咎于除自身天赋以外的其他原因。

一些专家（Erickson，2011b；Lind，2000）描述了天才成人的"出柜"过程：从缺乏意识甚至是否认，到模糊地逐渐意识到自己的兴趣、能力和行为与高智商人士或天才人士的特质相似。有的人是在子女被确认为天才后才意识到自己的天赋。他们可能记得自己也曾因在学校学习进度缓慢而感到沮丧。读过《天才儿童家长指南》（Webb，Gore，Amend & DeVries，2007）等书的家长经常对我们说："这本书不仅是关于孩子的，也是关于我们成人的！"

小结

许多天赋异禀的人常常感到自己背负着一个可怕的秘密。他们体验过各种情感，包括恐惧、悲伤、困惑、喜悦、抗拒、自豪和接纳。他们生活中的许多环境都不接受他们，因此，他们也许需要慢慢练习在各种环境下"出柜"。这可能非常困难，因为在许多学校、工作场所和家庭中，天赋异禀是不大被接受和鼓励的。这是一场悲剧，因为在智力上处于前3%～5%并不像在体育能力上处于前3%～5%那样会受到奖励。有前途的体育运动员会得到专门的训练、指导、辅导和赞助商的财务支持。在文艺复兴时期，有才华的音乐家、艺术家和科学家也会得到支持和赞助，因为当时的社会文化重视这些才能。一个社会只会支持它所重视的东西。目前，对于卓越的智力和创造力的支持还不够。这让聪明、有才华的人意识到他们的能力不太受重视。

由于缺乏社会的支持，有天赋的人必须找到自己的价值。咨询可以帮助他们接受自己和自己的能力，并且可以让他们继续探索自己的激情，寻找生命的意义。Mahoney（1998）讨论了如何通过咨询过程帮助天才群体构建自我认同，促进社区对天才的认可、肯定，从而提升其归属感。

有天赋的人常常需要外界的肯定——寻找志同道合的人是可取的。

因为他们逐渐会明白，天赋只是自我的一个方面，尽管它看上去渗透到了所有方面。咨询能够帮助有天赋的人找到自己在人际关系中的舒适区，发现与能力不同的人接触并不总是那么讨厌或麻烦，并且会表现得更愿意尝试与他人打交道。

第十二章　诊断过程

诊断固然重要，但诊断本身并不是目的，而是通向某个目标的路线。如果终点仅仅是一个标签，那么诊断过程就会被滥用。专业人员、家长和教师通过更好地了解集中出现的各种症状和困难，就能更好地了解问题的性质和影响，进而采取一些建设性措施。因此，我们必须考虑实际的诊断过程，以及理解天才儿童和成人常见误诊特征的逻辑方法。这将是本章的重点。

诊断与天才儿童和成人

对于非专业人士来说，前面章节中的各种正式诊断类别可能显得有些陌生。如前所述，本书使用的诊断术语主要来自DSM-5和ICD-10。在美国，DSM-5被认为是医生、心理学家、临床社会工作者和咨询师的诊断标准；而除美国之外的其他国家的专业人士通常会使用ICD-10。诊断类别为我们建立了一个有用的框架。在本书中，我们以最适合天才儿童和成人的方式对诊断进行分组。

这些类别以及得出明确诊断的标准并不精确，医生在很大程度上可以根据自己的临床判断来决定。[①]还需要注意的是，DSM-5和ICD-10都是

---

① DSM-4-TR故意含糊其辞地提供指导。它无法预见每一种可能出现的情况，但提供了一个经过充分研究的基础和方向。

描述性的，专业医生有责任考虑行为的起源或可能影响行为的一切环境因素。不幸的是，一旦识别出一组行为，医生就会做出诊断，而很少会考虑这些行为是否会对患者（通常是儿童）造成损害或困扰。对于天才儿童或成人来说是正常的与众不同的行为，却常常会被视为疾病——治疗师往往会试图通过行为干预或药物治疗来减轻这些"症状"。药物或其他治疗方式可能会对行为或感觉产生治疗影响，也会导致错误的结论，即误诊。

我们必须指出，在DSM-5或ICD-10的诊断类别中，几乎没有一个类别考虑到我们之前描述的天才儿童和成人的特征。这与反映精神发育迟滞或其他低功能智力范围影响的行为形成了鲜明对比，许多诊断标准确实考虑了智力功能受限或受损的影响，但往往没有考虑智力功能超常的影响。也许在未来，这个疏忽会得到纠正。

我们希望这本书能够增进父母和专业人士的认知，以减少对天才儿童和成人的正常行为模式进行不必要和不恰当的病态化。

避免误诊的有效方法

对天才儿童的常见诊断往往可以通过一种更具逻辑性的方式来解释。天才儿童经常会被诊断为患有短期记忆障碍或工作记忆障碍、处理速度障碍、听觉处理障碍、感觉统合障碍或对立违抗性障碍，教育工作者或父母可能会对此表示怀疑。这些诊断中的许多行为特征，对大多数人来说是切实存在的。如果将一系列行为组合起来，给它们贴上某个诊断症状的标签，而不是以标准化的方式深入评估各种诊断要素，误诊就很容易出现。

相关性并不意味着因果关系。举个老生常谈的例子，冰激凌销量与溺水死亡率之间有正相关关系。当天气炎热时，卖出的冰激凌更多，游泳的人也更多，当有更多人游泳时，溺水的人也更多，而事实上冰激凌的销量与溺水死亡率没有任何因果关系。同样地，有时候，"爱忘事"这样的特征在短期记忆诊断中并没有太多的有效性，就好比我们不能看到一个孩子走路时踮着脚尖就认定他患有自闭症。

短期记忆障碍

在天才儿童中，较为常见的一个转介问题是短期记忆障碍——特别是当有人提出孩子可能存在多动症或学习障碍时。工作记忆障碍经常被误用为短期记忆障碍的同义词。[①]转介来的家长可能会说，他们的孩子只能完成给定作业的三分之二，或者虽然知道老师留了数学作业，但不记得作业是什么；有些孩子虽然做完了作业却没有交；有的孩子明明能够理解并正确解决某种类型的数学问题，但时不时就会做错。这些异常行为常常会让父母和老师感到困惑。

临床医生首先必须考虑的是，任何患有短期记忆障碍的儿童都会在日常生活技能、家庭功能、社会功能和学业方面表现出严重的受损。遭受过创伤性脑损伤的人也经常表现出短期记忆障碍，他们无法将信息从即时记忆转移到长期记忆中进行存储。这是一个非常严重的问题，因为如果一个人不具备这个能力，他所学习和巩固信息的能力就会受到严重损害。如果一个儿童确实患有短期记忆障碍，那么每隔一个小时让他阅读同一本

---

① 工作记忆与短期记忆截然不同，不过，这又是一个漫长的讨论，不适合在本章中探讨。

书，他也会毫无察觉。短期记忆障碍在任何情况下都会对个体造成严重损害。

典型的天才儿童患短期记忆障碍的概率有多大？这种概率极低。如果孩子在子宫内没有受过创伤，不是早产儿，没有患过脑部疾病，头部从未遭受过严重撞击，没有经历过癫痫发作、窒息，也没有某些遗传病或发育障碍，那么他患短期记忆障碍的可能性特别低。

天才儿童被认为患有短期记忆障碍的原因有很多，我们必须要把逻辑和测验解释方面的一些基本要点考虑进去。短期记忆障碍的表现并不是时好时坏的。如果一个人因大脑失调而出现短期记忆障碍，那么问题就会持续存在，因为他无法很好地发挥自己并不具备的技能或能力。为了评估短期记忆障碍，心理学家会让孩子完成大量的编码任务和记忆任务，患儿只要在任何一项编码任务中表现良好，那么他就没有短期记忆障碍。确定了这一点后，临床医生就应该开始研究是什么原因导致孩子看起来像是患有短期记忆障碍，而实际上却没有。为什么孩子在某些短期记忆任务中失败或表现不佳，而在其他任务中却表现良好？

最基本的一点是，人们在测验时必须注意用于编码的信息，以便将该信息编码到短期记忆中。如果孩子在编码信息时注意力分散，那么该信息就不会被编码——这往往就会让孩子看起来像是患有短期记忆障碍。有天赋的孩子常常会在课堂上感到无聊或沉迷于自己有趣的想法。例如，当老师重复教授乘法口诀表时，孩子因为已经掌握了这项技能，所以很可能会开始神游。设想一下老师从乘法表的课堂教学转向布置以下家庭作业："同学们，你们今天的作业是做完第37页左栏中的所有题。"如果那个孩子正在思考是什么让热气球飘在空中，那么老师布置的作业内容就不会被他的记忆系统所编码。到了晚上，当家长问他"你今晚的作业是什么"时，孩子可能会说："我有数学作业，但我忘了是什么。"他看起来像是一个健忘的孩子，但事实上，他只是没有在听，没有将信息进行编码——如果信息一开始就没有被编码，那么它就无法被调用。

处理速度障碍

很多时候，评估天才儿童的专业人士并不能深入了解他们使用的测验实际上是在测量什么，他们只是依赖于测验的名称或指数，就好像这就是他们实际正在测量的东西。许多专业人士会随意使用诸如处理速度之类的术语，但并没有真正了解它在大脑中的工作原理。如果他们不理解这个概念，就不能做出正确的诊断。一种经常被误用的诊断术语是"处理速度障碍"。

实际上，处理速度是以百分之一或千分之一毫秒为单位的神经元通信（神经细胞）速度。神经学研究使用脑磁图神经成像设备，通过测量大脑神经元之间的电子活动所产生的磁场来测量处理速度。而心理学家在对儿童进行处理速度障碍测验时，使用的是手持秒表，因此很难精确测量如此快的处理速度，这种误差经常会导致处理速度障碍的误诊。在没有其他神经系统疾病的情况下，天才儿童的处理速度障碍其实非常不常见，对于其处理速度障碍的诊断一般很容易被推翻。

在韦氏儿童智力量表（第5版）中，符号搜索（symbol search）和编码（coding）是专业人员用来评估处理速度障碍的主要方法，这两项测验的结果被汇总在一起就得出了韦氏儿童智力量表（第5版）的处理速度指数，而这种方式非常容易误诊处理速度障碍。同时，天才儿童完成测验的方法也会导致误诊。例如，在符号搜索任务中，儿童需要在规定的范式内快速准确地进行取消。这项任务很简单，不会对工作记忆造成负荷，因为每个取消刺激都是新的。由于答案就在孩子面前，因此不会出现错误。编码子测验旨在测量认知速度和学习自动性（偶然学习），并通过让儿童快速准确地在纸上进行新的数字和符号混合来进一步复杂化。而许多天才儿童往往是完美主义者，他们会反复检查自己的结果。这往往会降低他们在这类任务中的表现，导致低分。如果儿童选择缓慢地工作，那么我们不应将低分解释为处理速度障碍。同时经常出现注意力错误和不喜欢纸笔任务的受试者也会有较低的得分，而这与认知速度无关。韦氏儿童智力量表（第5版）的积木设计子测验为儿童提供了红色和白色积木，让他们快速拼出与卡片中显示的设计相匹配的积木组合。测验开始时允许30秒钟完成一个项目，随着任务难度的提升，完成时间最后会增加到120秒钟；孩子可以因为做得快而获得加分。由于这项任务不像符号搜索任务和编码任务那样需要借助纸和笔来完成，因此天才儿童在完成这项任务时通常会非常快。如果孩子在积木设计任务中能够快速完成并获得奖励分，那么他肯定没有处理速度障碍。"一个人不可能拥有自己不具备的技能"这一规则同样适用于这种情况。

听觉处理障碍

有多动症的孩子可能会被误诊为听觉处理障碍。听觉处理障碍通常被描述为外耳和内耳的物理功能正常，但在处理和理解语言声音时，尤其是在存在竞争信息（听觉语言）时，会遇到困难。

在听力学评估中，孩子需要在有竞争声音的情况下辨别给定的声音。如果孩子在没有听力障碍的情况下无法区分这些声音，那么就可能会被诊断为听觉处理障碍。听力学评估并不是一种神经心理学评估，后者在孩子无法对一个声音集中注意力的情况下，会将注意力系统作为可能的原因进行考虑。我们认为，很少有人能在聆听以句子形式呈现的相互竞争的听觉刺激时准确地做出区分，或优先注意其中一个。大家可能都有过这样的经历：在听新闻台的专家们唇枪舌剑时，不管多么努力倾听，也很难分辨清楚他们在说什么。这表明，难以理解相互竞争的言语声音并不罕见，甚至可能是正常现象。

许多有天赋的儿童和患有多动症的儿童在周围有其他孩子在说话时，也很难将注意力集中在课堂老师身上，但这并不意味着他们有听觉处理障碍。他们很难过滤掉无关信息，也很难有意识地确定注意力的优先顺序。相互竞争的噪声也会分散这些孩子的注意力，使他们看起来好像患有听觉处理障碍。根据我们的经验，听觉处理障碍直到21世纪初才开始作为一种诊断方法受到青睐。一些专家报告说，他们所评估的大多数被诊断为听觉处理障碍的天才儿童，实际上患有多动症，而所谓的听觉处理障碍会在多动症得到治疗后奇迹般地消失。

如果一个孩子可以和考官一起坐几个小时接受测验，并且能够理解语言和听从指令，那么这个孩子怎么会患有听觉处理障碍呢？如果只有在有竞争性噪声时才会出现听觉处理障碍，那么这很可能是注意力问题，也可能是接受性语言障碍，但无论是哪种情况，接受全面的儿科神经心理学评估都能确定症状的起因。

还有一种声音恐惧症，指的是对背景或刺激性噪声会做出极端的负面反应——不仅仅是烦扰或分心（Katz，Medwestky，Burkard & Hood，2009）。这种障碍背后的机制尚不清楚（Green & Josey，2002），但它不是大多数人认为的听觉处理障碍。我们中的许多人都会被分心的噪声所困扰。例如，在电影院里，有人的手机响起了消息提示音，或者坐在身后的情侣在窃窃私语——这些情况都可能会让人分心，但这种分心不属于听觉处理障碍。

感觉统合障碍

许多著名的神经心理学家认为，存在感觉统合障碍的孩子大体来说感觉系统工作良好，甚至非常好，只是其前额叶（丘脑皮质回路、新纹状体、基底神经节和小脑回路）对感觉刺激的调节还没有完全发展到可以将其放在经验背景中的程度。换句话说，孩子还不能抑制／调节感觉体验——这并不意味着感觉系统受损（Koziol，Budding & Chidekel，2010；2011；2013）。

换个角度来思考这个问题，你可以想象自己走进一个散发着难闻气味的房间，我们的嗅觉通常会在大约10分钟内适应环境，而我们就不会再注意到那种难闻的气味了。

被诊断为感觉统合障碍的天才儿童，一般可能会患有多动症（当多动症得到治疗后，其感觉统合障碍的症状就会明显减轻或消失）。异步发展可以很好地解释这种情况——额叶和高级皮质系统会随着时间的推移而得到发育，但皮质下过程在出生时就开始工作，而且比额叶发育得更快，额叶和高级皮层（灰质）则发育缓慢。随着它们的发育，孩子能够更好地控制自己对感官信息的体验，以及对生气、悲伤、高兴和害怕的感觉。如果皮层下系统快速、高效地向额叶系统传递兴奋性刺激，就会导致儿童过度体验感官刺激；而这时正在发育的额叶还无法抑制从皮层下大脑传来的过量兴奋性刺激，因此就会导致他们无法像大多数人一样，将感官体验放到经验"背景"中进行处理。从这个意义上说，天才儿童并没有感觉统合障碍，他们只是发展不同步。这种不同步和强烈性在天才儿童中更为常见（Guénolé et al.，2013；2015；Mofield & Peters，2015）。这有助于解释为什么如此聪明的孩子却往往看起来判断力很差。不过，随着孩子的成长，他们对情感和感官体验的额叶控制（中介控制）会越来越强。打个比方，随着孩子逐渐发育成熟，他们在情感和感官体验上会逐渐发展出一个变光开关，而不只是一个按钮开关。

治疗能否改善感觉统合障碍，还是只能缓解即时的感官体验？我们遇到过一些儿童，他们通过感觉统合疗法或所谓的感觉饮食疗法得到了治愈，但这些干预措施可能只是控制了问题。干预或感官饮食暂时平复了孩子的感官体验，并将其转移到背景中，以便额叶可以再次"上线"并适当地引导行为。感觉统合疗法确实非常有效，它能够抑制额叶／扣带回（新纹状体系统）尚不能调节的感觉系统。但这些疗法并没有消除或修复障碍，而只是缓解了它——问题会很快回来，无论是否继续接受治疗。只有随着发育成熟，额叶新纹状体系统对情感和感官刺激的皮层下经验的发展和调控能力增强，问题才会消失。

对立违抗性障碍

患有对立违抗性障碍的孩子几乎总是后天养成的，而不是天生的。当孩子来自一个正常且稳定的家庭——能够为其提供充足的食物、温暖的床铺、安全、明确和一致的规则、情感支持与鼓励、拥抱，而且经常会告诉他"我爱你"——的时候，这个孩子怎么会发展出对立违抗性障碍呢？患有对立违抗性障碍的孩子通常没有机会在上述家庭环境中成长。当然，似乎有一种所谓的"马基雅维利人格"（Oakley，2008）——天生就是邪恶的，但这种情况很少见。

如果要做出对立违抗性障碍的诊断，孩子的对抗行为必须出现在各种不同的环境中。如果对立行为只存在于学校、家庭或社交场合中的一个或两个环境中，而不会出现在所有环境中，那么这种表现就不符合对立违抗性障碍诊断标准。因此，临床医生必须检查所谓的对抗行为存在的环境，以确定问题的根源。本书作者有过这样的经历：父母带孩子来诊所，描述孩子在课堂上有多么不听话；然而，这个孩子在社交场合或在家中就不会表现出类似行为。一旦这个孩子被认为是天才儿童，并被合理安置在一个更适合他、能满足其需要的学习环境中时，所谓的对立行为通常就会消失。

天才儿童是否曾因其高智商而受到过度溺爱，或因未能发挥潜能而屡遭批评？如果是的话，那么这有可能会导致对立违抗性障碍。孩子是否能够得到帮助并发展出一个不仅仅依赖于智力的完整身份认同？其不恰当的行为是否被忽视或者被视为高智商的行为？一位著名的体育人物曾经说过："我之所以自恋，是因为我除了拥有与生俱来的运动天赋之外，什么都不用做。"具有运动天赋的人因其能力而不断受到赞扬，而他们为发展这种能力所做的努力却会被忽视。同样的情况也发生在天才儿童身上，父母和老师认为：孩子是"我们的小爱因斯坦"，而且孩子不费吹灰之力就能表现得很好。这些孩子一旦体验到他们难以掌握或者不喜欢的学科或教学环境，他们可能就会退缩。他们觉得一切对他们来说都应该是轻而易举的，因此，让他们真正付出努力去学习是不公平的。在这种情况下，孩子往往会认为老师是愚蠢的，根本不知道如何正确地教学。

Mark是一个聪明的17岁少年，他的智商超过130分。老师和家长称他为"我们的小爱因斯坦"，因为学习对他来说是轻而易举的。Mark从小学开始就能轻松取得好成绩，但到了高中却不再如此。不幸的是，Mark

相信了"爱因斯坦"的称号，认为所有的学习任务对他来说都应该是轻而易举的。高中时，Mark很快就在拼写等方面落后于智商比他要低的同龄人。

他写出来的东西语法都是正确的，而且他的数学和物理成绩都很好。但是因为他忽略了基础练习，而他的老师和父母却只赞扬他的创造力思维，所以他在写作方面出现了困难。他抱怨高中老师不够有趣，传授的知识比他在维基百科上学到的零碎信息还少，对他没有价值。Mark认为他的老师"不如他"，于是他开始逃学，等父母上班后就待在家中的地下室玩电子游戏。

经过全面的神经心理评估，Mark排除了多动症、执行功能障碍和各种学习障碍。评估师建议，如果Mark觉得高中学习如此无聊，他又这么聪明，那么他不如退学去参加高中毕业考试，以便能够入读当地的社区大学。Mark照做了，并且在考试中取得了高分，还得到了社区大学的奖学金。但Mark在接下来的学习中仍然不听从老师的指导，与老师争论，不完成作业。他先是失去了奖学金，然后到第二学期就不得不退学了——同时他在父母家的地下室里成了一名熟练的电子游戏玩家。在他的生活中，不当行为、爱争论和对抗性都因其天赋而得到了原谅。Mark的功能失调行为是由对他内在能力不恰当的反应所导致的——他不是天生就有这样的障碍，而是被教导成这样的。

为了避免陷入这样的困境，家长和老师需要寻找机会对孩子进行智力教育。例如，高智商的孩子需要学会谦虚，学会对自己的聪明负责。毕竟，这样的孩子生来就是智力"三垒手"，但并不一定能打出三垒安打。

异步发展的表现之一，就是判断力落后于洞察力和智力，这也是导致类似对立违抗性障碍行为的另一个罪魁祸首。一个知道所有答案的孩子可能会在感觉受到刺激不足，甚至是受到侮辱的时候一气之下封闭自己；而另一个同样高智商的孩子可能天生就会质疑权威或事实，然后被视为具有挑战性和破坏性的个体。其实这种质疑行为只是表达强烈的好奇心，并非有意冒犯，但不了解天才儿童特质的人往往会将这种行为视为个体的不当行为。

一名学生对某门课程非常感兴趣，提出了许多问题。这名学生并不会全盘接受教授所说的内容，而常常会向教授提出更多的疑问，以至于教授被问得词穷，渐渐对这名学生变得不耐烦。这样的行为持续两个学期后，学生居然因为"态度问题"被留校察看。这名学生困惑不已，问道："我为什么会受到这样的对待？难道大学不是最适合质疑所学知识正确性的地方吗？如果这里都不允许提问，那还有哪里可以呢？"

具有注意力缺陷多动障碍或异步发展的天才儿童在工作记忆、抑制力和持续的注意力方面很难保证一致持久的表现，他们在不同的环境中可能需要很长时间才能适应。他们多变的表达方式导致其在学习和行为方面出现"奶酪效应"——明明很努力，并且也很想做好，但就是无法稳定地表现。之前掌握得很好的一项技能会出现间歇性失败，看起来就像是故意的。在这种情况下，孩子会被认为是懒惰或任性的。想象一下，你是一个8岁的孩子，学校的老师或管理人员不了解你的天赋，更不了解你的多动症。作为一个8岁的孩子，你被困在教室里，无法忍受这个环境，但也不能像成人那样一走了之。充满沮丧和愤怒的天才儿童无论有多聪明，此刻也只会按照他的年龄行事，而他表现出来的行为往往就恰好成了误诊对立违抗性障碍的原因。

这些孩子经常被认定为任性或者叛逆，因为当他们经历多动症或异步发展的阶段时，他们的工作记忆、抑制能力和持续注意力都会受到破坏，他们无法执行先前表现出来的技能，而这在别人眼中就像是故意为之。需要再次强调的是，诊断需要在时间和地点上的行为一致性。

当症状不是障碍时

在仅根据症状进行诊断时，很多误诊情况就会发生。标准化的评估和测量是医生和心理学家的标志性特点。我们认为，当父母对短期记忆、认知速度、听觉处理、感觉统合问题或对立违抗性障碍有疑问时，他们应该去咨询神经心理学方面经验丰富的专家。

作为专业人士，儿童神经心理学家会关注功能的所有要素，而不是只专注于某个领域或该领域中的问题。综合评估旨在确定症状或行为的起源，而不是简单地试图控制或处理症状。在不了解症状的神经机制的情况下处理或控制症状，会导致具有天赋的儿童陷入失败境地。例如，如果成人认为孩子的某个行为是一种对抗行为，因此通过干预来管理这一行为，那么孩子很可能不会遵守成人的要求。天才儿童对这种干预的不遵守可能会被进一步错误地认定为某种比对立违抗性障碍更严重的问题，这反过来可能会导致更加密集的、限制性的、不必要的干预。在这种情况下，孩子的生活轨迹将完全被改变。正确的行为需要一个完整的大脑才能正常运作，因此诊断的前提是对整个大脑做出评估。

第十三章

如何区分天赋行为与病理行为？

　　我的儿子Dave现年5岁，他是一个有天赋的孩子。他已经见了一年心理学家，帮助他应对几次创伤性经历——我最近与他父亲的离婚，一次重大车祸，莱姆病发作，以及他祖父的病逝。Dave在幼儿园中有一些行为问题，每当从一项活动转到另一项活动时，他就会心烦意乱，哭着躺倒在地上。他总是对自己正在做的事情非常专注，不想让活动结束，因此时不时会给老师找麻烦。

　　有一次，当老师在向他展示如何写他的名字时，他拒绝服从老师的指示，故意全部用大写字母写。老师生气了，给Dave三次机会来"正确"地写他的名字，到第三次时，他写对了，但把最后一个字母倒过来写了。后来我问他为什么这样做，他回答说他不在乎他的名字怎么写，写字这件事太"无聊"了。

　　大卫可能更喜欢研究古希腊或花两个小时画一幅印象派的画。他有着丰富而具创造力的想象力，在那个世界里会有像约翰内斯·勃拉姆斯和约翰·施特劳斯那样的朋友。在家里，他会放一张施特劳斯的CD，而我们会安静地坐在他的床上，就像坐在观众席上，假装施特劳斯为我们演奏一场音乐会。

　　他甚至会用他的想象力来解决与我和他父亲离婚有关的问题。有一天，Dave把他想象中的保姆带到了学校，说她和我前夫新女友的名字一样，还拉了一把椅子让她加入班级。当Dave的老师让全班同学坐到地毯上讲故事时，Dave却待在原地，全神贯注地画着他的画。他告诉老师，他那个刻薄的保姆叫他不要听课。Dave还喜欢穿汗衫，把汗衫拉得长长的，就像短裤一样，因为有时他假装自己是生活在18世纪里一个拿腔拿调的作曲家，沉浸在自己的想象世界中，会在课堂上不分场合地哼唱旋律，因为他正在脑子里创作交响乐。他的儿科医生和心理医生告诉我，事情会慢慢好起来的，要"给他时间"。心理学家建议Dave的老师在活动即将转换的时候给他一些提示，让他先能完成他正在做的事情，这样可以更顺利地过渡。我也和Dave谈过几次，说他已经长大了，不应该在学校里再闹情绪了，但这一招并不奏效。

学校的一位管理人员和Dave的老师要求我带儿子看心理医生，并建议我和前夫去参加亲子教育课程（我们已经参加过了），这让我很愕然。校领导和老师都说，他们认为Dave有强迫症倾向，可能正朝着强迫症的方向发展。他们说，Dave可以在下一学年回到我所任教的那所学校就读，但前提是Dave必须以良好的表现完成本学年的学业。他们建议Dave最好去看心理医生，因为在那里可以进行药物治疗。

我决心找到一个比药物治疗更好的办法来解决Dave的行为问题。我与Dave的心理医生讨论了学校所担心的问题，心理医生也认为，虽然Dave有时会有强迫倾向，但并没有出现强迫症。不过，Dave确实存在行为问题。为了消除老师们的顾虑，心理医生开始对Dave进行 BASC（儿童行为评估系统）评估，其中包括由老师和家庭成员根据对孩子的观察填写的一系列问题。我还和Dave讨论了如何改善他的行为。Dave建议制作一张行为表现表，他的老师对此表示支持。一开始，他的行为表现有所改善，但几周后，他的行为开始倒退。Dave希望自己可以做到完美，当他未能在行为表上获得一张奖励贴纸时，自尊心便严重受失挫。我曾亲眼见证过Dave在我们学校接受的优质教育，担心他可能不会被允许回来。我决心自己去找方法。我开始研究天才教育，所了解到的情况令我震惊！我在Familyeducation.com网站上找到了一份天才幼儿的简介，其中包括一系列这类孩子的特质，如"完美主义""对噪声、痛苦或挫折的强烈反应""生动的想象力（如想象中的同伴）"。我立刻意识到，我发现了Dave在课堂上行为问题的核心所在！欣喜和震惊交织在一起，我在想，作为一名教师，我为什么没有接受过这方面的培训呢？我很快发现，大多数教师和心理学家都没有接受过天才教育方面的培训。

我开始参加一门关于天才儿童行为的速成课程。在学习中我很幸运地遇到了一本非常重要的书，《天才儿童指导》，作者是James Webb、Elizabeth Meckstroth和Stephanie Tolan。我在书中找到了和我儿子一模一样的案例，这让我感到无比欣慰。更重要的是，我找到了解决办法，并且能够加以运用！

我与Dave的心理医生分享了我的发现，他也分享了BASC测验的结果。"非典型性"领域的分数异常高，当我们检查结果时，发现一些老师写到Dave会看到和听到一些不存在的东西，与现实脱节。显然，那时Dave与他想象中的朋友玩得过于逼真，以至于老师们认为他真的看到了他们。作为目睹我儿子因哮喘药物产生幻觉的不良反应，我知道Dave与现实脱节和拥有想象朋友之间的区别。我想知道有多少BASC评估因为孩子想象中的朋友而分数受到影响，我也想知道如果Dave去看一个不认识他的精神科医生，或者去看一个不熟悉天赋行为的专业人士，看到这样的行为评估结果会发生什么。

在与心理医生见面之后，我又去见了学校的校长和副校长，并给他们分享了从支持天才儿童情绪需求的网站www.sengifted.org找来的书籍和文章。我告诉他们，我认为我儿子的行为问题与他的天赋直接相关，并列举了文献中与Dave行为相关的例子。我还告诉他们，我已经开始采用书中的建议，并已初见成效。校长同意我的看法，认为很有道理，这让我感到非常欣慰，我们认为这就是我儿子的问题所在。副校长对任何可能帮助

Dave的策略都持开放态度，她说她很乐意将《天才儿童指导》这本书作为学校的图书资源供老师们参考。Dave的老师也很感兴趣，并阅读了这本书。

在这所学校只剩下八周的时间，虽然Dave的行为有所改善，但他在家里还是出现了崩溃。我刚在书上读到如何处理这种情况，要激发一下他的同理心，于是我决定试一试，我当即躺倒在地，大喊大叫。我问Dave，当他的朋友们看到他这样做时，他们会有什么感受。Dave的脸皱了起来，说："哦，妈妈，这太糟糕了！"我告诉他，他得尽量避免这样做，因为这会让他的朋友们很不舒服。从那以后，他在课堂上只闹过一次情绪，这是一个巨大的进步！我也知道他终于懂了。

对于Dave的完美主义，他的老师、心理医生和我都跟他讨论过，说没有人是完美的。当他的老师和我犯错误时，我们会特意向Dave指出来。对于重复性的活动，比如练习写字，老师提醒他写完后，他们就可以去做一项他喜欢的活动，Dave开始变得乐意练字了。我们还告诉他，他可以在玩过家家的游戏角里把自己装扮成作曲家，但如果其他孩子不被允许装扮，他就不能装扮，否则这对其他孩子不公平。这有助于约束他在音乐课上毫无顾忌地哼歌作曲，因为课堂上他没有作曲家的装扮。

我也停止了与他的权力斗争。在知道气温将达到 90 华氏度的日子里，我不再费尽口舌劝说他不要穿长裤和长袖衬衫，而是让他自己慢慢体会。我在他的背包里装了几次 T 恤和短裤，告诉他如果太热可以换，后来发现他换了衣服。当他不高兴时，我和他的老师在与Dave讨论时首先会说，"我能理解你为什么会有这种感觉……"或"这一定很令人沮丧……"，表明我们理解他不高兴的原因，从而更容易获得他的配合。老师要求Dave对自己的行为表现承担起更多的责任，于是在这之后，他要自己决定是否可以因为良好的表现而获得贴纸。要求他对自己的行为负责是非常有效的方法。这让他对自己有了一定的控制权。

到了最后几周，Dave的老师觉得不再需要给Dave特别安排行为表现表了。Dave后来也确实试探了她几次，但当老师提醒他再这样就要恢复行为表现表时，他很快就变得配合了。最后他的成绩单上没有任何需要改进的地方！虽然他还没有掌握所有的行为规范，但已经取得了长足的进步，学校也欢迎他明年再来上学。

教育工作者和医疗卫生专业人员做了大量标签化的工作。毕竟，这是他们受训的目的——发现问题，从而解决问题。尤其是心理学家和精神病学家，他们接受的训练就是发现问题，并根据DSM-5或ICD-10中被整齐打包的疾病症状给问题贴上标签。诊断的目的有四个：第一，诊断可以让专业人员用几句话传达大量信息（给其他专业人员、教师和家长）。第二，诊断通常带有治疗方向，至少暗示了预后或未来可能发生的情况。第三，诊断可以使正在挣扎或受苦受难的人如释重负——诊断确定和承认了他们正在经受的困难。第四，诊断可能是获得保险公司、医疗机构或学校等官僚机构援助和合作的必要条件，从而使儿童或成人获得各种形式的援助。然而，正如我们在本书中所指出的，诊断也有潜在的困难，尤其是当标签不准确时。随着科学的进步和社会观念的改变，诊断类别和标准也在不断完善。

一个活泼任性的孩子就是有行为问题，超重等同于肥胖，吸烟就是上瘾……为了准确诊断心理、情绪或教育障碍，仅仅根据患者表现出的行为就贴上诊断的标签是不够的。因为每个标签或类别都取决于背景，所以还必须考虑环境状况。然而在诊断过程中，对行为背景的考察往往没有对行为本身的考察进行得彻底和全面，我们必须要清楚在任性的孩子或不善社交的人的行为背后，可能还存在许多可能的因素，必须要对其背景进行全面的评估，否则诊断可能就会不准确，治疗可能就会失败或者适得其反。

专业人员应该像重新评估自己的专业领域和程序一样，重新考虑其诊断内容的准确性和实用性。只有这样，与天赋相关的行为才不会被视为病态。在适当的时候，也就是在大部分时间里，我们应该考虑天赋在诊断和治疗中的存在意义，并将其纳入诊断和治疗建议中。

诊断过程

通过简单观察儿童或成人是如何引起医护人员注意的，就可以获得一些信息。促使某人寻求帮助有几个原因。第一种情况是天才儿童或成人引起专业人员的注意，可能是因为其周围的教师、家庭成员或同事感到不舒服，而该儿童或成人根本没有感到任何困扰或功能受损。这些天才人士很可能表现出的是与天赋相关的正常非病态行为，但周围的人不理解这些行为。

第二种情况是主要由不适当的环境引起的问题行为，通常是在学校或工作场所，有时是在家里。表现出的行为可能很戏剧化，是天才人士与环境不匹配所产生的正常反应。如，一个孩子拒绝做死记硬背的作业，坚持整天在学校阅读自己喜欢的书籍，或者根本拒绝上学。这种孩子的行为可能被视为对抗行为或其他行为障碍的表现，而事实上，这些行为最终可能导致第三种情况。

第三种情况是指天才儿童或成人长期以来未能成功顺应期望而产生的行为，最终导致愤怒、抑郁和其他心理障碍。虽然这种情况可能需要进行精神病诊断，但问题的根源可能来自环境，如不适当的学校或工作环境，而非个人议题。解决环境问题，包括可能存在的期望与儿童及成人可以做或想做的事情不匹配的问题，并帮助他们找到更有成效的解决方案，这才是最有效的治疗方法。

第四种情况是由于儿童发展不平衡或不同步。如，孩子可能会因烦躁不安而失眠，情绪剧烈波动而影响日常学习，甚至出现抑郁。正常阶段的极端表现，如遗尿症、夜惊或抽搐，也可能会导致家人送他们来进行评估，因为在正常儿童身上这个阶段很多是无法察觉的。天才儿童的思维比手指更敏捷，他们可能会对自己的字迹潦草感到沮丧；孩子可能会因为在智力上能够理解，但在体力上却无法达到预期效果而感到失望；缺乏洞察力的黑白思维可能会导致令人费解的行为和恐惧症；目睹电视上的暴力镜头或希望"不可杀人"的原则适用于昆虫，都会导致极端的情绪反应。这些孩子也许会从心理咨询或其他治疗中受益，甚至可能是药物治疗，尽管他们并不需要真正的精神病诊断（保险报销或学校合作除外）。

第五种情况是具有双重异常的天才人士。在这种情况下，由于孩子天赋能力的补偿效应，他／她的学习障碍、注意力缺陷多动障碍、感觉统合障碍或其他异常可能被掩盖，或者天才儿童或成人可能同时患有反应性低血糖或过敏等双重疾病。找到让孩子能够利用自己的优势来弥补弱点的方法是解决这些问题的最好办法。如，教师可以让口才出众的孩子有机会进行口头报告，而不是书面报告，以展示优势并最大程度地减少书写能力的影响。当然，书写问题应该在某个时候得到解决，但不应该以损害孩子功能为代价强调书写能力。

在上述每个例子中，要让孩子及其周围的成人——教师、父母、医生和辅导员——明白天赋可以起到帮助作用，揭开天赋的神秘面纱可以消除许多担忧，引导常识性的方法来管理行为，并减轻天才儿童和他们父母的焦虑。多年的经验告诉我们，这才是最有效的干预措施。因此，专业人士的教育至关重要。找到一个熟悉天才儿童和成人常见问题的经验丰富的专业人士，对于天才儿童能够获得最佳诊断和治疗至关重要。读者可能会发现以下准则有帮助。

天才儿童或成人的典型特征

家长和专业人士必须考虑眼前这个孩子的特征是否属于天才儿童或成人的典型特征。由于天才人士表现出的特征多种多样，有时很难一下子做出准确的判断。不过，虽然很少有普遍的特征，但确实存在明确的共同点和频繁出现的模式，如果存在这些共同点或模式，专业人士首先要考虑这些行为可能是出于天赋，而不是其他更有害的诊断类别。这并不意味着这些行为没有问题——它们可能有问题，但是治疗方法与典型儿童的治疗方法应该有所区别。

发育史

很少人会向医护人员宣布自己是"天才学生"。事实上，许多人，甚至大多数成人，都不知道自己可能会是天才学生。毕竟，他们和其他人一样，都是通过自己的眼睛看世界长大的，他们并不认为自己与别人有什么不同。他们精通的事情对他们自身来说是如此容易，以至于他们很难想象这对任何其他普通人来说其实是困难的。正因如此，专业人士可能更需要全面了解天才儿童或成人的发育历程，以帮助确定他们的发展水平，并揭示可能与天才相关的指标。

背景问题

必须再次强调之前提到的一定要观察问题行为是否只在某些情况下出现，而在其他情况下却不会出现。大多数可诊断的行为障碍相对独立于情境，只有很少情况下情境会导致症状可预测地消失，但这并不适用于天才儿童和成人。对于他们来说，问题行为模式通常在与其他天赋个体互动时大大减少或完全消失。

如，患有多动症的孩子会表现出不特定于任何一种情境的多动症行为。这些行为在多种情境下都会存在——在家里、学校、操场、社区或童子军中。相比之下，一个天赋异禀的孩子的注意力问题只会在某些情境下出现（而在其他情境下则没有），而在很可能产生这些问题的情境中却很少出现。如，也许问题只在学校出现而在家里没有，在童子军中出现而在足球训练场中并没有，在与同龄人交往时出现而在与成人交往时没有。而患有阿斯伯格综合征的孩子无论在家里、学校还是操场上都会显示出问题行为，而且当与其他天赋异禀的孩子或其他患有阿斯伯格综合征的孩子在一起时，问题并没有得到改善。仔细研究问题行为发生的背景是非常重要的，尤其要注意在与其他天赋异禀者在一起时是否有任何变化。

有时问题行为发生的原因并不是当前环境的影响，而是其他环境的影响。如，我们知道有些孩子只在学校表现出问题，后来才发现是他们在家里并没有什么规矩可以遵循，父母对于孩子的行为问题也没有任何抱怨，因为在父母那里没有任何行为达到他们对孩子施加限制的程度。

与诊断类别的吻合程度

大多数诊断类别对特定行为的类型和频率都有一定的标准。医护专业人员通常只需考虑是否与诊断标准行为不符，即可区分天才与某些特定诊断。在许多情况下，只需重新评估标准和表现行为，就能减少误诊的数量。

双重异常诊断

在前几章中，已经确定某些诊断与天赋有关，并且在某些诊断中，如存在性抑郁或阿斯伯格综合征，似乎天赋的某些方面可能是该诊断的潜在原因之一。在这种情况下，我们在向患者解释诊断和为其制订治疗计划时，应该将天赋的成分纳入考虑。如，一个天才儿童通过了解他的强烈性和敏感性是其天赋的一部分，并非异常的依据，就会像其他许多天赋者一样得到安慰。凭借这些信息和澄清，他的智力将使他能够相当敏锐地理解他的诊断意味着什么，以及不意味着什么。与年龄相仿但智力不那么早熟的孩子相比，患有多动症的天才儿童大概可以使用相当出色的心理策略来帮助控制症状。

在某些情况下，对于双重诊断的干预特别困难；现今许多学校系统似乎有一项不成文的政策，即"每个学生只能有一个标签"。学校人员可能会表现得好像一个孩子要么是天才要么是有学习障碍，反正不能两者兼有；因此，孩子的父母可能只被允许选择一个特殊设计的教学计划。在双重异常诊断的情况下，重要的是要解决两个诊断引发的问题，而绝不是以非此即彼的方式。

我们的女儿Keesha进入了一所新学校读一年级，这所学校以"儿童为中心"、"轻松"和"接受每个学生的个人需求"而闻名。开学第二周，老师召开了家长会。我走进教室的图书角，被领到角落里一把大小合适幼儿的椅子前。我坐在这把小椅子上，旁边坐着两位经验丰富的教育工作者，他们给我宣读了一连串关于Keesha行为的抱怨，包括贪玩冲动、对老师的指导缺乏感激之情，以及担心她上课难以集中注意力，却"偷偷溜进图书馆看有关俾斯麦的书"。

老师们谨慎地指出，Keesha是一个善良、有爱心的孩子，但她用力拥抱新朋友的举动和过激的肢体动作却给她带来了社交和学习上的问题，这肯定会影响她在课堂上的表现。"你的女儿需要专业人士的帮助"这句话深深地印在了我的心里，我开始对老师们感到愤怒，接着想到我的孩子可能出了什么可怕的问题。这让我更加愤怒。

心理学家在给Keesha做完测验后非常兴奋，他感叹这是他从业30年以来见过的第二高的智商分数。他对我和我丈夫给予了极大的鼓励，并谈到了即将发生的令人兴奋的事情。希望之光再次闪耀，我们开始研究下一步该怎么做。

心理学家提供的书面评估报告似乎暂时平息了校方的担忧，但女儿在课堂上的冲动和注意力不集中的问题依然存在。学校几乎没有考虑过改变她的授课内容，虽然Keesha并不像以前那样被认为是问题儿童，但很明显，她并没有很好地适应这个环境，甚至在其他环境中也表现出同样的症状。我们再次进行了评估，并提供了相关文件，但这一次校方只支持多动症的诊断。我们勉强同意给女儿服用利他林，因为我们担心，如果不使用利他林，孩子的人际关系会变得更糟，学习成绩也会受到影响。

两年后，学校同意考虑对Keesha的课程进行一些调整。她在服药后适应得很好，她告诉我们，药物能让她更清晰地思考，并能控制自己。尽管乌云时不时地笼罩着我们，但我们的生活依然充满阳光。

受损程度

在DSM-5和ICD-10的每一套诊断标准中，"受损程度"这个词都会以各种方式出现。不幸的是，临床医生在诊断时并不总是考虑到功能受损的程度。在大多数情况下，一个人仅仅表现出与特定诊断相关的行为是不够的，这些行为必须在功能上造成一定的损害，而且通常是在多个环境中。

对于天才儿童来说，造就他们天赋的某些行为可能与某些特定诊断的行为相似，正如我们在本书中所展示的那样。如果这些行为在当时没有造成重大功能障碍，我们认为，临床医生最好是向天才儿童（或其父母）澄清相关行为，提高对潜在问题的意识，并提供一些预防性建议，而不是选择走上一条不必要的治疗之路。对这些天才儿童来说，给出对行为的具体解释和简单的干预可能就是他们所需要的一切。

以尊重天赋智力为沟通的前提

无论天赋异禀的儿童／成人是否得到了正确的诊断，专业人士在沟通时都必须尊重他们强大的智力，这是至关重要的。大多数天赋异禀的患者会通过互联网或书籍自行进行大量研究，了解他们的行为，并且他们非常清楚自己的行为给自己和他人带来了问题。他们往往会带着很多问题来看心理医生，花一点额外的时间回答这些问题可以产生真正的治疗同盟关系，而忽略甚至漠视那颗渴望深入了解的好奇心则可能产生相反的效果。

第十四章

如何为天才儿童或成人

提供专业帮助？

父母经常纠结于何时寻求专业帮助，以及如何找到最合适的儿科医生、咨询师、心理学家、精神科医生、职业治疗师或其他医疗保健或辅导专业人士。尤其重要的是，要找到一位不会将天赋行为视为行为障碍的专业人士。

首先，当然是何时应该寻求心理咨询，以及是否值得花费时间和金钱，以下是一些有用的建议。

预防性指导无疑是最好的，无论是在日常门诊来自医护人员的指导，还是来自社区其他渠道的指导。而对家长最有帮助的辅导，往往是他们与其他天才儿童的家长所进行的简短交谈。这种交谈有助于重新审视孩子在家中或学校的行为，并提供各种应对策略，而这些策略其他人也曾尝试过，并多多少少取得过成功。家长会担心孩子的经历是否正常，作为家长是否提供了足够的促进发展的条件，他们应该如何应对孩子表现出的令人精疲力竭的强烈情绪，如何避免权力斗争等。天才儿童往往不符合育儿手册上公布的发育标准，他们往往比其他儿童更早、更激烈地达到某个发展阶段，而他们的父母可以在一起抱团取暖互相安慰，理解事情可能并不像看上去那么"不正常"或"糟糕"。

儿科医生同样可以提供帮助，他们在实践中越来越强调"预期指导"。虽然儿科医生很少接受关于天才儿童的培训，但他们通常愿意学习，并对信息做出响应。美国儿科学会最近在全国大会上特别安排了几次关于天才儿童需求和问题的主题演讲。了解这一点可以帮助父母、教育工作者和其他专业人士与富有同情心的医疗保健专业人士建立关系。养育一个天才儿童可能是一种非常孤独的经历，除非找到其他有天才儿童的父母与之分享养育经验。有时，这可以通过当地的天才儿童协会或国际组织来实现。有时，可以通过浏览专门为父母设计的网站上的文章，或通过在线讨论组、Facebook或博客来实现。对父母有帮助的另一个资源是专门为天才儿童父母设计的正式支持小组，在这些小组中，父母在受过培训的主持人引导下分享共同经历和"育儿技巧"。关于天才儿童社交和情感需求的书籍也可以提供很多预期指导。指导天才儿童父母的一些优秀资源包括《天才儿童家长指南》（Webb, Gore, Amend & DeVries, 2007）、《天才儿童父母生存指南》（Walker, 2002）、《21世纪的聪明女孩》（Kerr & McKay, 2014）、《聪明男孩》（Kerr & Cohn, 2001）和《我的一些好朋友是书》（Halsted, 2009）等书籍。此外，我们还提供视频，如《我的孩子有天赋吗？如果是，我能期待什么？》（Webb, 2000）、《天才儿童需要特殊帮助吗？》（Webb, 2000）和《成功儿童的养育》（Webb, 2000）。

即使拥有这些资源，养育天才儿童通常仍是一项挑战。情绪和人际互动非常激烈，而且不断变化。如何知道什么时候应该去寻求专业评估和指导？一个准则是：如果焦虑、悲伤、抑郁或人际关系不佳等问题持续超过几周，应考虑专业咨询。即使最后发现问题不大，父母至少也会得到一些安慰和指导。

何时需要测验？正式评估可以提供大量数据以梳理情况，天才儿童接受测验的原因有很多——智力和成绩测验以解决学校教育资源安排的问题、评估抑郁或焦虑程度、排除多动症或阿斯伯格综合征等问题。评估结果应回答家长的问题，并提出解决问题的具体建议，还应引导家长寻找适当的资源。个人智力或成绩测验可帮助确定儿童是否具有天赋，帮助已被确定为天才的儿童制订教育计划，解释天才儿童的长处、弱点以及与学习风格的相关信息，澄清他人对儿童的期望。初次评估后，最好每隔两三年进行定期再评估，以便比较和监测进展情况，或至少让家长每隔一年左右与辅导专家会面，进行一次测验。

　　一些天才儿童的家庭选择像找家庭医生一样找一个家庭心理医生，他们可以定期去看诊，讨论进展情况，或者在事情似乎不顺利时寻求帮助。这对于高度或极度有天赋的孩子的父母来说尤为合适，不仅因为他们的孩子强烈性和敏感性比其他有天赋的孩子更高，而且因为这些孩子的发展往往更加不同步，因此更容易让周围的人感到困惑。他们可能存在兄弟姐妹之间的竞争问题，学业进展不顺利，甚至可能患上抑郁症。家长也许会担心这些专业服务的费用，一位称职的专业人士可能需要花费几个小时进行两到三次约谈，以了解孩子及其所处的环境，我们估计这些服务的费用在700美元到3000美元之间，这看起来似乎很高。然而，如果与全面的牙科和X光检查，或者矫正牙齿的价格相比，这个费用就显得比较合理了。但我们也认识到，一些养育天才儿童的父母，特别是由于历史或文化因素被剥夺了权益的弱势群体，连为他们的孩子进行一些基本性牙科治疗的资源都没有，更不用说看正畸医生，这些费用对他们来说根本无法承受。所以我们鼓励专业人士主动与这样的家庭联系，以达成一些可行的安排，因为这些服务对这类家庭非常重要。

　　根据我们的经验，大多数家长都说心理咨询，包括测验，是非常有帮助的——不仅因为家长会得到具体的建议，还因为评估结果提供了一个衡量问题严重程度的标准，以及对孩子的合理期望。当然，还有许多资料包括1995年《消费者报告》的研究，都证实了个人和家庭咨询的有效性。天才儿童会影响整个家庭系统，而一个家庭中有几个天才儿童，则会增加复杂性。遗憾的是，对天才儿童或成人有了解的心理医生、咨询师或治疗师非常少见。正如前面所提到的，很少有医疗保健专业人员接受过关于天才儿童或成人的社会和情感需求的特别培训。像其他许多人一样，他们通常认为天赋只是一种资产，绝对不会是一种负债，他们也许难以理解或接受高能力怎么可能与显著影响DSM-5或ICD-10中描述的诊断类别解释的问题有什么关联。

我的儿子刚满8岁，精力充沛，就像一只重达 60 磅的蜂鸟，总是动个不停，一分钟有无数个想法，这种情况从他会走路和说话时就开始了。应老师的要求，我不止一次给他做过多动症的评估，他确实符合DSM的几乎所有标准，但这些问题并没有影响他的学习能力（也就是说，他仍然比典型的"年级平均水平"高出许多，尽管他的真正潜力可能确实受到了影响）。因此，这些年我们也一直没有对他做出这个诊断。然而，学校给他带来了太多的压力，他觉得非常无聊，导致今年类似多动症的行为增多，于是我们寻求了药物治疗。

有趣的是当我带他去看精神科医生，想买一些多动症药物时，那里的住院医生和我儿子谈了 10 分钟，根据他2岁就开始阅读（用她的话说就是"诵读过度"）这一事实，断定他患有阿斯伯格综合征（她没有做任何正式测验）。这位住院医生随后咨询了精神科主治医生，后者甚至都没有见过我儿子，就诊断他患有阿斯伯格综合征和焦虑症，给他开了抗抑郁药。

我自己也是一名心理学博士，我认为这些诊断远远偏离了事实。于是，我带他去做了另外两次评估，结果确定他既没有阿斯伯格综合征，也没有焦虑症。当我再次找精神科医生寻求帮助以治疗类似多动症的症状时，她（在电话里）诊断我儿子患有双相情感障碍（因为他"思维过快"，而且难以入睡）——但评估结果同样显示他并没有患双相情感障碍。治疗师又暗示我儿子患有非语言学习障碍——我儿子确实有一些感官运动方面的问题，但他根本不符合这个障碍的标准。他的心理医生（更熟悉天才群体问题）对这些医生的错误结论感到惊讶，认为我儿子只是对学校感到无聊和沮丧。

经过数月的努力，我们终于拿到了一份用于治疗多动症的处方。在一个完美的环境里，如果他能不断受到刺激，我儿子无疑会表现得完全正常，但这个现实世界对他来说太"慢"了，我们迫切希望使他的行为和功能方式更符合周遭其他人的水平，这样他自己和周围的人都能感到舒适。他真的有多动症吗？谁知道呢？

那么如何找到一个有能力、有经验的心理医生或咨询师来照顾天才儿童及成人？很不幸这说起来容易做起来难。一种方法是询问其他成人或天才儿童的父母是否认识对他们有帮助的咨询师，他们通常都会很乐意分享他们的信息和经验，并且他们中的许多人会在此过程中寻求专业帮助。正如一位同事兼朋友曾经说过的："世界上有两种人，那些有问题的人，以及那些你还不太了解他们的问题是什么的人。"

如果您无法找到一位熟悉天才儿童的合格咨询师或医疗卫生专业人士，您通常可以找到一位训练有素的咨询师或心理医生，他们愿意了解天才儿童和成人，这往往也足够了。如，您可以向心理学家、精神病学家或儿科医生推荐曾获得美国心理学会基金会奖项的《天才儿童指导》（Webb，1982）一书，或者您可以向咨询师推荐关于天才儿童的社交和情感需求的文章，如《天才儿童和成人：被忽视的实践领域》（Webb，2014）。

家长或转介个案的专业人士应直接向咨询师或治疗师询问他们之前与天才儿童及成人相处的经验与背景。如果这个人在该领域很少或没有接受过特别培训，那么父母应该确定这个咨询师或治疗师是否愿意通过阅读一些出版物或咨询同事来了解天才儿童及成人所面临的问题。

如果需要进行测验，应该由对天才儿童有经验的专业人士进行。缺乏经验的专业人员虽然在一般测验方面可能相当熟练，但不会意识到许多问题可能会干扰天才儿童的测验结果。如，如果智力测验从过于简单的问题开始，孩子可能会感到疲劳，在遇到更难的问题时显得不合作。这样的孩子可能表现不佳，而实际上他的能力很强，必须在测验方法或测验结果的解释上为低分段的孩子做出调整。要预期到发散性思维而产生的古怪回答，不应将其视为胡言乱语。专业人员还需要警惕完美主义，因为它可能会大大降低孩子在测验中的分数表现。

准确的测验结果对于参加特殊课程、预后、教育资源配置和干预都非常重要。仅仅说孩子智商达到或超过130分就有资格参加天才课程是不够的。智商介乎130～140分的儿童，可能在有适度天才课程的学校表现良好，但有时可能需要特定课程，如分组、单科加速或跳级。智商约为140分及以上的儿童更有可能需要跳级，同时也可能需要其他有差别的教育服务，而智商在160分及以上的儿童通常需要绝对非传统的教育计划，如在一个或多个领域进行全面加速、家庭教育、在线课程、自成一体的天才学校等。由于理想的学校或教育计划很难找到，而且可能需要不时调整，因此适当的测验数据可能会很有帮助，通常还需要定期咨询以提供指导。

如果需要咨询，应该先试行一段时间，看看咨询师的方法和风格是否符合家庭的需求。有时候，即使是非常有能力的心理学家，也可能其个人风格与孩子不匹配。如，咨询师有时会因为不够尊重天才儿童的智力，而让孩子感受到侮辱，拒绝接受专业人士的帮助。与有天赋的儿童和成人合作得很好的心理学家往往乐于回答问题、聪明、灵活，有创造力、擅长避免权力斗争、有韧性。如果您对初次会面或后来的解释与建议感到不舒服，可以考虑寻求第二个咨询师，特别是如果第一个专业人士提出了非常严重的诊断结论。在医学领域，长期以来已经普遍接受要寻求"第二诊疗意见"，而在心理学和教育领域，这种做法也越来越被接受。

当带着您的天才孩子寻求专业指导时，您可以期待什么呢？咨询师或治疗师可能会要求父母和孩子填写问卷或进行简要的心理测验，以帮助了解家庭环境和动态。咨询师可能希望先与父母和孩子一起进行约谈，然后单独见孩子，再单独见父母。咨询师还可能希望与教师交谈，甚至参观学校进行观察。心理医生可能希望与孩子的儿科医生交谈，还可能希望对智力、成就和情绪功能进行正式的测验与评估，并可能需要将您转介给神经心理学家或专门从事天才儿童测验的人。

所有这些都需要时间，单是测验就可能需要三四个小时或更长的时间，心理医生可能会将测验分成两三次进行，以确保孩子不会感到疲劳。此外，他们会至少在两个不同的场合与孩子见面，来帮助发现孩子的任何行为变化。心理咨询师会进行大量的倾听和提问，这很好，因为您需要的是基于全面评估后深思熟虑的建议和意见，而不是随意或草率的方法。要有耐心，除了回答咨询师的问题外，还可以随时提出自己的问题。评估结束后，家长应与专业人员——咨询师、心理医生或精神病医生——进行至少一小时的会面，以了解评估结果，并计划下一步的行动。如果诊断结果很严重，应要求专业人员解释是如何得出这一结论的。在约见前，确保专业人士知悉本书或SENG误诊倡议所列的文章，尽量降低天赋行为被漏诊或误诊的可能性。如果孩子在某些部分的测验中"名列前茅"，或者孩子在测验的各个部分中表现出不寻常的差异，一定要询问这些问题的含义，包括孩子是否可能是双重异常，或者是否需要进行特殊适应的学术支持。

有时候根据评估结果需要对孩子进行治疗，父母应坚持要求咨询师或治疗师至少在对儿童每进行三到四次工作，就与父母进行一次会面。对于青春期前的孩子来说，治疗师在没有与父母咨询的情况下为孩子提供多次咨询是不合适的。父母是孩子世界的重要组成部分，他们需要知道如何协助咨询与治疗过程。大多数治疗师会建议父母在家中尝试一些具体的方法，或者建议教师在学校实施具体的方法。

对儿童（包括天才儿童）进行药物治疗应仅在必要时使用，并且父母应该意识到可能的副作用。请确保药物不是用于治疗天才特质，如孩子的强烈性、好奇心、发散性思维或因教育资源安排不当而产生的厌烦情绪。太多的天才儿童被误诊为多动症或对立违抗性障碍，而被给予药物治疗，但他们真正需要的是更好的理解、适当的行为方法或教育改进[①]。还要注意，一些常用的精神药物可能会产生"认知迟钝"和／或疲劳等副作用，进一步掩盖了孩子的天赋和问题的本质。

如果需要对教育环境进行调整，请与咨询师、心理医生或其他医疗卫生专业人士进行讨论。这些专业人士往往能够在与学校人员协商时提供重要的支持和协助，因为他们的评估信息与此高度相关。无论天才儿童是在公立、私立或特殊学校就读（Rogers，2002），还是在家中接受教育（Rivero，2002；Wessling，2012），情况都是如此。在家上学作为一种替代教育选择，在天才儿童和双重异常儿童群体中日益增多，越来越多的书籍、博客和成功案例都证明了这一点。在家上学一直是表演艺术家和运

---

① 一些研究表明，如果在儿童6岁前对他们进行药物治疗，他们的神经递质系统可能会被终生重置。自信的精神科医生认为这是一个优点。而我们这些比较谨慎的人则认为"终生"是一个非常非常长的时间，并且觉得目前我们的知识过于实验性。请询问建议的药物是否在儿童中进行过研究，研究结果如何。请自行查阅《医师案头参考》。许多儿童服用的精神科药物只在成人中进行过研究，这应该让你和你的医生对这些药物特别谨慎，胡乱诊断往往会导致胡乱用药。如果您的孩子正在服用抗精神病药物、锂盐或其他"重型"药物，为了健康起见，请考虑听取第二诊疗意见。最"重"的药物通常对儿童的研究最少，因为在药物公司的研究试验中存在诉讼风险。跳过这些试验，药物公司反而转嫁了风险。家长、儿童和医生将药物用于"非标示"用途或未经检验的人群，就是在赌博，这一点对于家长和医生应该特别谨慎。

动员家庭的必然选择，而对于那些在学业上有天赋的人来说，家庭教育正在成为他们避免学习障碍的一种选择。

寻求咨询或治疗可能并不容易，而且很难找到对天才儿童和成人的需求有适当了解的专业人士。然而，付出努力和代价是值得的。最终，你可能会拥有一位不仅了解天才儿童的需要，也了解你的天才孩子与家庭需要的人。好的治疗师是一种取之不竭的资源，他可以成为你未来的指导者、拥护者和支持者。

天才成人或天才儿童的父母寻求专业指导的原因会有很多，未雨绸缪、咨询、评估和治疗在应对天赋带来的挑战方面都是有用的。早期介绍年幼的天才儿童参与咨询过程有助于使他们对自身特质有所了解，并减少因为接受心理健康服务而常常出现的耻辱感。有了正面的体验，大一点的孩子——甚至多年后的成人——就会更有可能在需要时寻求支持和帮助。当使用咨询服务时，应明确问题和目标，并理解作为父母，您将成为该过程的积极参与者。使金钱成为让事情变得更好的投资，因为现在适当的干预将增加所有参与者取得积极成果的可能性。

寻求咨询或治疗需要勇气，而且并不容易。找到一位充分了解天才儿童和成人需求的专业人士可能很困难。然而，所带来的好处是非常值得付出时间、精力和成本的。

参考文献

Aase, H. & Sagvolden, T. (2006). Infrequent, but not frequent, reinforcers produce more variable responding and deficient sustained attention in young children with attention-deficit/hyperactivity disorder (ADHD). *Journal of Child Psychology and Psychiatry, 47* (5), 457-471.

Abela, J. R. Z. & Hankin, B. L. (Eds.). (2008). *Handbook of depression in children and adolescents*. New York: Guilford Press.

Achenbach, T. M. (2001). *Child behavior checklist*. Burlington, VT: ASEBA.

Agrawal, A. & Lynskey, M. T. (2008). Are there genetic influences on addiction?: Evidence from family, adoption and twin studies. *Addiction*, 103(7), 1069–1081.

Agrawal, A., Verweij, K. J. H., Gillespie, N. A., Health, A. C., Lessov-Schlaggar, C. N., Martin, N. G., Nelson, E. C., Slutske, W. S., Whitfield, J. B., & Lynskey, M. T. (2012). The genetics of addiction—a translational perspective. *Translational psychiatry*, 2.7 e140. doi:10.1038/tp.2012.54

Albert, R. S. (1971). Cognitive development and parental loss among the gifted, the exceptionally gifted and the creative. *Psychological Reports, 29*(1), 19-26.

Allen, S. (2001). *Vulgarians at the gate: Trash TV and raunch radio: Raising standards of popular culture*. New York: Prometheus.

Altaras-Dimitrijević, A. (2012). A faceted eye on intellectual giftedness: Examining the personality of gifted students using FFM domains and facets. *Psihologija*, 45(3), 231-256.

Altman, R. (1983). Social-emotional development of gifted children and adolescents: A research model. *Roeper Review, 6*(2), 65-68.

Amabile, T. M. (1983). *The social psychology of creativity*. New York: Springer-Verlag.

Amend, E. R. (2003). *Misdiagnosis of Asperger's Disorder in gifted youth: An addendum to* Mis-diagnoses and dual diagnoses of gifted children *by James Webb*. Retrieved from www.sengifted.org/articles_counseling/Amend_MisdiagnosisOfAspergersDisorder.pdf

Amend, E. R. & Beljan, P. (2009). The antecedents of misdiagnosis: When normal behaviors of gifted children are misinterpreted as pathological. *Gifted Education International, 25*(2),131-143.

Amend, E. R. & Clouse, R.M. (2007). The Role of Physicians in the Lives of Gifted Children. *Parenting for High Potential*, 6.

American Academy of Pediatrics. (2011, November). ADHD: Clinical Practice Guideline for the Diagnosis, Evaluation, and Treatment of Attention-Deficit/ Hyperactivity Disorder in Children and Adolescents. *Pediatrics*. Vol 128, Issue 5. http://pediatrics.aappublications.org/content/128/5/1007

American Psychiatric Association. (2013). *Diagnostic and statistical manual of mental disorders* (5th ed.). Washington, DC. doi:10.1176/appi.books.9780890425596.744053

Anda, R. F., Whitfield, C. L., Felitti, V. J., Chapman, D., Edwards, V. J., Dube, S. R., & Williamson, D. F. (2002). Adverse childhood experiences, alcoholic parents, and later risk of alcoholism and depression. *Psychiatric Services*, 53(8), 1001-1009. http://www.ncbi.nlm.nih.gov/pubmed/12161676

Andreasen, N. C. (2008). The relationship between creativity and mood disorders. *Dialogues in Clinical Neuroscience, 10(2)*, 251-255.

Antshel, K. M., Faraone, S. V., Maglione, K., Doyle, A., Fried, R., Seidman, L., & Biederman, J. (2009). Is adult attention deficit hyperactivity disorder a valid diagnosis in the presence of high IQ? *Psychological Medicine, 39(8)*, 1325-1335.

Arcelus, J., Mitchell, A. J., Wales, J., & Nielsen, S. (2011). Mortality rates in patients with anorexia nervosa and other eating disorders: a meta-analysis of 36 studies. *Archives of General Psychiatry, 68(7)*, 724-731.

Arnold, B., Easteal, P., Rice, S., & Easteal, S. (2010). It just doesn't ADD up: ADHD, the workplace, and discrimination. *Melbourne University Law Review, 34*, 359-391. Retrieved from http://www.law.unimelb.edu.au/files/dmfile/34_2_1.pdf

Arseneault, L., Cannon, M., Poulton, R., Murray, R., Caspi, A., & Moffitt, T. E. (2002). Cannabis use in adolescence and risk for adult psychosis: longitudinal prospective study. *BMJ, 325*(7374), 1212-1213.

Asperger, H. (1944). Die "Autistischen Psychopathen" im kindesalter. *Archiv für Psychiatrie und Nervenkrankheiten, 117(1)*, 76-136.

Assouline, S. G., Foley Nicpon, M., & Whiteman, C. (2010). Cognitive and psycho-social characteristics of gifted students with learning disability. *Gifted Child Quarterly, 54*, 102-115,

Ballering, L. D. & Koch, A. (1984). Family relations when a child is gifted. *Gifted Child Quarterly, 28*, 140-143.

Barkley, R. A. (1990). *Attention-Deficit/Hyperactivity Disorder: A handbook for diagnosis and treatment*. New York: Guilford Press.

Barkley, R. A. (1997). *ADHD and the nature of self-control*. New York: Guilford Press.

Barkley, R. A. (2006). *Attention-Deficit Hyperactivity Disorder: A handbook for diagnosis and treatment*, 3rd ed., New York: Guilford Press.

Barthes, R. (1975). *The pleasure of the text*. New York: Macmillan.

Baron-Cohen, S., Jaffa, T., Davies, S., Auyeung, B., Allison, C., & Wheelwright, S. (2013). Do girls with anorexia nervosa have elevated autistic traits? *Molecular Autism*, 4(24), DOI 10.1186/2040-2392-4-24.

Bates, T. C. & Rock, A. (2004). Personality and information processing speed: independent influences on intelligent performance. *Intelligence. 32(1)*, 32–46.

Batty, G. D., Deary, I. J., Schoon, I., Emslie, C., Hunt, K., & Gale, C. R. (2008). Childhood mental ability and adult alcohol intake and alcohol problems: The 1970 British cohort study. *American Journal of Public Health, 98(12)*, 2237-2243. doi:10.1136/jech.2005.045039

Baum, S. M. & Olenchak, F. R. (2002). The alphabet children: GT, ADHD, and more. *Exceptionality, 10(2)*, 77-91.

Baum, S. M., Olenchak, F. R., & Owen, S. V. (1998). Gifted students with attention deficits: Fact and/or fiction? Or, can we see the forest for the trees? *Gifted Child Quarterly, 42*, 96-104.

Bechara, A., Tranel, D., & Damasio, A. R. (2000). Poor judgment in spite of high intellect: Neurological evidence for emotional intelligence. *The handbook of emotional intelligence: Theory, development, assessment, and application at home, school, and in the workplace*, 192-214

Beck, A. T. (1967). *Depression: Clinical, experimental, and theoretical aspects.* New York: Hoeber.

Begin, J. & Gagne, F. (1994). Predictors of a general attitude toward gifted education. *Journal for the Education of the Gifted, 18(1)*, 74-86.

Beljan, P. (2011). Misdiagnosis of culturally diverse students. Chapter in *Special populations in gifted education: Understanding our most able students from diverse backgrounds*, 317-332.

Benbow, C. P. (1986). Physiological correlates of extreme intellectual precocity. *Neuropsychologia, 24(5)*, 719-725.

Benbow, C. P. (1985). Intellectually gifted students also suffer from immune disorders. *Behavioral and Brain Sciences, 8(3)*, 442-442.

Benton, S. A. (2010). *Understanding the high-functioning alcoholic: Breaking the cycle and finding hope.* Lanham, MD: Rowman and Littlefield.

Bioulac, S., Arfi, L., & Bouvard, M. P. (2008). Attention deficit/hyperactivity disorder and video games: A comparative study of hyperactive and control children. *European Psychiatry, 23(2)*, 134-141.

Bischoff, S., Barbara, G., Buurman, W., Ockhuizen, T., Schulzke, J. D., Serino, M., Tilg, H., Watson, A., & Wells, J. M. (2014). Intestinal permeability–a new target for disease prevention and therapy. *BMC gastroenterology*, 14(1), 1.

Blaivas, A. J. (2004). *Medical encyclopedia: Natural short sleeper.* Retrieved from www.nlm.nih.gov/medlineplus/print/ency/article/000804.htm

Blanz, B. J., Detzner, U., Lay, B., Rose, F., & Schmidt, M. H. (1997). The intellectual functioning of adolescents with anorexia nervosa and bulimia nervosa. *European Child and Adolescent Psychiatry, 6(3)*, 129-135.

Bloom, B. S. & Sosniak, L. A. (1985). *Developing talent in young people*. New York: Ballantine.

Borcherding, B., Thompson, K., Kruesi, M. J. P., Bartko, J., Rapoport, J. L., & Weingartner, H. (1988). Automatic and effortful processing in Attention-Deficit/ Hyperactivity Disorder. *Journal of Abnormal Child Psychology, 16(3)*, 333-345.

Borland, C. M. & Gross, M. U. (2007). Counseling highly gifted children and adolescents. In Mendaglio & Peters, *Models of counseling gifted children, adolescents, and young adults* (pp. 153-197. Waco, TX: Prufrock Press.

Bouchet, N. & Falk, R. F. (2001). The relationship among giftedness, gender, and overexcitability. *Gifted Child Quarterly, 45(4)*, 260-267.

Bourgeois, F. T., Jeong, M. K., & Mandl, K. D. (2014). Premarket safety and efficacy studies for ADHD medications in children. *PLOS ONE*, 9(7), 1-8. PLoS ONE 9(7): e102249. doi:10.1371/ journal.pone.0102249

Brassett-Harknett, A. & Butler, N. (2007). Attention-deficit hyperactivity disorder: An overview of the etiology and a review of the literature relating to the correlates and life course outcomes for men and women. *Clinical Psychology Review, 27(2)*, 188-210.

Brazelton, T. B. (1982). Joint regulation of neonate-parent behavior. In E. Z. Tronick (Ed.), *Social interchange in infancy. Affect, cognition, and communication* (pp. 7-23). Baltimore: University Park Press.

Brink, R. E. (1982). The gifted preschool child. *Pediatric Nursing, 8(5)*, 299-302.

Brody, L. E. & Benbow, C. P. (1986). Social and emotional adjustment of adolescents extremely talented in verbal or mathematical reasoning. *Journal of Youth and Adolescence, 15(1)*, 1-18.

Brody, L. E. & Mills, C. J. (1997). Gifted children with learning disabilities: A review of the literature. *Journal of Learning Disabilities, 30(3)*, 282-286.

Brown, M. B. (2000). Diagnosis and treatment of children and adolescents with Attention-Deficit/Hyperactivity Disorder. *Journal of Counseling and Development, 78*(2), 195-203.

Brown, S. W. & Yakimowski, M. E. (1987). Intelligence scores of gifted students on the WISC-R. *Gifted Child Quarterly, 31*(3), 130-134.

Brown, T. E. (2005). *Attention deficit disorder: The unfocused mind in children and adults*. New Haven, CT: Yale University Press.

Bryant, S. M. (2005). Attention Deficit Hyperactivity Disorder (ADHD) and Ethnicity: A literature review, *McNair Scholars Journal*, 9(1), Article 5.

Burrus, J. D. & Kanzig, L. (1999, Fall). Introversion: The often forgotten factor impacting the gifted. *Virginia Association for the Gifted Newsletter, 21(1)*.

Cain, S. (2013). *Quiet: The power of introverts in a world that can't stop talking*. New York, NY: Broadway Books.

Callinan, S., Theiler, S., & Cunningham, E, (2015). Identifying learning disabilities through a cognitive deficit framework: Can verbal memory deficits explain similarities between learning disabled and low achieving students? *Journal of Learning Disabilities, 48(3),* 271-280.

Campbell, A. W. (2014). Autoimmunity and the gut. *Autoimmune Disorders.* 2014;2014:152428. doi: 10.1155/2014/152428. Epub 2014 May 13. Review. PubMed PMID: 24900918; PubMed Central PMCID: PMC4036413.

Campbell, J. M. (2005). Diagnostic assessment of Asperger's Disorder: A review of five third-party rating scales. *Journal of Autism and Developmental Disorders, 35(1),* 25-35.

Camus, A. (1991). *The myth of Sisyphus, and other essays* (reprint ed.). New York: Vintage.

Carlson, G. A., Jensen, P. S., & Nottelmann, E. D. (Eds.). (1998). Special issue: Current issues in childhood bipolarity. *Journal of Affective Disorders, 51.*

Carroll, S. (1987, Fall). ADD look-alikes: Guidelines for educators. *NASP Communiqué: ADHD.*

Carter, C. S. (2014). Oxytocin pathways and the evolution of human behavior. *Annual Review of Psychology, 65,* 17-39.

Casadio, P., Fernandes, C., Murray, R. M., & Di Forti, M. (2011). Cannabis use in young people: the risk for schizophrenia. *Neuroscience & Biobehavioral Reviews, 35(8),* 1779-1787.

Chandler, S., Carcani-Rathwell, I., Charman, T., Pickles, A., Loucas, T., Meldrum, D., Simonoff, E., Sullivan, P., & Baird, G. (2013). Parent-reported gastro-intestinal symptoms in children with autism spectrum disorders. *Journal of Autism Developmental Disorders, 43(12),* 2737-2747.

Chastain, G. (2006). Alcohol, neurotransmitter systems, and behavior. *The Journal of General Psychology. 133(4),* 329-335.

Chervin, R. D., Dillon, J. E., Bassetti, C., Ganoczy, D. A., & Pituch, K. J. (1997). Symptoms of sleep disorders, inattention, and hyperactivity in children. *Sleep, 20(12),* 1185-1192.

Christian, L. M., Galley, J. D., Hade, E. M., Schoppe-Sullivan, S., Kamp-Dush, C., Bailey, M. T. (2015). Gut microbiome composition is associated with temperament during early childhood. *Brain, Behavior, and Immunity, 45,* 118-127.

Cillessen, A. H. N. (1992). Children's Problems Caused by Consistent Rejection in Early Elementary School. Paper presented at the 99th Annual Convention of the American Psychological Association, Washington, DC, August 16-20, 1992.

Clark, B. (2012). *Growing up gifted. Developing the potential of children at home and school* (8th ed.). New York: Pearson.

Coccaro, E., Fanning, J. R., Phan, K. L., & Lee, R. (2015). Serotonin and impulsive aggression. *CNS spectrums, 20(3),* 295-302. http://onlinedigeditions.com/article/Serotonin+And+Impulsive+Aggression/2020264/0/article.html

Cohn, S. J. (2002). Gifted students who are gay, lesbian, or bisexual. In M. Neihart, S. M. Reis, N. M. Robinson, & S. M. Moon (Eds.), *The social and emotional development of gifted children: What do we know?* (pp. 145-153). Waco, TX: Prufrock Press.

Colangelo, N. & Brower, P. (1987). Labeling gifted youngsters: Long-term impact on families. *Gifted Child Quarterly, 31(2),* 75-78.

Colangelo, N. & Fleuridas, C. (1986). The abdication of childhood: Special issue: Counseling the gifted and talented. *Journal of Counseling and Development, 64(9),* 561-563.

Coleman, D. (1980). 1528 little geniuses and how they grew. *Psychology Today, 13(9),* 28-43.

Coleman, L. J. & Cross, T. L. (2014). Is being gifted a social handicap? *Journal for the Education of the Gifted, 37(1),*5-17.

Conelea, C. A., Carter, A. C., & Freeman, J. B. (2014). Sensory over-responsivity in a sample of children seeking treatment for anxiety. *Journal of developmental and behavioral pediatrics:* JDBP, 35(8), 510-521.

Conners, C. K. (2008). *Conners Comprehensive Behavior Rating Scales – Revised: Technical manual.* North Tonawanda, NY: Multi-Health Systems.

Consumer Union. (1995, Nov.). Mental health: Does therapy help? *Consumer Reports, 60,* 734-739.

Cox, C. M. (1926). *Genetic studies of genius II: The early mental traits of three hundred geniuses.* Stanford, CA: Stanford University Press.

Corkum, P., Tannock, R., & Moldofsky, H. (1998). Sleep disturbances in children with Attention-Deficit/Hyperactivity Disorder. *Journal of the American Academy of Child and Adolescent Psychiatry, 37(6),* 637-646.

Coury, D. L., et al. (2012). Gastrointestinal conditions in children with autism spectrum disorder: developing a research agenda. *Pediatrics, 130* (Supplement 2), S160-S168. http://pediatrics.aappublications.org/content/pediatrics/130/Supplement_2/S160.full.pdf

Cox, C. M. (1926). *Genetic studies of genius II: The early mental traits of three hundred geniuses.* Stanford, CA: Stanford University Press.

Cramond, B. (1995). *The coincidence of Attention-Deficit/Hyperactivity Disorder and creativity* (RBDM 9508). Storrs, CT: University of Connecticut, The National Research Center on the Gifted and Talented.

Cristopherson, E. R. & Mortweet, S. L. (2001). *Treatments that work with children: Empirically supported strategies for managing childhood problems.* Washington, DC: American Psychological Association.

Cronbach, L. (1970). *Essentials of psychological testing.* New York: Harper & Row.

Cross, T. L. (2004). The rage of gifted students. In T. Cross (Ed.), *On the social and emotional lives of gifted children: Issues and factors in their psychological development,* 2nd ed., (pp. 109-114). Waco, TX: Prufrock Press.

Cross, T. L., Gust-Brey, K., & Ball, P. B. (2002). A psychological autopsy of the suicide of an academically gifted student: Researchers' and parents' perspectives. *Gifted Child Quarterly, 46(4)*, 247-264.

Cryan, J. F. & Dinan, T. G. (2012). Mind-altering microorganisms: The impact of the gut microbiotica on brain and behavior. *Nature Reviews Neuroscience, 13*, 701-712. doi:10.1038/nrn3346

Csikszentmihalyi, M. (1990). *Flow: The psychology of optimal experience.* New York: Harper & Row.

Csikszentmihalhyi, M. (1996). *Creativity: The psychology of discovery and invention.* New York: HarperCollins.

Cusick, M. F., Libbey, J. F., & Fujinami, R. S. (2012). Molecular mimicry as a mechanism of autoimmune disease. *Clinical reviews in allergy & immunology, 42(1)*, 102-111. http://www.ncbi.nlm.nih.gov/pmc/articles/PMC3266166/

Dahl, R. E. (1996). The regulation of sleep and arousal: Development and psychopathology. *Development and Psychopathology, 8(1)*, 3-27.

Daniels, S. & Piechowski, M. M. (2008). *Living with intensity: Understanding the sensitivity, excitability, and emotional development of gifted children, adolescents, and adults.* Scottsdale, AZ: Great Potential Press.

Darling, K. & Wise, B. (2015). Unclipping their wings: How to free gifted children from having to compensate for sensory issues, pragmatic deficits, and an overactive immune system. Presented at Supporting Emotional Needs of Gifted Conference, Denver, July 26.

Dauber, S. L. & Benbow, C. P. (1990). Aspects of personality and peer relations of extremely talented adolescents. *Gifted Child Quarterly, 34(1)*, 10-14.

Davidson, J., Davidson, B., & Vanderkam, L. (2004). *Genius denied: How to stop wasting our brightest young minds.* New York: Simon & Schuster.

Davis, J. L. (2010). *Bright, talented, and black: A guide for families of African American learners.* Scottsdale, AZ: Great Potential Press.

Day, P. & Gale, S. (2004). *Edgar Cayce on the Indigo Children: Understanding psychic children*, Virginia Beach, VA: A.R.E. Press.

Delisle, J. R. (1986). Death with honors: Suicide among gifted adolescents. *Journal of Counseling and Development, 64(9)*, 558-560.

Delisle, J. R. (1999). *Once upon a mind: The stories and scholars of gifted education.* Belmont, CA: Wadsworth.

Delisle, J. R. (2014). *Dumbing down America: The war on our nation's brightest minds (and what we can do to fight back).* Waco, TX: Prufrock Press.

Delisle, J. R. (2015). Shock and Awe: Mass Murderers among Gifted Youth. Presented at the Annual Conference of the Illinois Association for Gifted Children, Naperville, IL, Feb 9.

DeVries, A. R. & Webb, J. T. (2006). *Gifted parent groups: The SENG model*, 2nd ed. Scottsdale, AZ: Great Potential Press.

Diller, L. H. (1998). *Running on Ritalin: A physician reflects on children, society and performance in a pill.* New York: Bantam Books.

Dionne-Dostie, E., Paquette, N., Lassonde, M., & Gallagher, A. (2015). Multisensory integration and child neurodevelopment. *Brain Sciences, 5*(1)32-57.

Dirkes, M. A. (1983). Anxiety in the gifted: Pluses and minuses. *Roeper Review, 6(2),* 68-70.

Dobbins, M. (2007). Nonverbal learning disabilities and sensory processing disorders. *Psychiatric times, 24*(9), 14-14.

Dodrill, C. B. (1997). Myths of neuropsychology. *The Clinical Neuropsychologist, 11(1),* 1-17.

Donaldson, Z. R. & Young, L. J. (2008). Oxytocin, vasopressin, and the neurogenetics of sociality. *Science, 322(5903),* 900-904.

Doyle, A. E. (2006). Executive functions in attention deficit/hyperactivity disorder. *The Journal of Clinical Psychiatry, 67* (suppl 8*),* 21-26.

Douglas, V. I. & Parry, P. A. (1994). Effects of reward and nonreward on frustration and attention in Attention-Deficit Disorder. *Journal of Abnormal Child Psychology, 22,* 281-302.

Dudova, I., Kocourkova, J., & Koutek, J. (2015). Early-onset anorexia nervosa in girls with Asperger Syndrome. *Neuropsychiatric Disease Treatment, 11,* 1639-1643. Doi: 10.2147/NDT.S83831.

Dweck, C. (2007). *Mindset: The new psychology of success.* New York: Ballantine.

Egeland, J. A. & Hostetter, A. M. (1983). Amish study: I. Affective disorders among the Amish, 1976-1980. *American Journal of Psychiatry, 140(1),* 56-61.

Eide, B. & Eide, F. (2009). *Understanding gifted children: "Brains on fire."* Edmonds, WA: Eide Neurolearning.

Eide, B. & Eide, F. (2011), *The dyslexic advantage: Unlocking the hidden potential of the dyslexic brain.* New York: Plume.

Erickson, L. (2011a). *Perfectionism: From the Inside Out or the Outside In?* http://talentdevelop.com/articlelive/articles/1163/1/Perfectionism—From-the-inside-out-or-the-outside-in/Page1.html

Erickson, L. (2011b). *Coming Out Gifted.* http://talentdevelop.com/articlelive/articles/1144/1/Coming-out-Gifted/Page1.html

Ericsson, K. A., Krampe, R. T. & Tesch-Römer, C. (1993). The role of deliberate practice in the acquisition of expert performance. *Psychological Review, 100(3),* 363-406.

Ersche, K. D., Turton, A. L., Pradham, S., Bullmore, E. T., & Robbins, T. W. (2010). Drug addiction endophenotypes: Impulsive versus sensation-seeking personality types. *Biological Psychiatry.* 68(8), 770-773. doi: 10.1016/j.biopsych.2010.06.015.

Farley, F. (1991). The type T personality. In L. P. Lipsett & L. L Mitnick (Eds.), *Self-regulatory behavior and risk taking: Causes and consequences* (pp. 371-382). Norwood, NJ: Ablex.

Fasano, A., Sapone, A., Zevallo, V. F., & Schuppan, D. (2015). Non-celiac gluten sensitivity. *Gastroenterology, 148(6)*, 1195-1204. https://www.researchgate.net/publication/270825459_Non-celiac_Gluten_Sensitivity

Fedewaa. A. L. & Ahnb, S. (2011). The Effects of Physical Activity and Physical Fitness on Children's Achievement and Cognitive Outcomes: A Meta-Analysis. *Research Quarterly for Exercise and Sport, 82 (3)*, 521-535. DOI:10.1080/02701367.2011.10599785.

Feifer, S. and DeFina, P. (2005). *The Neuropsychology of Mathematics: Diagnosis and Intervention*. Middletown, MD: School Neuropsych Press, LLC.

Ferri, M., Amato, L., & Davoli, M. (2006). Alcoholics Anonymous and other 12-step Programmes for alcohol dependence. *The Cochrane Library*, (3):CD005032.

Fichten, C. S., Libman, E., Creti, L., Bailes, S., & Sabourin, S. (2004). Long sleepers sleep more and short sleepers sleep less: A comparison of older adults who sleep well. *Behavioral Sleep Medicine, 2(1)*, 2-23.

Fiedler, E. D. (2015). *Gifted adults: Uniqueness and belongingness across the lifespan*. Tucson, AZ: Great Potential Press.

Findling, R. L., Kowatch, R. A., & Post, R. M. (2002). *Pediatric Bipolar Disorder*. New York: CRC Press.

Fine, J. G., Semrud-Clikeman, M., Bledsoe, J., & Hasson, R. (2010). Meta-analysis of the NVLD empirical literature: Scientific rigor of extant research. *Clinical Neuropsychologist*, 24(5), 929-929.

Fine, J. G., Semrud-Clikeman, M., Bledsoe, J. C., & Musielak, K. A. (2013). A critical review of the literature on NLD as a developmental disorder. *Child Neuropsychology, 19(2)*, 190-223.

Fishkin, A. S. & Kampsnider, J. (1993). *Is the WISC-III a sensitive measure of giftedness?* Paper presented at the World Congress on Gifted and Talented Education, Toronto, Canada, August 10, 1993.

Flick, G. L. (1998). *ADD/ADHD behavior-change resource kit*. New York: Simon & Schuster.

Foley Nicpon M., Allmon A., Sieck B., & Stinson R. D. (2011). Empirical investigation of twice-exceptionality: Where have we been and where are we going? *Gifted Child Quarterly*, 55, 3-17.

Foley-Nicpon, M., Assouline, S. G., & Colangelo, N. (2013, July). Twice-Exceptional Learners: Who Needs to Know What? *Gifted Child Quarterly, 57(3)*, 169-180.

Ford, D. Y. (2011). *Multicultural gifted education*, 2nd ed. Waco, TX: Prufrock Press.

Ford, D. Y., Moore, J. L., III, & Whiting, G. W (2006). Eliminating deficit orientations: Creating classrooms and curriculums for gifted students from diverse cultural backgrounds. In M. G. Constantine & D. W. Sue (Eds.), *Addressing racism:*

Facilitating cultural competence in mental health and educational settings (pp. 173-193). Hoboken, NJ: Wiley.

Fornia, G. L. & Frame, M. W. (2001). The social and emotional needs of gifted children: Implications for family counseling. *The Family Journal, 9(4)*, 384-390.

Forrest, B. J. (2004). The utility of math difficulties, internalized psychopathology, and visual-spatial deficits to identify children with the nonverbal learning disability syndrome: evidence for a visual-spatial disability. *Child Neuropsychology, 10(2)*, 129-146.

Fox, L. H. (1976). Identification and program planning: Models and methods. In D. P. Keating (Ed.), *Intellectual talent: Research and development* (pp. 32-54). Baltimore: Johns Hopkins University Press.

Fox, L. J., Brody, L., & Tobin, D. (1983). *Learning-disabled/gifted children: Identification and programming*. University Park Press.

Frances, A. (2013). *Saving Normal: An Insider's Revolt Against Out-of-Control Psychiatric Diagnosis, DSM-5, Big Pharma, and the Medicalization of Ordinary Life*. New York: Morrow.

Frances, A. (2016). Keith Connors, Father of ADHD, Regrets Its Current Misuse. http://www.huffingtonpost.com/allen-frances/keith-conners-father-of-adh-d_b_9558252.html

Frankl, V. E. (1963). *Man's search for meaning: An introduction to logotherapy*. Boston: Beacon Press.

Freed, J. & Parsons, L. (1997). *Right-brained children in a left-brained world: Unlocking the potential of your ADD child*. New York: Simon & Schuster.

Freeman, J. (2008) The emotional development of the gifted and talented, *Conference proceedings*. Gifted and Talented Provision, London: Optimus Educational. http://joanfreeman.com/pdf/free_emotionaldevelopment.pdf

Fuchs, D. & Fuchs, L. S. (2006). Introduction to response to intervention: What, why, and how valid is it? *Reading Research Quarterly, 41(1)*, 93-99.

Fuchs, D., Mock, D., Morgan, P. L., & Young, C. L. (2003). Responsiveness-to-intervention: Definitions, evidence, and implications for the learning disabilities construct. *Learning Disabilities Research & Practice, 18(3)*, 157-171.

Fulton, B. D., Schefler, R. M., & Hinshaw, S. P. (2015). State Variation in Increased ADHD Prevalence: Links to NCLB School Accountability and State Medication Laws, *Psychiatric Services, 66(10)*, 1074-1082.

Gagné, F. (1991). Toward a differentiated model of giftedness and talent. In N. Colangelo & G. A. Davis (Eds.), *Handbook of gifted education* (pp. 65-80). Boston: Allyn & Bacon.

Gallagher, J. & Harradine, C. C. (1997). Gifted students in the classroom. *Roeper Review, 19(3)*, 132-136.

Gallagher, S. A. (1990). Personality patterns on the gifted. *Understanding Our Gifted, 3*, 11-13.

Gardner, H. (1983). *Frames of mind: The theory of multiple intelligences.* New York: Basic Books.

Gardynik, U. M. & McDonald, L. (2005). Implications of risk and resilience in the life of the individual who is gifted/learning disabled. *Roeper Review, 27(4),* 206-214.

Garfield, C. F., Dorsey, E. R., Zhu, S., Huskamp, H. A., Conti, R, Dusetzina, S. B., Higashi, A., Perrin, J. M., Kornfield, R., & Alexander, G. C. (2012). Trends in attention deficit hyperactivity disorder ambulatory diagnosis and medical treatment in the United States, 2000-2010. *Academic Pediatrics, 12(2),* 110-116.

Garnett, M. S. & Attwood, A. J. (1998). The Australian scale for Asperger's Syndrome. In *Asperger's syndrome: A guide for parents and professionals.* London: Jessica Kingsley.

Garnier-Dykstra, L. M., Caldeira, K. M., Vincent, K. B., O'Grady, K. E., & Arria, A. M. (2012). Nonmedical use of prescription stimulants during college: Four-year trends in exposure opportunity, use, motives, and sources. *Journal of American College Health, 60(3),* 226-234.

Garrison, C. Z., Addy, C. L., Jackson, K. L., McKeown, R. E., & Waller, J. L. (1992). Major depressive disorder and dysthymia in young adolescents. *American Journal of Epidemiology, 135(7),* 792-802.

Geake, J. G. (2000). *Gifted education: Why all the fuss? An evolutionary speculation.* Paper presented to the Department of Learning and Educational Development, The University of Melbourne, April, 14, 2000.

Geake, J. G. (2004a). *Intellectual envy of academically gifted students.* Plenary address, Biennial Wallace National Research Symposium on Talent Development, University of Iowa, May 2004.

Geake, J. G. (2004b). Personal communication.

Geake, J. G. & Gross, M. U. (2008). Teachers' negative affect toward academically gifted students an evolutionary psychological study. *Gifted Child Quarterly, 52(3),* 217-231.

Geddes, K. A. (2011). Academic Dishonesty among Gifted and High-Achieving Students. *Gifted Child Today, 34(2),* 50-56.

Geiger, A., Achermann, P., & Jenni, O. G. (2010). Association between sleep duration and intelligence scores in healthy children. *Developmental Psychology, 46(4),* 949 -954.

Geller, B. (1995). Complex and rapid cycling in Bipolar children and adolescents: A preliminary study. *Journal of Affective Disorders, 34,* 259-268.

Geller, B. & Luby, J. (1997). Child and adolescent Bipolar Disorder: A review of the past 10 years. *Journal of the American Academy of Child and Adolescent Psychiatry, 36(9),* 1168-1176.

Gere, D. R., Capps, S. C., Mitchell, D. W., & Grubbs, E. (2009). Sensory sensitivities of gifted children. *American Journal of Occupational Therapy, 64(3),* 288–295.

Germolec, D., Kono, D. H., Pfau, J. C., & Pollard, K. M. (2012). Animal models used to examine the role of the environment in the development of autoimmune disease: findings from an NIEHS Expert Panel Workshop. *Journal of autoimmunity, 39(4)*, 285-293. http://www.ncbi.nlm.nih.gov/pmc/articles/PMC3465484/

Geshwin, N. & Galaburda, A. M. (1987). *Cerebral lateralization.* Cambridge, MA: MIT Press.

Gesundheit, B., Rosenzweig, J. P., Naor, D., Lerer, B., Zachor, D. A., Procházka, V.,...& Hwang, P. (2013). Immunological and autoimmune considerations of autism spectrum disorders. *Journal of autoimmunity,* 44, 1-7. http://www.preventmiscarriage.com/documents/immunological-considerations.pdf

Ghodse, A. H. (1999). Dramatic increase in methylphenidate consumption. *Current Opinion in Psychiatry, 12(3)*, 265-268.

Gignac, G. E., Stough, C., & Loukomitis, S. (2004). Openness, intelligence, and self-report intelligence. *Intelligence, 32(2)*, 133-143.

Gilliam, J. E. (2001). *Gilliam Asperger's Disorder Scale.* Austin, TX: PRO-ED.

Gilman, B. J. (2008). *Academic advocacy for gifted children: A parent's complete guide.* Scottsdale, AZ: Great Potential Press.

Gilman, B. J., Lovecky, D. V., Kearney, K., Peters, D. B., Wasserman, J. D., Silverman, L. K., Postma, M. G., Robinson, N. M., Amend, E. R., Ryder-Schoeck, M., Curry, P. H., Lyon, S. K., Rogers, K. B., Collins, L. E., Charlebois, G. M., Harsin, C. M., & Rimm, S. B. (2013, September). Critical Issues in the Identification of Gifted Students with Co-Existing Disabilities. *SAGE Open Space,* 1-16. http://sgo.sagepub.com/content/3/3/2158244013505855.full-text.pdf+html

Gladwell, M. (2008). *Outliers: the story of success.* New York: Back Bay Books.

Gnaulati, E. (2013). *Back to normal: Why ordinary childhood behavior is mistaken for ADHD, bipolar disorder, and autism spectrum disorder.* Boston: Beacon Press.

Goertzel, V., Goertzel, M. G., Goertzel, T. G., & Hansen, A. M. W. (2003). *Cradles of eminence: Childhoods of more than 700 famous men and women.* Scottsdale, AZ: Great Potential Press.

Goldberg, E. (1994). Cognitive novelty. *Neurosciences,* 6, 371-378.

Goldberg, E. (2001). *The executive brain: Frontal lobes and the civilized mind.* New York: Oxford University Press.

Goldin, G. A. (2004). Problem solving heuristics, affect, and discrete mathematics. *ZDM, 36(2)*, 56-60.

Goldstein, L. H. & McNeil, J. E. (2004). *Clinical neuropsychology: A practical guide to assessment and management for clinicians.* Hoboken, NJ: Wiley-Blackwell.

Goldstein, L. H. & Naglieri, J. A. (2012). *Autism Spectrum Rating Scales (ASRS).* Los Angeles, CA: Western Psychological Services.

Goldstein, L. H., Naglieri, J. A., & Ozonoff, S. (2009). *Assessment of autism spectrum disorders.* New York: Guilford.

Gorrindo, P., Williams, K. C., Lee, E. B., Walker, L. S., McGrew, S. G., & Levitt, P. (2012) Gastrointestinal dysfunction in autism: parental report, clinical evaluation, and associated factors. *Autism Research*, 5, 101-108.

Grandin, T. (1996). *Thinking in pictures: My life with autism.* New York: Vintage Press.

Grant, D. A. & Van Dongen, H. P. (2013). Individual differences in sleep duration and responses to sleep loss. *The Genetic Basis of Sleep and Sleep Disorders*, (189-196). New York: Cambridge University Press.

Grantham, T. C. (2012). Eminence-focused gifted education: Concerns about forward movement void of an equity vision. *Gifted Child Quarterly*, October, 56(4), 215-220.

Green, P. & Josey, F. (2002). The use of an earplug to increase speech comprehension in a subgroup of children with learning disabilities: An experimental treatment. *Applied Neuropsychology, 9(1)*, 13–22.

Grobman, J. (2009). A psychodynamic psychotherapy approach to the emotional problems of exceptionally and profoundly gifted adolescents and adults: A Psychiatrist's experience. *Journal for the Education of the Gifted, 33(1)*, 106-125.

Groesz, L. M., Levine, M. P., & Murnen, S. K. (2002). The effect of experimental presentation of thin media images on body satisfaction: A meta-analytic review. *International Journal of Eating Disorders, 31(1)*, 1-16.

Gross, M. U. M. (2000a). Issues in the cognitive development of exceptionally and profoundly gifted individuals. *International handbook of giftedness and talent* (pp. 179-192). Oxford, U.K.: Pergamon Press.

Gross, M. U. M. (2000b). Exceptionally and profoundly gifted students: An underserved population. *Understanding Our Gifted.* 12, 3-9. http://www.hoagies-gifted.org/underserved.htm

Gross, M. U. M. (2002). "Play Partner" or "Sure Shelter": What Gifted Children Look for in Friendship. *SENG Newsletter.* May 2(2).

Gross, M. U. M. (2006). Exceptionally gifted children: Long-term outcomes of academic acceleration and nonacceleration. *Journal for the Education of the Gifted, 29(4)*, 404-429.

Guarner, F., Bourdet-Sicard, R., Brandtzaeg, P., Gill, H. S., McGuirk, P., van Eden, W., Versalovic, J., Weinstock, J. V., & Rook, G. A. W., (2006). Mechanisms of disease: the hygiene hypothesis revisited. *Nature Clinical Practice Gastroenterology & Hepatology 3(5)*, 275-284.

Guénolé, F., Louis, J., Creveuil, C., Baleyte, J. M., Montlahuc, C., Fourneret, P., & Revol, O. (2013). Behavioral profiles of clinically referred children with intellectual giftedness. *BioMed Research International, 2013*. Article ID 540153, http://dx.doi.org/10.1155/2013/540153

Guénolé, F., Speranza, M., Louis, J., Fourneret, P., Revol, O., & Baleyte, J. M. (2015). Wechsler profiles in referred children with intellectual giftedness: Associations with trait-anxiety, emotional dysregulation, and heterogeneity of Piaget-like reasoning processes. *European Journal of Paediatric Neurology, 19(4)*, 402-410.

Guenther, A. (1995). *What Educators and Parents Need to Know about...ADHD, Creativity, and Gifted Students.* Storrs, CT: National Research Center on the Gifted and Talented.

Haier, R. J. (1992). Intelligence and changes in regional cerebral glucose metabolic rate following learning. *Intelligence, 16(3-4)*, 415-426.

Haier, R. J. (2009, Nov/Dec). What does a smart brain look like? *Scientific American Mind. 20(6)*, 26-33.

Haier, R. J., Siegel, B. V., Maclachlan, A., Soderling, E., Lottenberg, S., & Buchsbaum, M. S. (1992). Regional glucose metabolic changes after learning a complex visuospatial/motor task: A positron emission tomographic study. *Brain Research, 570 (1-2)*, 134-143.

Hallowell, E. M. & Ratey, J. J. (1994). *Driven to distraction: Recognizing and coping with attention deficit disorder from childhood through adulthood.* New York: Simon & Schuster.

Hallowell, E. M. & Ratey, J. J. (1996). *Answers to distraction.* New York: Pantheon Books.

Halsted, J. W. (2009). *Some of my best friends are books: Guiding gifted readers from pre-school through high school* (3rd ed.). Scottsdale, AZ: Great Potential Press.

Harrison, G. E. & Van Haneghan, J. P. (2011). The gifted and the shadow of the night: Dabrowski's overexcitabilities and their correlation to insomnia, death anxiety, and fear of the unknown. *Journal for the Education of the Gifted, 34*(4), 669-697.

Hartmann, T. (1993). *Attention-deficit disorder: A different perception.* Novato, CA: Underwood-Miller.

Hartnett, D. N., Nelson, J. M., & Rinn, A. N. (2004). Gifted or ADHD? The possibilities of misdiagnosis. *Roeper Review, 26*(2), 73-76.

Haskell, S. H. (2000). The determinants of arithmetic skills in young children: Some observations. *European Child and Adolescent Psychiatry, 9(2)*, 1177-1186.

Hayden, T. (1985). *Reaching out to the gifted child: Roles for the health care professions.* New York: American Association for Gifted Children.

Hayes, M. L. & Sloat, R. S. (1989). Gifted students at risk for suicide. *Roeper Review, 12(2)*, 1-2-17.

Hazan, C. & Shaver, P. R. (1994). Attachment as an organizational framework for research on close relationships. *Psychological Inquiry, 5*, 1–22. doi:10.1207/s15327965pli0501_1

Heath, A. C., Madden, P. A. F., Bucholz, K. K., Bierut, L. J., Whitfield, J. B., Dinwiddie, S. H., Slutske, W. S., Stratham, D. B., & Martin, N. G. (2001). Towards a molecular epidemiology of alcohol dependence: Analysing the interplay of genetic and environmental risk factors. *The British Journal of Psychiatry, 178(40)*, s33-s40.

Hébert, T. P. (2002). Gifted males. In M. Neihart, S. M. Reis, N. M. Robinson, & S. M. Moon (Eds.), *The social and emotional development of gifted children* (pp. 137-144). Waco, TX: Prufrock Press.

Hébert, T. P. (2010). *Understanding the social and emotional lives of gifted students*. Waco, TX: Prufrock Press.

Henderson, L. & Ebner, F. (1997). The biological basis for early intervention with gifted children. *Peabody Journal of Education, 72(3-4)*, 59-80.

Henquet, C., Murray, R., Linszen, D., & van Os, J. (2005). The environment and schizophrenia: the role of cannabis use. *Schizophrenia bulletin, 31(3)*, 608-612.

Hertz-Picciotto, I., Cassady, D., Lee, K., Bennett, D. H., Ritz, B., & Vogt, R. (2010). Study of Use of Products and Exposure-Related Behaviors (SUPERB); study design, methods, and demographic characteristics of cohorts. Environmental Health, *9(1)*. http://www.ncbi.nlm.nih.gov/pmc/articles/PMC2940867/

Hicks, C. B. & Tharpe, A. M. (2002). Listening effort and fatigue in school-age children with and without hearing loss. *Journal of Speech, Language, and Hearing Research, 45(3)*, 573-584.

Hildreth, G. H. (1966). *Introduction to the gifted*. New York: McGraw-Hill.

Hinshaw, S. P. & Ellison, K. (2016). *ADHD: What Everyone Needs to Know*. New York: Oxford University Press.

Hirano, Y., Obata, T., Kashikura, K., Nonaka, H., Tachibana, A., Ikehira, H., & Onozuka, M. (2008). Effects of chewing in working memory processing. *Neuroscience Letters, 436(2)*, 189-192.

Hishinuma, E. S. (1993). Counseling gifted/at risk and gifted/dyslexic youngsters. *Gifted Child Today, 16(1)*, 30-33.

Hoehn, L. & Birley, M. K. (1988). Mental process preferences of gifted children. *Illinois Council for the Gifted Journal, 7*, 28-31.

Hollinger, C. L. & Kosek, S. (1986). Beyond the use of full-scale IQ scores. *Gifted Child Quarterly, 30(2)*, 74-77.

Hollingworth, L. S. (1926). *Gifted children: Their nature and nurture*. New York: MacMillan.

Hollingworth, L. S. (1975). *Children above 180 IQ*. New York: Arno Press. (Reprint of 1942 edition)

Horowitz, F. D. & O'Brien, M. (1985). *The gifted and talented: Developmental perspectives*. Washington, DC: American Psychological Association.

Houlihan, J., Kropp, T., Wiles, R., Gray, S., & Campbell, C. (2005). *Body Burden: The Pollution in Newborns: A Benchmark Investigation of Industrial Chemicals, Pollutants, and Pesticides in Umbilical Cord Blood*. http://www.ewg.org/research/body-burden-pollution-newborns

Hsiao, E. Y. (2014). Gastrointestinal issues in autism spectrum disorder. *Harvard review of psychiatry*, 22(2), 104-111. http://www.poo.caltech.edu/static/pdf/Gastrointestinal_Issues_in_Autism_Spectrum.5.pdf

Huebner, D. (2007). *What to do When Your Brain Gets Stuck: A Kid's Guide to Overcoming OCD*. Washington, DC: Magination Press.

Hymel, S., Rubin, K. H., Rowden, L., & LeMare, L. (1990). Children's peer relationships: Longitudinal prediction of internalizing and externalizing problems from middle to late childhood. *Child Development, 61(6)*, 2004-2021.

Ilardi, S. S., Craighead, W. E., & Evans, D. D. (1997). Modeling relapse in unipolar depression: The effects of dysfunctional cognitions and personality disorders. *Journal of Consulting and Clinical Psychology, 65(3)*, 381-391.

INSERM (2005). Conduct Disorder in Children and Adolescents. http://www.ncbi.nlm.nih.gov/books/NBK7133/

Jacobsen, M. E. (1999). *Liberating everyday genius: A revolutionary guide for identifying and mastering your exceptional gifts*. New York: Ballantine.

Jamison, K. R. (1996). *Touched with fire: Manic depressive illness and the artistic temperament*. New York: Simon and Schuster.

Janos, P. M. & Robinson, N. M. (1985). Psychosocial development in intellectually gifted children. In F. D. Horowitz & M. O'Brien (Eds.), *The gifted and talented: Developmental Perspectives* (pp. 149-196). Washington, DC: American Psychological Association.

Jensen, A. R. (2004). Personal communication.

Johnson, W., Hicks, B.M., McGue,, M., & Iacono, W.G. (2009). How intelligence and education contribute to substance use: Hints from the Minnesota Twin Family Study. Intelligence, 37(6), 613-624.

Jung, C. G. (1989). *Memories, dreams, reflections*. New York; Vintage.

Kalbfleisch, M. L. (2000). *Electroencephalographic differences between males with and without ADHD with average and high aptitude during task transitions*. Unpublished Doctoral Dissertation, University of Virginia, Charlottesville.

Kanazawa, S. & Hellberg, J. E. E. U. (2010, December). Intelligence and substance abuse. *Review of General Psychology, 14(4)*, 382-396.

Kaplan, C. (1992). Ceiling effects in assessing high-IQ children with the WPPSI-R. *Journal of Clinical Child Psychology, 21(4)*, 403-406.

Kaplan, L. (1983). Mistakes gifted young people too often make. *Roeper Review, 6(2)*, 73-77.

Karnes, M. B. & Johnson, L. J. (1986). Identification and assessment of gifted/talented handicapped and non-handicapped children in early childhood: Special Issue: Intellectual giftedness in young children: Recognition and development. *Journal of Children in Contemporary Society, 18(3-4)*, 35-54.

Karpinski, R. I., Kolb A. M., Tetreault N. A., & Borowski, T. (2016). High Cognitive Ability as a Risk Factor for Immune Dysregulation. In preparation.

Katz, J., Medwestky, L., Burkard, R., & Hood, L. (Eds.) (2009) *Handbook of clinical audiology Sixth Ed*. Philadelphia, PA: Lippincott Williams & Wilkins.

Kaufman, S. B. (2013). Beautiful minds: The real link between creativity and mental illness. http://blogs.scientificamerican.com/beautiful-minds/2013/10/03/the-real-link-between-creativity-and-mental-illness/

Kaufman, S. B. & Gregoire, C. (2015). *Wired to create: Understanding the mysteries of the creative mind.* New York: TarcherPerigree.

Kaufmann, F. A. (1992). What educators can learn from gifted adults. In F. Monks & W. Peters (Eds.), *Talent for the future* (pp. 38-46). Maastricht, The Netherlands: Van Gorcum.

Kaufmann, F. A., Kalbfleisch, M. L., & Castellanos, F. X. (2000). *Attention-Deficit Disorders and gifted students: What do we really know?* Storrs, CT: The National Research Center on the Gifted and Talented.

Kay, K. (Ed.). (2000). *Uniquely gifted: Identifying and meeting the needs of the twice-exceptional student.* Gilsum, NH: Avocus.

Kennedy, D. M. & Banks, R. S. (2011). *Bright Not Broken: Gifted Kids, ADHD, and Autism.* New York: Wiley.

Kernberg, O. (1993). *Severe personality disorders: Psychotherapeutic strategies.* New Haven, CT: Yale University Press.

Kerr, B. A. (1997). *Smart girls: A new psychology of girls, women, and giftedness.* Scottsdale, AZ: Great Potential Press.

Kerr, B. A. & Cohn, S. J. (2001). *Smart boys: Giftedness, manhood, and the search for meaning.* Scottsdale, AZ: Great Potential Press.

Kerr, B. A. & Robinson-Kurpius, S. E. (2004). Encouraging talented girls in math and science: Effects of a guidance intervention. *High Ability Studies, 15(1),* 85-102.

Kerr, B. A. & McKay, R. (2014). *Smart girls in the 21st century: Understanding talented girls and women.* Tucson, AZ: Great Potential Press.

Kerr, B. A. & Multon, K. D. (2015). The development of gender identity, gender roles, and gender relations in gifted students. *Journal of Counseling & Development, 93(2),* 183-191.

Khoury, L., Tang, Y. L., Bradley, B., Cubells, J. F., & Ressler, K. J. (2010). Substance abuse, childhood traumatic experience, and posttraumatic stress disorder in an urban civilian population. *Depression and Anxiety, 27(12),* 1077-1086.

Kitano, M. K. (1990). Intellectual abilities and psychological intensities in young children: Implications for the gifted. *Roeper Review, 13(1),* 5-10.

Klein, A. (2002). *A forgotten voice: A biography of Leta Stetter Hollingworth.* Scottsdale, AZ: Great Potential Press.

Klerman, G. L. & Weissman, M. M. (1989). Increasing rates of depression. *Journal of the American Medical Association, 261(15),* 2229-2235.

Klerman, G. L., Weissman, M. M., Rounsaville, B. J., & Chevron, E. S. (1984). *Interpersonal psychotherapy of depression: A brief, focused, specific strategy.* London: Jason Aronson.

Klin, A., Volkmarr, F., & Sparrow, S. S. (Eds.) (2000). *Asperger Syndrome.* New York: Guilford Press.

Kolata, G. (1987). Early signs of school age IQ. *Science, 23,* 774-775.

Koob, G. F. (2008). A role for brain stress systems in addiction. *Neuron, 59*(1),11-34.

Koob, G. F. & Volkow, N. D. (2010). Neurocircuitry of addiction. *Neuropsychopharmacology. 35(1)*, 217-238.

Kostro, K., Lerman, J. D., & Attia, E. (2014). The current status of suicide and self-injury in eating disorders: A narrative review. *Journal of Eating Disorders, 2(19)*. DOI: 10.1186/s40337-014-0019-x.

Kovacs, M. & Devlin, B. (1998). Internalizing disorders in childhood. *Journal of Child Psychology and Psychiatry, 39*, 47-63.

Kovacs M. & Gastonis, C. (1994). Secular trends in age at onset of major depression disorder in a clinical sample of children. *Journal of Psychiatric Research, 28(3)*, 319-329.

Koziol, L. F., Budding, D. E., & Chidekel, D. (2010). Adaptation, expertise, and giftedness: towards an understanding of cortical, subcortical, and cerebellar network contributions. *The Cerebellum, 9(4)*, 499-529.

Koziol, L. F., Budding, D. E., & Chidekel, D. (2011). Sensory integration, sensory processing, and sensory modulation disorders: Putative functional neuroanatomic underpinnings. *The Cerebellum, 10(4)*, 770-792.

Koziol L., Budding D., & Chidekel D. (2013). *ADHD as a model of brain-behavior relationships*. New York: Springer.

Krajewski, K. & Schneider, W. (2009). Exploring the impact of phonological awareness, visual–spatial working memory, and preschool quantity–number competencies on mathematics achievement in elementary school: Findings from a 3-year longitudinal study. *Journal of Experimental Child Psychology, 103(4)*, 516-531.

Kranowitz, C. S. (1998). *The out-of-sync child: Recognizing and coping with sensory integration dysfunction*. New York: Skylight Press.

Kuendig, H. & Kuntche, E. (2006). Family bonding and adolescent alcohol use: Moderating effects of living with excessive drinking parents. *Alcohol and Alcoholism, 41(4)*, 464-471.

Kuntsche, E., van der Vorst, H., & Engles, R. (2009). The earlier the more? Differences in the links between age at first drink and adolescent alcohol use and related problems according to quality of parent-child relationships. *Journal for the Study of Alcohol and Drugs, 70(3)*, 346-354.

Kuzujanakis, M. (2011). Where Does a Pediatric Doctor Fit in the Care of Gifted Children? http://sengifted.org/archives/articles/where-does-a-pediatric-doctor-fit-in-the-care-of-gifted-children,

Kvam, M. H., Loeb, M., & Tambs, K. (2007). Mental health in deaf adults: symptoms of anxiety and depression among hearing and deaf individuals. *Journal of Deaf Studies and Deaf Education, 12(1)*, 1-7.

Labrie, J. W. & Sessoms, A. E. (2012). Parents still matter: The role of parental attachment in risky drinking among college students. *Journal of Child & Adolescent Substance Abuse, 21(1)*, 91-104.

Ladd, G. W. & Coleman, C. C. (1997). Children's classroom peer relationships and early school attitudes: Concurrent and longitudinal associations. *Early Education and Development, 8(1)*, 51-66.

Lahey, B. B., Miller, T. L., Gordon, R. A., & Riley, A. W. (1999). Developmental epidemiology of the disruptive behavior disorders. In H. C. Quay & A. E. Hogan (Eds.), *Handbook of disruptive behavior disorders* (pp. 23-48). New York: Plenum Press.

Large, M., Sharma, S., Compton, M. T., Slade, T., & Nielssen, O. (2011). Cannabis use and earlier onset of psychosis: a systematic meta-analysis. *Archives of General Psychiatry, 68(6)*, 555-561.

Lawler, B. (2000). Gifted or ADHD: Misdiagnosis? *Understanding Our Gifted, 13(1)*, 16-18.

Leach, P. (2001). *Your growing child: From babyhood through adolescence.* New York: Knopf.

Ledgin, N. & Grandin, T. (2000). *Asperger's and self-esteem: Insight and hope through famous role models.* Arlington, TX: Future Horizons.

Ledgin, N. (2000). *Diagnosing Jefferson: Evidence of a condition that guided his beliefs, behavior, and personal associations.* Arlington, TX: Future Horizons.

Lee, K. M. & Olenchak, F. R. (2014). Individuals with gifted/attention deficit/hyperactivity disorder diagnosis: Identification, performance, outcomes, and interventions. *Gifted Education International, 31(3)*, 185-199.

Lencioni, P. M. (2004). *Death by meeting: A leadership fable...about solving the most painful problem in business.* San Francisco: Jossey-Bass.

Lerner, J. W., Lowenthal, B., & Lerner, S. R. (1995). *Attention-Deficit Disorders: Assessment and teaching.* Pacific Grove, CA: Brooks/Cole.

Leroux J. A. & Levitt-Perlman, M. (2000). The gifted child with attention-deficit disorder: An identification and intervention challenge. *Roeper Review, 22(3)*, 171-176.

Lewinsohn, P. M., Gotlib, I. H., & Seeley, J. R. (1995). Adolescent psychopathology: IV: Specificity of psychosocial risk factors for depression and substance abuse in older adolescents. *American Academy of Child & Adolescent Psychiatry, 34(9)*, 1221-1229.

Lind, S. (1993). Something to consider before referring for ADD/ADHD. *Counseling & Guidance, 4*, 1-3.

Lind, S. (1999). Fostering adult giftedness: Acknowledging and addressing affective needs of gifted adults. *CAG Communicator, 30(3)*, 10-11.

Lind, S. (2000). *Identity issues in intellectually/creatively gifted people: The coming out process: Identity development in gifted/gay students.* Paper presented at the Henry B. & Jocelyn Wallace National Research Symposium on Talent Development, Iowa City, IA

Lind, S. (2001). Overexcitability and the gifted. *SENG Newsletter, 1(1)*, 3-6. Retrieved from www.sengifted.org/articles_social/Lind_OverexcitabilityAndTheGifted

Lind, S. (2002). *Before referring a child for ADD/ADHD evaluation.* Retrieved from www.sengifted.org/articles_counseling/Lind

Little, C. (2002). Which is it? Asperger's Syndrome or giftedness? Defining the difference. *Gifted Child Today, 25(1)*, 58-63.

Liu, Y. H., Lien, J., Kafka, T., & Stein, M. T. (2010). Discovering gifted children in pediatric practice. *Journal of Developmental & Behavioral Pediatrics, 26(5)*, 366-369.

Lovecky, D. V. (1986, May). Can you hear the flowers singing? Issues for gifted adults. *Journal of Counseling and Development 64(9)*, 590-592.

Lovecky, D. V. (1994). Gifted children with Attention-Deficit Disorder. *Understanding our Gifted, 6*(5), 1, 7-10.

Lovecky, D. V. (2004). *Different minds: Gifted children with ADHD, Asperger Syndrome, and other learning deficits.* New York: Jessica Kingsley.

Lovett, B. J. (2010). On the Diagnosis of Learning Disabilities in Gifted Students: Reply to Assouline et al. (2010), *Gifted Child Quarterly*, 2011, 55: 149. Originally published online 31 January 2011.

Loving, T. J., Crockett, E. E., & Paxson, A. A. (2009). Passionate love and relationship thinkers: Experimental evidence for acute cortisol elevations in women. *Psychoneuroendocrinology, 34(6)*, 939-946.

Lubinski, D. & Benbow, C. P. (2001). Choosing excellence. *American Psychologist, 56(1)*, 76-77.

Ludwig, A. M. (1995). *The price of greatness: Resolving the creativity and madness controversy.* New York: Guilford.

Lyall, K., Ashwood, P., Van de Water, J., & Hertz-Picciotto, I. (2014). Maternal immune-mediated conditions, autism spectrum disorders, and developmental delay. *Journal of autism and developmental disorders, 44(7)*,1546-1555. http://www.ncbi.nlm.nih.gov/pmc/articles/PMC4104679/

MacCabe, J. H., Lambe, M. P., Cnattingius, S., Sham, P. C., David, A. S., Reichenberg, A., & Hultman, C. M. (2010). Excellent school performance at age 16 and risk of adult bipolar disorder: national cohort study. *The British Journal of Psychiatry, 196*(2), 109-115.

Maggs, J. L., Patrick, M. E., & Feinstein, L. (2008). Childhood and adolescent predictors of alcohol use and problems in adolescence and adulthood in the National Child Development Study. *Addiction, 103* (s 1), 7-22. doi: 10.1111/j.1360-0443.2008.02173.x

Mahoney, A. S. (1998). In search of the gifted identity: From abstract concept to workable counseling constructs. *Roeper Review, 20(3)*, 222-226.

Malone, D. T., Hill, M. N., & Rubino, T. (2010). Adolescent cannabis use and psychosis: epidemiology and neurodevelopmental models. *British journal of pharmacology, 160(3)*, 511-522.

Malone, P. S., Brounstein, P. J., von Brock, A., & Shaywitz, S. S. (1991). Components of IQ scores across levels of measured ability. *Journal of Applied Social Psychology, 21*, 15-28.

Malow, B. A., Katz, T., Reynolds, A. M., Shui, A., Carno, M., Connolly, H. V., Coury, D., & Bennett, A. E. (2016). Sleep difficulties and medications in children with autism spectrum disorders: A registry study. *Pediatrics. 137*(S2), S98-S104. http://pediatrics.aappublications.org/content/pediatrics/137/Supplement_2/S98.full.pdf

March, J. S. & Benton, C. M. (2006). *Talking back to OCD: The program that helps kids and teens say "no way"—and parents say "way to go."* New York: Guilford.

Mariën, P. & Manto, M. (2016). *The Linguistic Cerebellum.* Waltham MA: Elsevier Inc.

Marland, S. (1972). *Education of the gifted and talented.* U.S. Commission on Education, 92nd Congress, 2nd Session. Washington, DC: USCPO.

Marsh, A. A., Yu, H. H., Pine, D. S., Blair, R. J. R. (2010). Oxytocin improves specific recognition of positive facial expressions. *Psychopharmacology, 209(3)*, 225–332.

Maupin, K. (2014). *Cheating, dishonesty, and manipulation: Why bright kids do it.* Tucson, AZ: Great Potential Press.

Maxwell, B. (1998, Spring). Diagnosis questions. *Highly Gifted Children, 12*, 1. (also at www.sengifted.org/articles_counseling/Maxwell_DiagnosisQuestions.shtml)

May, R. (1994). *The discovery of being: Writings in existential psychology* (reprint ed.). New York: W.W. Norton.

Mazzacco, M. (2005). Challenges in identifying target skills for math disability screening and intervention. *Journal of Learning Disabilities;* Jul/Aug; *38(4)*, 318-323.

McClellan, J., Kowatch, R., & Findling, R. L. (2007). Practice parameter for the assessment and treatment of children and adolescents with bipolar disorder. *American Journal of the American Academy of Child and Adolescent Psychiatry, 46(1)*, 107-125.

McCoach, D. B., Kehle, T. J., Bray, M. A., & Siegle, D. (2001). Best practices in the identification of gifted students with learning disabilities. *Psychology in the Schools, 38(5)*, 403-411.

McKenzie R. G. (2010). The insufficiency of Response to Intervention in identifying gifted students with learning disabilities. *Learning Disabilities Research & Practice, 25*, 161-168.

McWilliams, N. (1994). *Psychoanalytic diagnosis: Understanding personality structure in the clinical process.* New York: Guilford Press.

Mendaglio, S. (1993). Counseling gifted learning disabled: Individual and group counseling techniques. In L. K. Silverman (Ed.), *Counseling the gifted and talented* (pp. 131-149). Denver, CO: Love.

Miller, A. (1997). *The drama of the gifted child: The search for the true self* (rev. ed.). New York: Basic Books.

Mofield, E. L. & Peters, M. P. (2015). The Relationship Between Perfectionism and Overexcitabilities in Gifted Adolescents. *Journal for the Education of the Gifted, 38(4)*, 405-427. 0162353215607324

Moon, S. M. (2002). Gifted children with Attention-Deficit/Hyperactivity Disorder. In M. Neihart, S. Reis, N. Robinson, & S. Moon (Eds.), *The social and emotional development of gifted children: What do we know?* (pp. 193-201). Washington, DC: National Association for Gifted Children.

Moon, S. M., Zentall, S. S., Grskovic, J. A., Hall, A., & Stormont, M. (2001). Emotional, social, and family characteristics of boys with AD/HD and giftedness: A comparative case study. *Journal for the Education of the Gifted, 24*, 207-247.

Moss, H. B., Chen, C. M., & Yi, H. Y. (2007). Subtypes of alcohol dependence in a nationally representative sample. *Drug and Alcohol Dependence*, 91(2-3), 149-158.

Mrazik, M. &. Dombrowski, S. C. (2010). The neurobiological foundations of giftedness. *Roeper Review, 32(4)*, 224-234.

Mueller, T. I., Leon, A. C., Keller, M. B., Solomon, D. A., Endicott, J., Coryell, W., Warshaw, M., & Maser, J. D. (1999). Reoccurrence after recovery from major depressive disorder during 15 years of observational follow-up. *American Journal of Psychiatry, 156(7)*, 1000-1006.

Mullet, D. R. & Rinn, A. N. (2015). Giftedness and ADHD: Identification, Misdiagnosis, and Dual Diagnosis. *Roeper Review, 37(4)*, 195-207. http://www.tandfonline.com/doi/abs/10.1080/02783193.2015.1077910.

Murray, G. & Johnson, S. L. (2010). The clinical significance of creativity in bipolar disorder. *Clinical psychology review, 30(6)*, 721-732.

National Association for Gifted Children (2010*). Redefining Giftedness for a New Century: Shifting the Paradigm.* https://www.nagc.org/sites/default/files/Position%20Statement/Redefining%20Giftedness%20for%20a%20New%20Century.pdf

National Institute for Drug Abuse (2014). Drug Facts: High School and Youth Trends. https://www.drugabuse.gov/publications/drugfacts/high-school-youth-trends

Nauta, N. & Ronner, S. (2013). *Gifted workers hitting the target.* Aachen, Germany: Shaker Media.

Neihart, M. (1999). The impact of giftedness on psychological well-being: What does the empirical literature say? *Roeper Review, 22*(1), 10-17.

Neihart, M. (2000). Gifted children with Asperger's Syndrome. *Gifted Child Quarterly, 44(4)*, 222-230.

Neihart, M., Pfeiffer, S. L., &. Cross, T. L (Eds.) (2015). *The social and emotional development of gifted children: What do we know?* (2nd ed.). Waco, TX: Prufrock.

Neihart, M., Reis, S. M., Robinson, N. M. & Moon, S. M. (2002). *The social and emotional development of gifted children: What do we know?* Waco, TX: Prufrock.

Nelson, B. & Rawlings, D. (2010). Relating schizotypy and personality to the phenomenology of creativity. *Schizophrenia Bulletin, 36(2)*, 388-399.

Neumeister, K. S. (2015). Perfectionism in gifted students. In M. Neihart, S. L. Pfeiffer, & T. L. Cross (Eds.), *The social and emotional development of gifted children: What do we know?* (2nd ed.) (pp. 29-40). Waco, TX: Prufrock.

Nijmeijer, J. S., Minderaa, R. B., Buitelaar, J. K., Mulligan, A., Hartman, C. A., & Hoekstra, P. J. (2008). Attention-deficit/hyperactivity disorder and social dysfunctioning. *Clinical Psychology Review, 28*(4), 692-708.

Nolen-Hoeksema, S., Girgus, J., & Seligman, M. E. P. (1986). Learned helplessness in children: A longitudinal study of depression, achievement, and explanatory style. *Journal of Personality and Social Psychology, 51*, 435-442.

Nolen-Hoeksema, S., Girgus, J., & Seligman, M. E. P. (1992). Predictors and consequences of childhood depressive symptoms: A 5-year longitudinal study. *Journal of Abnormal Psychology, 101(3)*, 405-422.

Oakley, B. (2008). *Evil genes: Why Rome fell, Hitler rose, Enron failed, and my sister stole my mother's boyfriend.* New York: Prometheus.

Okada, H., Kuhn, C., Feillet, H., & Bach, J. F. (2010). The 'hygiene hypothesis' for autoimmune and allergic diseases: an update. *Clinical & Experimental Immunology. 160(1)*, 1-9. http://www.ncbi.nlm.nih.gov/pmc/articles/PMC2841828/

Olenchak, F. R. (1994). Talent development: Accommodating the social and emotional needs of secondary gifted/learning disabled students. *The Journal of Secondary Gifted Education, 5(3)*, 40-52.

Olenchak, F. R. (2009). Creating a life: Orchestrating a symphony of self, a work always in progress. In J. L. VanTassel-Baska, T. L. Cross, & F. R. Olenchak (Eds.), *Social-emotional curriculum with gifted and talented students* (pp. 41-78). Waco, TX: Prufrock.

Olenchak, F. R. (2009b). Effects of talents unlimited counseling on gifted/learning disabled students. *Gifted Education International, 25(2)*, 144-164.

Olenchak, F. R., Jacobs, L. T., Hussain, M., Lee, K., & Gaa, J. P. (2016). Giftedness plus talent plus disabilities: Twice-exceptional persons, the 21st century, and lifespan development as viewed through an affective lens. In D. Ambrose & R. J. Sternberg (Eds.), *Giftedness and talent in the 21st century: Adapting to the turbulence of globalization* (pp. 255-282). Boston: Sense.

Olenchak, F. R. & Reis, S. M. (2002). Gifted students with learning disabilities. *Social and Emotional Development of Gifted Children: A Modern-Day Fairy Tale.*

Olfson, M., Marcus, S. C., Wiessman, M. M., & Jensen, P. S. (2002). National trends in the use of psychotropic medications by children. *Journal of the American Academy of Child & Adolescent Psychiatry, 41(5)*, 514-521.

Ornstein, R. (1997). *The right mind: Making sense of the hemispheres.* New York: Harcourt.

Papalos, D. & Papalos, J. (2007). *The Bipolar child: The definitive and reassuring guide to childhood's most misunderstood disorder* (3rd ed.). New York: Broadway.

Parke, R. D., O'Neil, R., Spitzer, S., Isley, S., Welsh, M., Wang, S., Strand, C., & Cupp, R. (1997). A longitudinal assessment of sociometric stability and the behavioral correlates of children's social acceptance. *Merrill-Palmer Quarterly, 43(4)*, 635-662.

Parker, W. D. & Mills, C. J. (1996). The incidence of perfectionism is gifted students. *Gifted Child Quarterly, 40(4)*, 194-199.

Parry, P. I. & Levin, E. C. (2012). Pediatric bipolar disorder in an era of "mindless psychiatry." *Journal of Trauma & Dissociation, 13(1)*, 51–68.

Pashler, H., McDaniel, M., Rohrer, D., & Bjork, R. (2008). Learning styles concepts and evidence. *Psychological science in the public interest, 9(3)*, 105-119.

Patchett, R. F. & Stanfield, M. (1992). Subtest scatter on the WISC-R with children of superior intelligence. *Psychology in the Schools, 29(1)*, 5-10.

Patros, P. P. & Shamoo, T. K. (1989). *Depression and suicide in children and adolescents: Prevention, intervention, and postvention.* Boston: Allyn & Bacon.

Patterson, P. H. (2011). Maternal infection and immune involvement in autism. *Trends in Molecular Medicine. 17(7)*, 389-94. doi: 10.1016/j.molmed.2011.03.001. Epub 2011 Apr 7. Review. PubMed PMID: 21482187; PubMed Central PMCID: PMC3135697.

Peairs, K. F., Eichen, D., Putallaz, M., Costanzo, P. R., & Grimes, C. L. (2011). Academic Giftedness and Alcohol Use in Early Adolescence. *The Gifted Child Quarterly, 55(2)*, 95–110.

Perlmutter, D. & Loberg, K. (2013). *Grain brain: The surprising truth about wheat, carbs, and sugar—your brain's silent killer.* Boston: Little, Brown, & Co.

Persson, R. S. (2010). Experiences of intellectually gifted students in an egalitarian and inclusive educational system: A survey study. *Journal for the Education of the Gifted, 33(4)*, 536-569.

Peters, D. B. (2013a). *From worrier to warrior: A guide to conquering your fears.* Tucson, AZ: Great Potential Press

Peters, D. B. (2013b). *Make your worrier a warrior: A guide to conquering your child's fears.* Tucson, AZ: Great Potential Press.

Peters, M. (2003). Personal communication.

Peterson, J. S. (2006). Bullying and the gifted: Victims, perpetrators, prevalence, and effects. *Gifted Child Quarterly, 50(2)*, 148-168.

Peterson, J., Duncan, N., & Canady, K. (2009, January). A longitudinal study of negative life events, stress, and school experiences of gifted youth *Gifted Child Quarterly, 53(1)*, 34-49.

Pfeiffer, S. I. (2013). *Serving the Gifted.* London: Routledge,

Piechowski, M. (1991). Emotional development and emotional giftedness. In N. Colangelo & G. A. Davis (Eds.), *Handbook of gifted education* (pp. 285-306). Boston: Allyn & Bacon.

Piechowski, M. M. (1997). Emotional giftedness: The measure of intrapersonal intelligence. In N. Colangelo & G. Davis (Eds.), *Handbook of gifted education*, 2nd ed., (pp. 366-381). Needham Heights, MA: Allyn & Bacon.

Piechowski, M. M. (2006). *"Mellow out," they say. If I only could: Intensities and sensitivities of the young and bright.* Madison, WI: Yunasa.

Piechowski, M. M. & Colangelo, N. (1984). Developmental potential of the gifted. *Gifted Child Quarterly, 18(2)*, 80-88.

Pietzak, M. (2012). Celiac Disease, Wheat Allergy, and Gluten Sensitivity: When Gluten Free Is Not a Fad." *Journal of Parenteral and Enteral Nutrition. 36(1,* suppl), 68S-75S.

Piirto, J. (2004). *Understanding creativity.* Scottsdale, AZ: Great Potential Press.

Pirani, A. (2016). *Trauma, addiction, and trauma: Portraying the cycle of suffering in addiction.* New York: ContentoNow.

Plucker, J. A. & Levy, J. J. (2001). The downside of being talented. *American Psychologist, 56*(1), 75-76.

Prober, P. (2008). Counseling gifted adults: A case study. *Annals of the American Psychotherapy Association, 11(1)*, 10-16.

Raine, A., Reynolds, C., Venables, P. H., & Mednick, S. A. (2002). Stimulation seeking and intelligence: A prospective longitudinal. *Journal of Personality and Social Psychology, 82(4)*, 663-674.

Ramachandran, V. S. & Hubbard, E. M. (2001). Synaesthesia—a window into perception, thought and language. *Journal of Consciousness Studies, 8(12)*, 3-34.

Rapoport, J. L., Buchsbaum, M. S., Zahn, T. P., Weingartner, H., Ludlow, C., & Mikkelsen, E. J. (1978). Dextroamphetamine: Cognitive and behavioral effects in normal prepubertal boys. *Science, 199(4328)*, 560-563.

Reis, S. Curtis, J. & Reid, A. (2012). Attachment styles and alcohol problems in emerging adulthood: a pilot test of an integrative model. *Mental Health and Substance Use, 5(2)*, 115-131.

Reis, S. M., Westberg, K. L., Kulikowich, J., Caillard, F., Hébert, T., Plucker, J., Purcell, J. H., Rogers, J. B., & Smist, J. M. (1993). *Why not let high ability students start school in January? The curriculum compacting study.* Storrs, CT: The National Research Center on Gifted and Talented.

Renk, K., White, R., Lauer, B. A., McSwiggan, M., Puff, J., & Lowell, A/, (2014). Bipolar Disorder in Children. *American Journal of Psychiatry.* http://dx.doi.org/10.4236/oalib.1100597

Rimm, S. B. (2008). *Why bright kids get poor grades: And what you can do about it,* 3rd Ed., Tucson, AZ: Great Potential Press.

Rinn, A. N. & Bishop, J. (2015, October). Gifted Adults: A Systematic Review and Analysis of the Literature. *Gifted Child Quarterly, 59(4)*, 213-235.

Rivera, I., Sanchez, A. I., Vera-Villarroel, P. E., & Buela-Casal, G. (2001). *Sleep patterns and their relation to psychological traits in women. Revista Ecuatoriana de Neurología, 10(3)*, 81-83.

Rivero, L. (2002). *Creative home schooling: A resource guide for smart families.* Scottsdale, AZ: Great Potential Press.

Rivero, L. (2010). *A parent's guide to gifted teens: Living with intense and creative adolescents.* Scottsdale, AZ: Great Potential Press.

Robinson, A., Shore, B. M., & Enos, D. L. (2006). *Best practices in gifted education: An evidence-based guide.* Waco, TX: Prufrock.

Robinson, H. B. (1981). The uncommonly bright child. In M. Lewis & L. A. Rosenblum (Eds.), *The uncommon child: Genesis of behavior* (vol. 3, pp. 57-81). New York: Plenum.

Robinson, K. (2015). *Creative Schools: Revolutionizing Education from the Ground Up.* Wellington College Festival of Education. https://www.youtube.com/watch?v=QJYI-b3RlFw.

Robinson, N. M. (2008). The social world of gifted children and youth. In S. I. Pfeiffer (Ed.), *Handbook of giftedness in children. Psychoeducational theory, research and best practices* (pp. 33-51). New York: Springer.

Robinson, N. M. & Olszewski-Kubilius, P. M. (1996). Gifted and talented child: Issues for pediatricians. *Pediatrics in Review, 17(12)*, 427-434.

Robinson P. H. (2009). *Severe and Enduring Eating Disorder (SEED): Management of Complex Presentations of Anorexia and Bulimia Nervosa.* Chichester, UK: John Wiley & Sons.

Roeper, A. (1995). *Selected writing and speeches.* Minneapolis, MN: Free Spirit.

Rogers, C. (1995). *On becoming a person: A therapist's view of psychotherapy* (reprint ed.). New York: Mariner Books.

Rogers, K. B. (2002). *Re-forming gifted education: How parents and teachers can match the program to the child.* Scottsdale, AZ: Great Potential Press.

Rogers, K. B. (2007a). What Makes the Highly Gifted Child Qualitatively Different? Chapter in K. Kay, D. Robson, & J. F. Brenneman, *High IQ Kids: Collected Insights, Information, and Personal Stories* (pp. 90-100). Minneapolis, MN: Free Spirit.

Rogers, K. B. (2007b). Lessons learned about educating the gifted and talented a synthesis of the research on educational practice. *Gifted Child Quarterly, 51(4)*, 382-396.

Rogers, K. B. & Silverman, L. K. (1997). *A study of 241 profoundly gifted children.* Paper presented at the National Association for Gifted Children Annual Convention, Little Rock, AR, November 7, 1997.

Rothenberg, A. (1990). *Creativity and madness: New findings and old stereotypes.* Baltimore: Johns Hopkins University Press.

Round, J. L. & Mazmanian, S. K. (2009). The gut microbiota shapes intestinal immune responses during health and disease. *Nature Review of Immunology. 9(5)*, 313-23. doi:10.1038/nri2515. Review. Erratum in: Nat Rev Immunol. 2009 Aug;9(8):600. PubMed PMID: 19343057; PubMed Central PMCID: PMC4095778.

Rourke, B. (1989). *Nonverbal learning disabilities: The syndrome and the model.* New York: Guilford Press.

Ruf, D. A. (2009). *5 levels of gifted: School issues and educational options.* Scottsdale, AZ: Great Potential Press.

Sadeh, A., Raviv, A., & Gruber, R. (2000). Sleep patterns and sleep disruptions in school-age children. *Developmental Psychology, 36(3)*, 291-301.

Sartre, J. P. (1993). *Being and nothingness* (reprint ed.). New York: Washington Square Press.

Sass, L. (1992). *Madness and modernism: Insanity in the light of modern art, literature, and thought.* New York: Basic Books.

Sattler, J. M. (2002). *Assessment of children: Cognitive applications* (4th ed.). San Diego, CA: Jerome M. Sattler.

Sattler, J. M. (2002). *Assessment of children: Behavioral and clinical applications* (4th ed.). San Diego, CA: Jerome M. Sattler.

Sax, L. & Kautz, K. J. (2003, Sept.). Who first suggests the diagnosis of attention-deficit/hyperactivity disorder? *The Annals of Family Medicine, 1(3)*, 171-174. http://www.ncbi.nlm.nih.gov/pmc/articles/PMC1466583/

Schafer, G. (2011). Family functioning in families with alcohol and other drug addiction. *Social Policy Journal of New Zealand, 37(2)*, 135-151.

Schaub, B., Lauener, R., & von Mutius, E. (2006). The many faces of the hygiene hypothesis. *Journal of Allergy and Clinical Immunology*, 117(5) 969-977.

Schecklmann, M., Ehlis, A. C., Plichta, M. M., Romanos, J., Heine, M., Boreatti-Hümmer, A., Jacob, C., & Fallgatter, A. J. (2008). Diminished prefrontal oxygenation with normal and above-average verbal fluency performance in adult ADHD. *Journal of Psychiatric Research, 43(2)*, 98-106.

Schiff, M. M., Kaufman, A. S., & Kaufman, N. L. (1981). Scatter analysis of WISC-R profiles for learning disabled children with superior intelligence. *Journal of Learning Disabilities, 14(7)*, 400-404.

Schindler, A., Thomasius, R., Sack, P. M., Gemeinhardt, B., & Küstner, U. (2007). Insecure family bases and adolescent drug abuse: A new approach to family patterns of attachment. *Attachment & Human Development, 9(2)*, 111-126.

Schlesinger, J. (2012). *The insanity hoax: Exposing the myth of the mad genius.* Ardsley-on-Hudson, NY: Shrinktunes Media.

Scholey, A., Haskell, C., Robertson, B., Kennedy, D., Milne, A., & Wetherell, M. (2009). Chewing gum alleviates negative mood and reduces cortisol during acute laboratory psychological stress. *Physiology & Behavior, 97(3)*, 304-312.

Scholte, R. H., Haselager, G. J., van Aken, M. A., & van Lieshout, C. F. (1999). *Early antecedents of social competence in elementary school of later peer reputation and sociometric status in Dutch adolescents.* Paper presented at the Biennial Meeting of the Society for Research in Child Development, Albuquerque, NM, April 15-18, 1999.

Scholwinksi, E. & Reynolds, C. (1985). Dimensions of anxiety among high IQ students. *Gifted Child Quarterly, 29(3)*, 125-130.

Schopler, E. & Van Bourgondien, M. E. (2010). *The Childhood Autism Rating Scale (CARS), 2nd edition.* Los Angeles, CA: Western Psychological Services.

Schroeder-Davis, S. (1998, Dec.). Parenting high achievers: Swimming upstream against the cultural current. *Parenting for High Potential,* 8-10, 25.

Schroeder-Davis, S. (1999). Brains, brawn, or beauty: Adolescent attitudes toward three superlatives. *The Journal of Secondary Gifted Education, 10(3)*, 134-147.

Schuler, P. (2002). Teasing and gifted children. *SENG Newsletter, 2(1)*, 3-4.

Schwanenflugel, P. J. (1997). Metacognitive knowledge of gifted children and non-identified children in early elementary school. *Gifted Child Quarterly, 41(2)*, 25-35.

Seligman, M. E. P. (1995). *The optimistic child: A proven program to safeguard children against depression and build lifelong resilience.* New York: Houghton Mifflin Harcourt.

Semrud-Clikeman, M. & Hynd, G. W. (1990). Right hemisphere dysfunction in nonverbal learning disabilities: Social, academic, and adaptive functioning in adults and children. *Psychological Bulletin, 107(2)*, 196-209.

Semrud-Clikeman, M., Walkowiak, J., Wilkinson, A., & Minne, E. P. (2010). Direct and indirect measures of social perception, behavior, and emotional functioning in children with Asperger's disorder, nonverbal learning disability, or ADHD. *Journal of Abnormal Child Psychology, 38(4)*, 509-519.

SENG. (2015). SENG Misdiagnosis Initiative. http://sengifted.org/programs/seng-misdiagnosis-initiative.

Shaw, P., Greenstein, D., Lerch, J., Clasen, L., Lenroot, R., Gogtay, N., Evans, A., Rapaport, J., & Giedd, J. (2006). Intellectual ability and cortical development in children and adolescents. *Nature, 440(7084)*, 676-679.

Shaywitz, S. E. (2003). *Overcoming dyslexia: A new and complete science-based program for reading problems at any level.* New York: Knopf.

Shaywitz, S. E. & Shaywitz, B. A. (2003). The science of reading and dyslexia. *Journal of American Association for Pediatric Ophthalmology and Strabismus {JAAPOS}, 7(3)*, 158-166. http://www.jaapos.org/article/S1091-8531%2803%2900002-8/fulltext

Shaywitz, S. E., Holahan, J. M., Freudenheim, D. A., Fletcher, J. M., Makuch, R. W., & Shaywitz, B. A. (2001). Heterogeneity within the gifted: Higher IQ boys exhibit behaviors resembling boys with learning disabilities. *Gifted Child Quarterly*, *45(1)*, 16-23.

Shonkoff, J. P., Garner, A. S., Siegel, B. S., Dobbins, M. I., Earls, M. F., Garner, A. S., McGuinn, L., Pascoe, J., & Wood, D. L. (2012). The lifelong effects of early childhood adversity and toxic stress. *Pediatrics, 129(1)* e232-e246.

Shore, B. M., Cornell, D. G., Robinson, A., & Ward, V. S. (1991). *Recommended practices in gifted education: A critical analysis*. New York: Teachers College Press.

Silver, S. J. & Clampit, M. K. (1990). WISC-R profiles of high ability children: Interpretation of verbal-performance discrepancies. *Gifted Child Quarterly*, *34*, 76-79.

Silverman, L. K. (1988). The second child syndrome. *Mensa Bulletin, 320*, 18-120.

Silverman, L. K. (1991). Family counseling. In N. Colangelo & G. Davis (Eds.), *Handbook of gifted education* (pp. 307-320). Boston: Allyn & Bacon.

Silverman, L. K. (1993). *Counseling the gifted and talented*. Denver, CO: Love.

Silverman, L. K. (1993). The gifted individual. In L. Silverman (Ed.), *Counseling the gifted and talented* (1st ed., pp. 3-28). Denver, CO: Love.

Silverman, L. K. (1997). The construct of asynchronous development. *Peabody Journal of Education, 72(3-4)*, 36-58.

Silverman, L. K. (1998). Through the lens of giftedness. *Roeper Review, 20*, 204-210.

Silverman, L. K. (2002). *Upside-down brilliance: The visual-spatial learner*. Denver, CO: DeLeon.

Silverman, L. K. (2009). The two-edged sword of compensation: How the gifted cope with learning disabilities. *Gifted Education International, 25(2)*, 115-130.

Silverman, L. K. (2012). Using test results to support clinical judgment. https://www.giftedchildren.dk/content.php?787-Using-test-results-to-support-clinical-judgment-linda-silverman

Silverman, L. K. & Kearney, K. (1992). The case for the Stanford-Binet, L-M as a supplemental test. *Roeper Review, 15*, 34-37.

Simpson, R. G. & Kaufmann, F. A. (1981). Career education for the gifted. *Journal of Career Education, 8*(1), 38-45.

Smith, D. J., Anderson, J., Zammit, S., Meyer, T. D., Pell, J. P., & Mackay, D. (2015). Childhood IQ and risk of bipolar disorder in adulthood: prospective birth cohort study. *British Journal of Psychiatry Open, 1(1)*, 74-80.

Smith, M. E. &. Farah, M. J. (2011). Are prescription stimulants "smart pills"? The epidemiology and cognitive neuroscience of prescription stimulant use by normal healthy individuals. *Psychological bulletin, 137(5)*, 717-741.

Snyder, A. (2004, April). Autistic genius? *Nature, 428*, 23-25.

Soehner, A. M., Kennedy, K. S., & Monk, T. H. (2007). Personality correlates with sleep-wake variables. *Chronobiology International, 24(5)*, 889-903.

Soussignan, R. & Koch, P. (1985). Rhythmical stereotypies (leg-swinging) associated with reductions in heart rate in normal school children. *Biological Psychology, 21(3)*, 161-167.

Sripada, C. S., Kessler, D., & Angstadt, M. (2014). Lag in maturation of the brain's intrinsic functional architecture in attention-deficit/hyperactivity disorder. *Proceedings of the National Academy of Sciences, 111(39)*, 14259-14264.

Stanton, S. C., Campbell, L., & Loving, T. J. (2014). Energized by love: Thinking about romantic relationships increases positive affect and blood glucose levels. *Psychophysiology, 51(10)*, 990-995.

Stewart, T. (2006). Defensive masquerading for inclusion and survival among gifted lesbian, gay, bisexual, and transgender (LGBT) students. In G. E. Sluti & B. Wallace (Eds.), *Diversity in gifted education: International perspectives on global issues* (pp. 203-213). London: Routledge Falmer. http://traestewart.com/documents/Stewart_DiversityinGiftedEducation_DefensivemasqueradingLGBTgifted.pdf

Steinhausen, H. C. (2002). The outcome of anorexia nervosa in the 20th century. *American Journal of Psychiatry, 159(8)*, 1284-1293.

Streznewski, M. K. (1999). *Gifted grown-ups: The mixed blessings of extraordinary potential*. New York: Wiley.

Strip, C. A. & Hirsch, G. (2000). *Helping gifted children soar: A practical guide for parents and teachers*. Scottsdale, AZ: Great Potential Press.

Strop, J. (2001). The affective side. *Understanding Our Gifted, 13(3)*, 23-24.

Swineford, L. B., Thurm, A., Baird, G., Wetherby, A. M., & Swedo, S. (2014). Social (pragmatic) communication disorder: A research review of this new DSM-5 diagnostic category. *Journal of Neurodevelopmental Disorders, 6(1)*, 41.

Szewczyk-Sokolowski, M., Bost, K. K., & Wainwright, A. B. (2005). Attachment, temperament, and preschool children's peer acceptance. *Social Development, 14(3)*, 379-397.

Terman, L. M. (1925). *Genetic studies of genius: The mental and physical traits of a thousand gifted children* (Vol. I). Stanford, CA: Stanford University Press.

Terman, L. M., Burks, B. S., & Jensen, D. W. (1935). *Genetic studies of genius: The promise of youth: Follow-up studies of a thousand gifted children* (Vol. III). Stanford, CA: Stanford University Press.

Terman, L. M. & Oden, M. H. (1947). *Genetic studies of genius: The gifted child grows up* (Vol. IV). Stanford, CA: Stanford University Press.

Terman, L. M. & Oden, M. H. (1959). *Genetic studies of genius: The gifted group at mid-life* (Vol. V). Stanford, CA: Stanford University Press.

Tetreault, N. A., Hakeem, A. Y., Jiang, S., Williams, B. A., Allman, E., Wold, B. J., & Allman, J. M. (2012). Microglia in the cerebral cortex in autism. *Journal of Autism and Developmental Disorders.* 42(12), 2569-2584. doi: 10.1007/s10803-012-1513-0. PubMed PMID: 22466688.

Tetreault, N. A., Haase, J., Duncan, S., & Montgomery, M. (2016). Gifted Physiology: Gut-Brain Connection. Paper presented at the 2016 Supporting Emotional Needs of Gifted Annual Conference, Williamsburg, VA, July 22.

Tito, R. Y., Knights, D., Metcalf, J., Obregon-Tito, A. J., Cleeland, L., Najar, F., Roe, B., Reinhard, K., Sobolik, K., Belknap, S., Foster, M., Spicer, P., & Lewis, C. M. (2012). Insights from characterizing extinct human gut microbiomes. PLoS one, 7(12), e51146. http://www.ncbi.nlm.nih.gov/pmc/articles/PMC3521025/

Tolan, S. S. (1994). Discovering the gifted ex-child. *Roeper Review, 17(2)*, 134-138.

Tucker, B. & Hafenstein, N. L. (1997). Psychological intensities in young gifted children. *Gifted Child Quarterly, 41(3)*, 66-75.

Vaivre-Douret, L. (2011). Developmental and cognitive characteristics of "high-level potentialities" (highly gifted) children. *International Journal of Pediatrics*, http://www.hindawi.com/journals/ijpedi/2011/420297/.

Vandekerckhove, M. & Cluydts, R. (2010). The emotional brain and sleep: an intimate relationship. *Sleep Medicine Reviews, 14(4)*, 219-226.

Van Gastel, W. A., MacCabe, J. H., Schubart, C. D., van Otterdijk, E., Kahn, R. S., & Boks, M. P. M. (2014). Cannabis use is a better indicator of poor mental health in women than in men: a cross-sectional study in young adults from the general population. *Community Mental Health Journal, 50(7)*, 823-830.

Van Meter, A. R., Moreira, A. L. R., & Youngstrom, E. A. (2011). Meta-analysis of epidemiologic studies of pediatric bipolar disorder. *The Journal of Clinical Psychiatry, 72(9)*, 1-478.

Verweij, K. J., Zietsch, B. P., Lynskey, M. T., Medland, S. E., Neale, M. C., Martin, N. G., Boomsma, D.I., & Vink, J. M. (2010). Genetic and environmental influences on cannabis use initiation and problematic use: a meta-analysis of twin studies. *Addiction*, *105*(3), 417-430.

Visser, S. N., Danielson, M. L., Bitsko, R. H., Holbrook, J. R., Kogan, M. D., Ghandour, R. M., Perou, R., Blumberg, S.J. (2014). Trends in the parent-report of health care provider-diagnosed and medicated attention-deficit/hyperactivity disorder: United States, 2003–2011. *Journal of the American Academy of Child and Adolescent Psychiatry, 53(1)*, 34-46.

Volkow, N. D. & Li, T. K. (2004). Drug addiction: The neurobiology of behaviour gone awry. *Nature Reviews Neuroscience, 5(12)*, 963-970.

Wagner, K. D., Redden, L., Kowatch, R. A., Wilens, T. E., Segal, S., Chang, K., Wozniak, P., Vigna, N.V., Abi-Saad, W., & Saltarelli, M. (2009). A double-blind, randomized, placebo-controlled trial of divalproex extended-release in the treatment of bipolar disorder in children and adolescents. *Journal of the American Academy of Child & Adolescent Psychiatry, 48(5)*, 519-532.

Ward, J. Thompson-Lake, D. Ely, R., & Kaminski, F. (2008). Synaesthesia, creativity and art: What is the link? *British Journal of Psychology, 99(1)*, 127-141.

Warne, R. T. (2016, January). Five reasons to put the *g* back into giftedness: An argument for applying the Cattell–Horn–Carroll theory of intelligence to gifted education research and practice. *Gifted Child Quarterly, 60(1)*, 3-15.

Wechsler, D., Raiford, S. E., & Holdnack, J. A. (2014). *WISC-V Technical and Interpretive Manual*. PsychCorp.

Webb, J. T. (1993). Nurturing social-emotional development of gifted children. In K. A. Heller, F. J. Monks, & A. H. Passow (Eds.), *International handbook for research on giftedness and talent* (pp. 525-538). Oxford, England: Pergamon Press.

Webb, J. T. (1999, January). Existential depression in gifted individuals. *Our Gifted Children*, 7-9.

Webb, J. T. (2000). *Do Gifted Children Need Special Help??* (Video). Scottsdale, AZ: Great Potential Press.

Webb, J. T. (2000). *Is My Child Gifted? If So, What Can I Expect?* (Video). Scottsdale, AZ: Great Potential Press.

Webb, J. T. (2000). *Mis-diagnosis and dual diagnosis of gifted children: Gifted and LD, ADHD, OCD, Oppositional Defiant Disorder*. ERIC Digest 448-382.

Webb, J. T. (2000). *Parenting Successful Children*. (Video). Scottsdale, AZ: Great Potential Press.

Webb, J. T. (2001, Spring). Mis-diagnosis and dual diagnosis of gifted children: Gifted and LD, ADHD, OCD, Oppositional Defiant Disorder. *Gifted Education Press Quarterly, 15(2)*, 9-13.

Webb, J. T. (2013). *Searching for meaning: Idealism, bright minds, disillusionment, and hope*. Tucson, AZ: Great Potential Press.

Webb. J. T. (2014). Gifted children and adults. Neglected areas of practice. *The National Register of Health Service Psychologists. The Register Report*, 18-27.

Webb, J. T. & DeVries, A. R. (1998). *Gifted parent groups: The SENG model*. Scottsdale, AZ: Great Potential Press.

Webb, J. T. & Dyer, S. P. (1993). *Unusual WISC-R patterns found among gifted children*. Paper presented at the National Association for Gifted Children Annual Convention, Atlanta, GA, November 5, 1993.

Webb, J. T., Gore, J. L., Amend, E. R., & DeVries, A. R. (2007). *A Parent's Guide to gifted children*. Scottsdale, AZ: Great Potential Press.

Webb, J. T. & Kleine, P. A. (1993). Assessing gifted and talented children. In D. J. Willis & J. L. Culbertson (Eds.), *Testing young children* (pp. 383-407). Austin, TX: PRO-ED.

Webb, J. T., Kuzujanakis, M., Gallagher, R., & Chou, S. (2013). Misdiagnoses of Gifted Children: A Call to Action. Presented at the 20th Biennial Conference of the World Council on Gifted and Talented Children, Louisville, KY, August 11, 2013, was the first conference presentation on this topic.

Webb, J. T. & Lattimer, D. (1993). *ADHD and children who are gifted*. Reston, VA: Council for Exceptional Children. (ERIC Digest #522, July, EDO-EC-93-5).

Webb, J. T., Meckstroth, E. A., & Tolan, S. S. (1982). *Guiding the gifted child: A practical source for parents and teachers.* Scottsdale, AZ: Great Potential Press.

Wechsler, D. (1935). *The range of human abilities.* Baltimore: Williams & Wilkins.

Weiss, M. D., Baer, S., Allan, B. A., Saran, K., & Schibuk, H. (2011). The screens culture: impact on ADHD. *ADHD Attention Deficit and Hyperactivity Disorders, 3(4),* 327-334.

Wessling, S. (2012). *From school to homeschool. Should you homeschool your gifted child?* Tucson, AZ: Great Potential Press.

White, J. & Batty, G. D. (2012). Intelligence across childhood in relation to illegal drug use in adulthood: 1970 British cohort study. *Journal of Epidemiology and Community Health, 66,* 767-744.

Whitmore, J. R. (1980). *Giftedness, conflict and underachievement.* Boston: Allyn & Bacon.

Who's Who among American High School Students. (1998). 29th Annual survey of high achievers. Lake Forest, IL: Educational Communications.

Wigal, T., Swanson, J. M., Douglas, V. I., Wigal, S. B., Wippler, C. M., & Cavoto, K. F. (1998). Effect of reinforcement on facial responsivity and persistence in children with Attention-Deficit/Hyperactivity Disorder. *Behavior Modification, 22,* 143-166.

Wilkinson, S. C. (1993). WISC-R profiles of children with superior intellectual ability. *Gifted Child Quarterly, 37(2),* 84-91.

Willis, J. A. (2009). *Inspiring middle school minds: Gifted, creative, and challenging. Brain- and research-based strategies to enhance learning for gifted students.* Scottsdale, AZ: Great Potential Press.

Wilmoth, D. (2012). Intelligence and past use of recreational drugs. *Intelligence, 40(1),* 15-22.

Winebrenner, S. & Brulles, D. (2008). *The cluster grouping handbook: How to challenge gifted students and improve achievement for all.* Minneapolis: Free Spirit.

Winebrenner, S. & Brulles, D. (2012). *Teaching gifted kids in today's classroom: Strategies and techniques every teacher can use,* 3rd ed. Minneapolis: Free Spirit.

Wing, L. (1981). Asperger's Syndrome: A clinical account. *Psychological Medicine, 11(1),* 115-129.

Winner, E. (1997). *Gifted children: Myths and realities.* New York: Basic Books.

Winner, E. (1997). Exceptionally high intelligence and schooling. *American Psychologist, 52(10),* 1070-1081.

Winner, E., Brownell, H., Happé, F., Blum, A., & Pincus, D. (1998). Distinguishing lies from jokes: Theory of mind deficits and discourse interpretation in right hemisphere brain-damaged patients. *Brain and Language, 62(1),* 89-106.

World Health Organization. (1992). *The ICD-10 classification of mental and behavioural disorders: clinical descriptions and diagnostic guidelines.* Geneva: World Health Organization.

Yalom, I. D. (1980). *Existential psychotherapy*. New York: Basic Books.

Yücel, M., Bora, E., Lubman, D. I., Solowij, N., Brewer, W. J., Cotton, S. M., & McGorry, P. D. (2012). The impact of cannabis use on cognitive functioning in patients with schizophrenia: A meta-analysis of existing findings and new data in a first-episode sample. *Schizophrenia Bulletin, 38(2)*, 316-330.

Zhang, L. (2006). Does student-teacher thinking style match/mismatch matter in students' achievement? *Educational Psychology, 26(3)*, 395-409.

Zipfel, S., Löwe, B., Reas, D. L., Deter, H. C., & Herzog, W. (2000). Long-term prognosis in anorexia nervosa: lessons from a 21-year follow-up study. *The Lancet, 355*(9205), 721-722.

Zvolensky, M. J., Buckner, J. D., Norton, P. J., & Smits, J. A. J. (2011). Anxiety, substance use, and their co-occurrence: Advances in clinical science. *Journal of Cognitive Psychotherapy, 25(1)*, 3-6.

图表索引